OPE NURSING
オペナーシング別冊

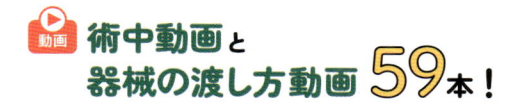

術中動画と
器械の渡し方動画59本！

これ1冊であしたの手術がイメージできる！

とことん詳しい消化器外科の器械出し

先輩ナースの先読み視点を大・公・開

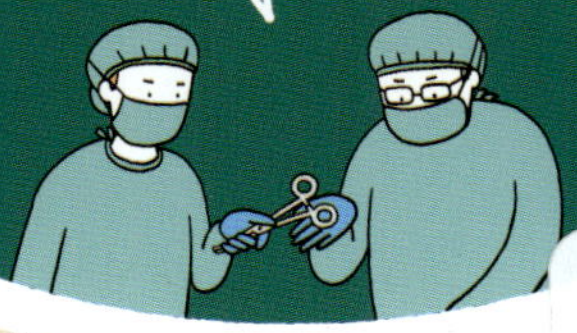

［編著］
山田和彦
国立研究開発法人 国立国際医療研究センター病院
副院長／消化器外科診療部門長

MC メディカ出版

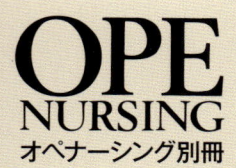

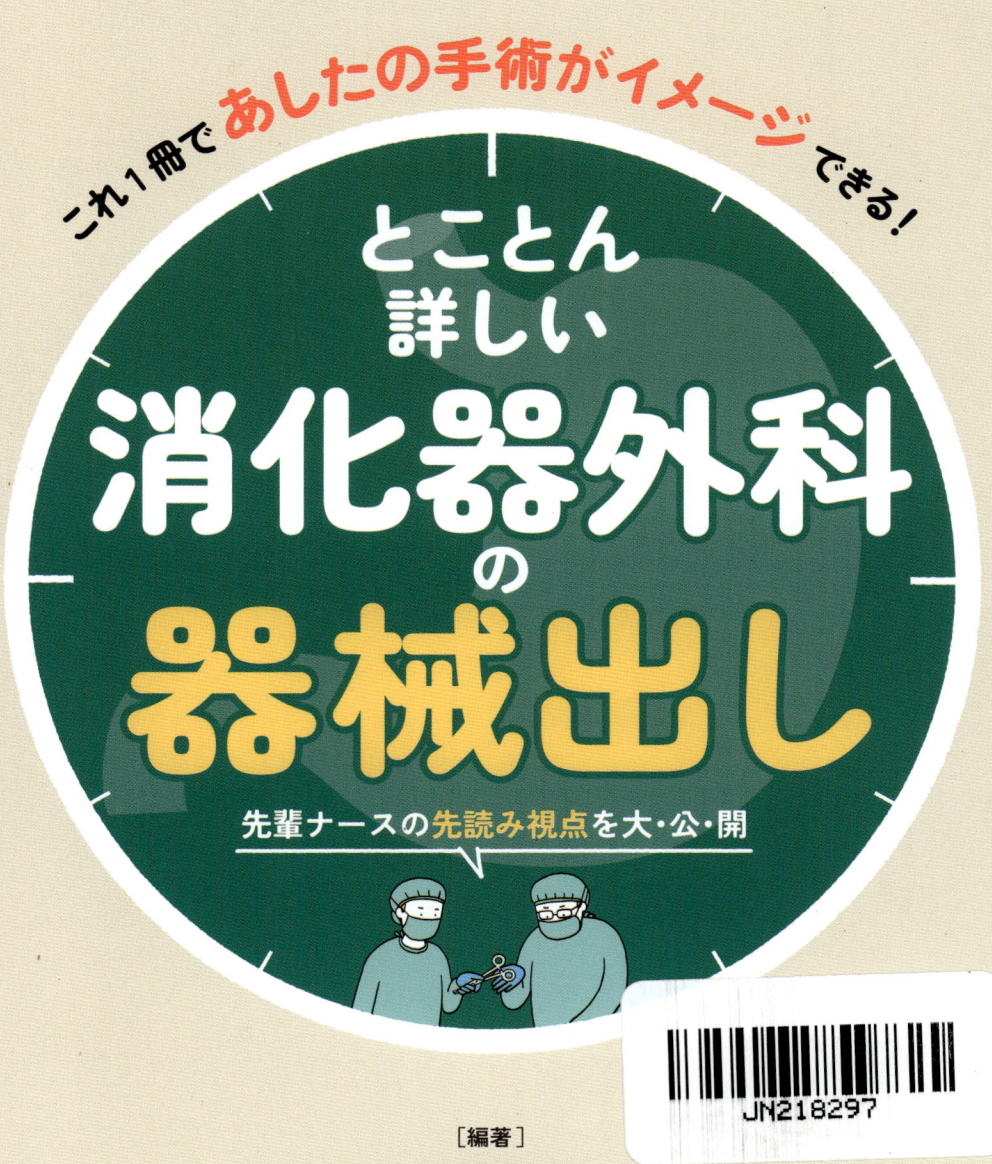

編集のことば

このたび、書籍『とことん詳しい消化器外科の器械出し』を刊行する運びとなりました。手術室での器械出しの方法は、基本的には似ていますが、細部は病院によって異なります。手術の方法や器械出しは、先輩たちが築き上げた手術室の歴史でもあります。手術室の文化は、医師と看護師など多職種が築き上げた、教科書には書かれていない貴重なものと考えています。

一方、全国の手術室において、昔から消化器外科の手術は多く行われており、最近ではロボット支援手術が導入されている病院もあります。手術室は病院経営のエンジンとも言える重要な部門であり、大きな期待が寄せられています。

今回、手術室で勤務する若手看護師を対象に、消化器外科における解剖や手術全体の流れから、「こう使う」「術者が唸る渡し方」「手術の手順と器械出しのキモ」「エキスパートのワザ」など、大きなネタから小さなネタまで、器械出しのノウハウを幅広く網羅することができたと思います。実はこのように細かいところまで記載されている書籍は少なく、さらに多くの消化器外科の手術を網羅したものも少ないのが現状で、自信を持って世に出せるものになったと思います。

この書籍が、自身の勉強や後輩の指導の際に少しでも役立てば幸いです。手術は日々進歩しています。手術室文化を育てていくためにも、よりわかりやすく、先輩たちが作り上げた合理的な手術方法や器械出しの文化がさらに進歩することを願っています。

最後になりましたが、忙しい中でも執筆いただいた国立国際医療研究センター外科のメンバーおよび、立案・校正などで大変お世話になったメディカ出版の皆様に深く感謝いたします。この書籍が全国の多くの手術室看護師の業務に役立つことを祈っています。

2024 年 8 月

国立研究開発法人 国立国際医療研究センター病院
副院長／消化器外科診療部門長
山田和彦

OPE NURSING
オペナーシング別冊

CONTENTS

1章 術中飛び交う用語集

2章 動画と先輩ナースのセリフで予習〈手術のシナリオ〉

基本編

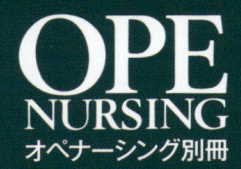

これ1冊で**あしたの手術がイメージ**できる！

とことん詳しい 消化器外科の器械出し

先輩ナースの**先読み視点**を大・公・開

初級編

中級・上級編

執筆者一覧

編 集

山田和彦　国立研究開発法人 国立国際医療研究センター病院 副院長／消化器外科診療部門長

執 筆（50音順）

麻生健太	国立研究開発法人 国立国際医療研究センター病院 肝胆膵外科	初級編 03
石丸和寛	国立研究開発法人 国立国際医療研究センター病院 大腸肛門外科	初級編 06
稲垣冬樹	国立研究開発法人 国立国際医療研究センター病院 肝胆膵外科 診療科長	初級編 02、中級・上級編 05
榎本直記	国立研究開発法人 国立国際医療研究センター病院 食道胃外科	基本編 02、中級・上級編 01
大谷研介	国立研究開発法人 国立国際医療研究センター病院 大腸肛門外科	中級・上級編 04
片岡温子	国立研究開発法人 国立国際医療研究センター病院 大腸肛門外科	中級・上級編 03
加藤大貴	国立研究開発法人 国立国際医療研究センター病院 食道胃外科	初級編 04
清松知充	国立研究開発法人 国立国際医療研究センター病院 大腸肛門外科 診療科長	基本編 03、初級編 06、 中級・上級編 04
國府田華子	国立研究開発法人 国立国際医療研究センター病院 食道胃外科	初級編 01
合田良政	国立研究開発法人 国立国際医療研究センター病院 大腸肛門外科	基本編 01、初級編 05 中級・上級編 03
須山優斗	国立研究開発法人 国立国際医療研究センター病院 大腸肛門外科	基本編 01
竹村信行	埼玉医科大学総合医療センター 肝胆膵外科 教授	中級・上級編 05、06、07
中村真衣	国立研究開発法人 国立国際医療研究センター病院 肝胆膵外科	初級編 02
野原京子	国立研究開発法人 国立国際医療研究センター病院 食道胃外科 医長	中級・上級編 02
林　裕樹	国立研究開発法人 国立国際医療研究センター病院 大腸肛門外科	初級編 05
三原史規	国立研究開発法人 国立国際医療研究センター病院 ヘルニア副センター長／肝胆膵外科	初級編 03、中級・上級編 06
八木秀祐	国立研究開発法人 国立国際医療研究センター病院 食道胃外科	初級編 01、中級・上級編 02
山田和彦		1章、中級・上級編 01
吉崎雄飛	国立研究開発法人 国立国際医療研究センター病院 肝胆膵外科	中級・上級編 07
和氣仁美	地方独立行政法人 東京都立病院機構 東京都立松沢病院 外科 医長	初級編 04

1章

術中飛び交う
用語集

1章の使い方

**消化器外科手術を控えた
あなたのための
術中飛び交う用語集**

各領域の膨大な数の用語を覚えなければならないオペナース。マニュアルを読み込んで記憶に定着させるのはとても時間がかかりますし、おっくうです。

この章では、**あしたの手術をシミュレーション**しながら用語をインプットできます。

- scene1　消化管吻合
- scene2　汎発性腹膜炎手術
- scene3　胸腔鏡・腹腔鏡下手術、ロボット支援下手術

の３つのカテゴリに分け、できるだけ臨場感をもって覚えてもらえるようシーンをリアルに思い浮かべられるイラストをつけました。

第一線で活躍する先輩オペナースのみなさんから**「これだけは覚えておいてほしい」と託された必修用語**です。

暗記の重圧から逃れて、楽しく効率的に用語を覚えましょう。

1

**術者とナースで
繰り広げられる会話を
チェック**

2

関連用語を学ぶ

3

**術者の解説で
記憶を定着**

scene 2 ▶ 汎発性腹膜炎手術

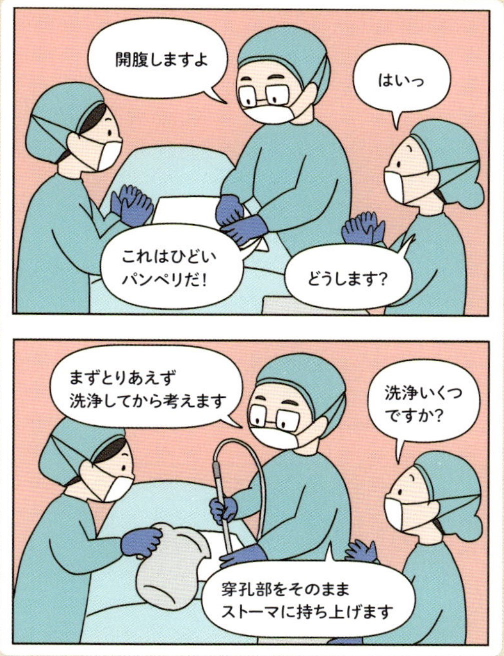

POINT
術中の自分をリアルに思い浮かべる！

手縫い吻合

- 吸収糸などで縫合する方法。吻合に際しても Albert-Lembert 吻合（漿膜筋層縫合、全層吻合）や Gambee 吻合、層々吻合などがある。

POINT
ルビ、スペルをつけてとことんやさしく解説！

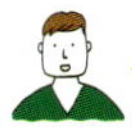

消化管穿孔では多くの場合、緊急で手術が行われます。穿孔部をどう対処するかも大切です。腹腔内の状況により様々な術式がありますので、コミュニケーションよく手術に対応しましょう。穿孔の部位により、大網充填（胃潰瘍穿孔や十二指腸潰瘍穿孔など）や人工肛門造設などが行われます。

また腹腔内全体が消化液で汚染されているので、多量の生理食塩水での洗浄が必要です。洗浄水の温度も大切で、冷めた洗浄水を渡さないように気をつけましょう。ドレーンの位置も重要となります。

POINT
術者があしたのあなたに知っておいてほしいことをとことん語る！

scene 1 ▶ 消化管吻合

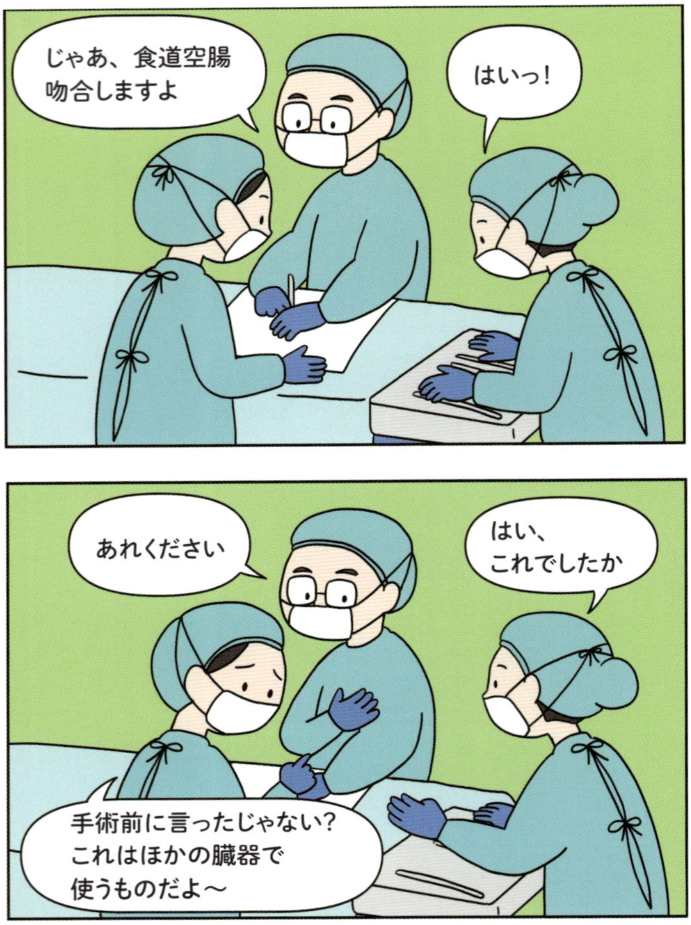

解説

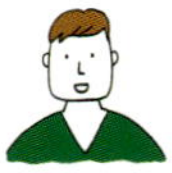

消化管の手術ではほとんど再建操作が最後に行われます。この操作がうまくいかないと手術時間も長くなり、間違えた場合は器械のロスや病院収益にも影響します。

術者や臓器によって、吻合の方法も違いますので、術前に術者に確認しておくなどの工夫が必要です。吻合がうまくいかず、術後縫合不全が起こると結果的に長期間の入院となり、誰もが不愉快な思いをしますので細心の注意が必要です。

吻合は手術の最後になりますが、吻合時は特に集中して器械を出すようにしましょう。

関連して知っておきたい用語

アナスト [anastomosis]

- **アナストモーシス**（吻合）。

自動吻合器

- 吻合の際に使用する器械。
- EEA™（コヴィディエンジャパン株式会社）や CDH（ジョンソン・エンド・ジョンソン株式会社）などがある。

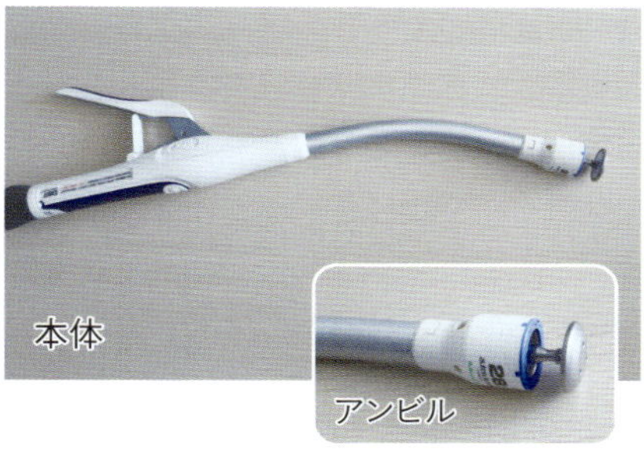

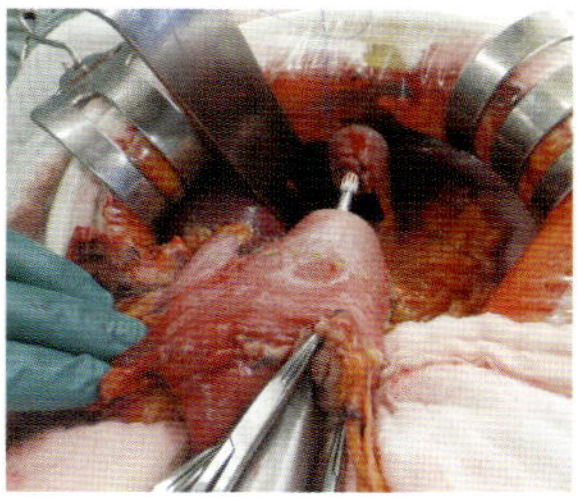
胸部食道がんにおける吻合

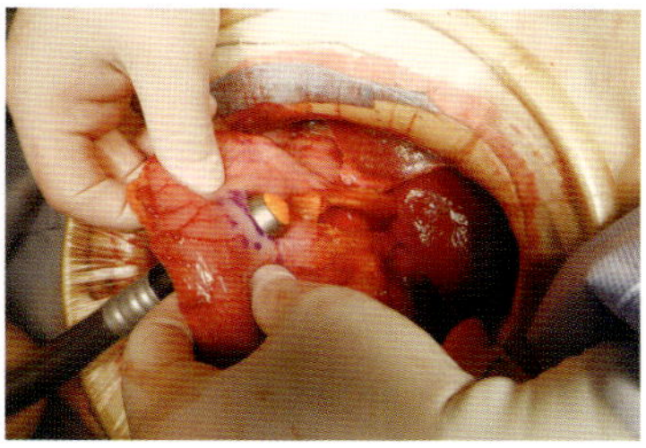
腹部の食道バイパス術

自動吻合器を使用した例

自動縫合器

- 腸管切離や吻合時に使用する器械。**リニアステープラー**ともいう。

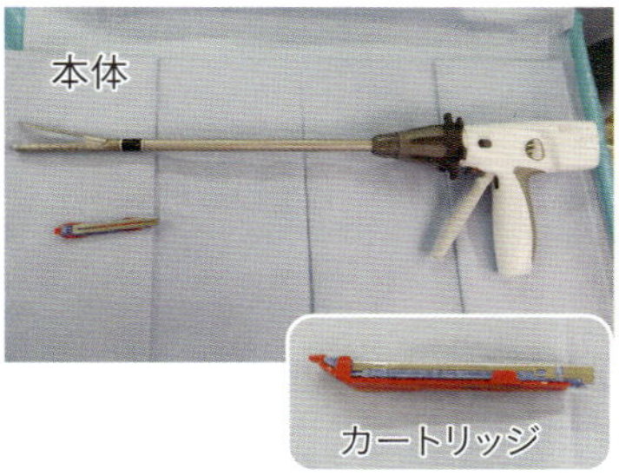

パワードエシュロン（ジョンソン・エンド・ジョンソン株式会社）

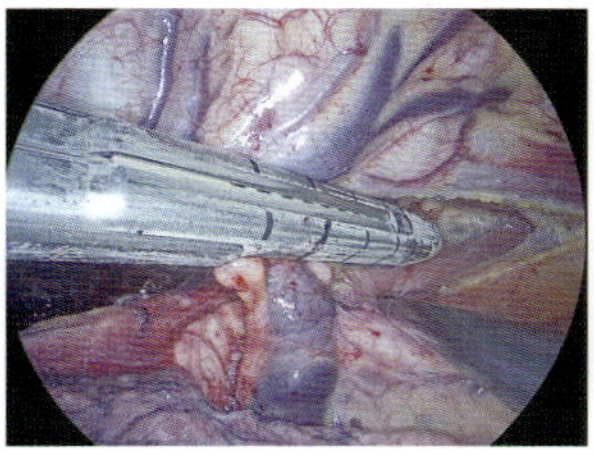
食道がん手術における奇静脈弓切除

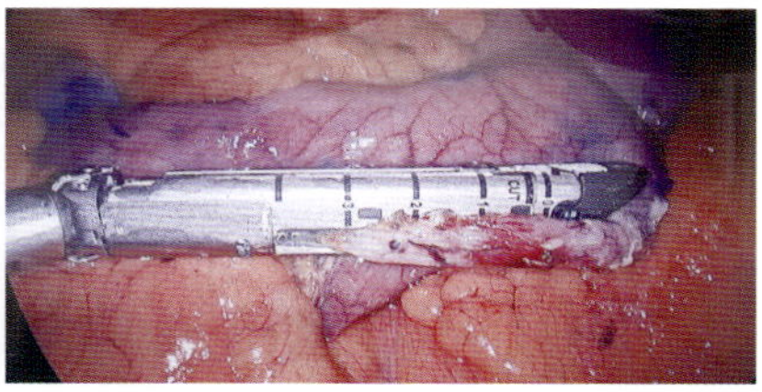
肥満減量手術における胃切除

自動縫合器を使用した例

Collard 変法

- 食道がん手術などで用いられる頸部胃管吻合のこと。
- 残食道・胃管吻合に自動縫合器（リニアステープラー）を用いる。

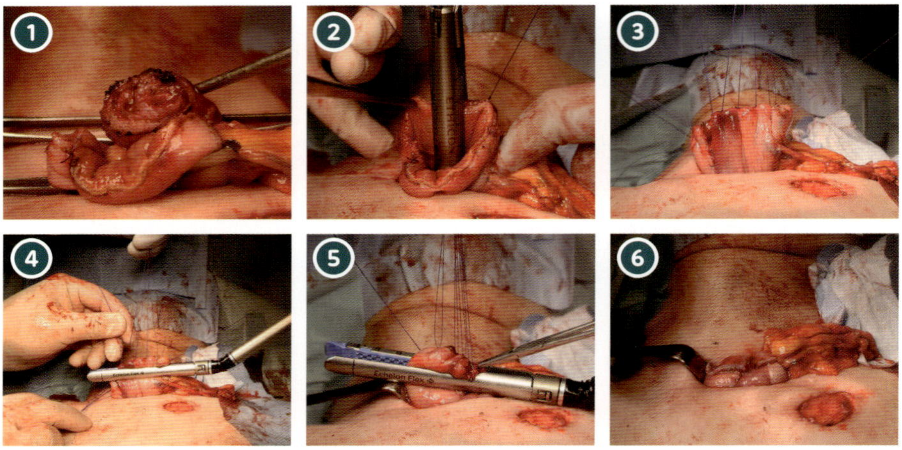

Colllard 変法の実際
自動縫合器（リニアステープラー）３本で吻合を行う

Delta 吻合

- 胃がんなどの手術において、胃十二指腸吻合で用いられる吻合方法。

DST［double stapling technique］

- 直腸がんの吻合の際に用いられる。

FEEA 法［functional end to end anastomosis］

- 小腸や大腸での吻合の際に、自動縫合器（リニアステープラー）を用いる。

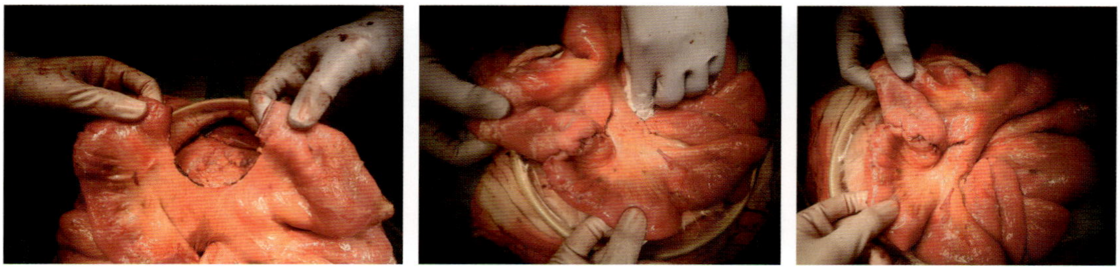

FEEA 吻合の例

Over lap法

- 腸管を側側吻合する方法。食道・空腸吻合や大腸切除再建などに使用される。

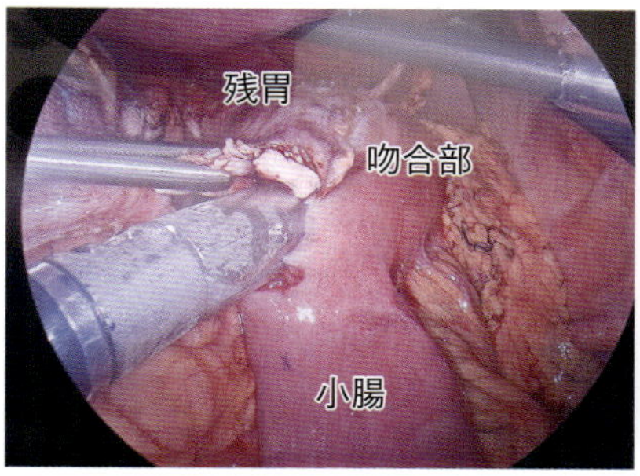

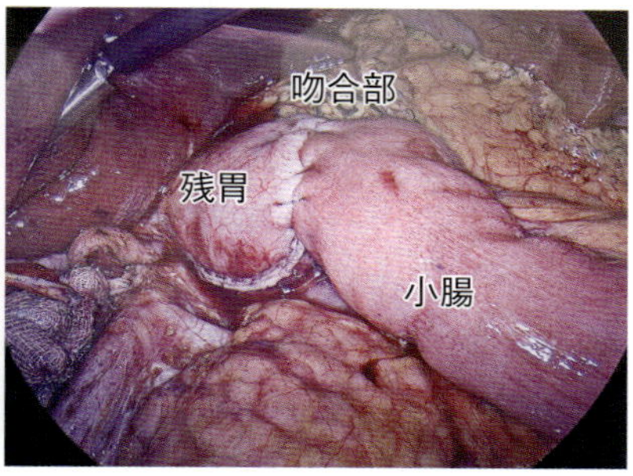

Over lap法による吻合

手縫い吻合

- 吸収糸などで縫合する方法。吻合に際してもAlbert-Lembert吻合（漿膜筋層縫合、全層吻合）やGambee吻合、層々吻合などある。

単単吻合

- 腸管の端と端を吻合する方法。

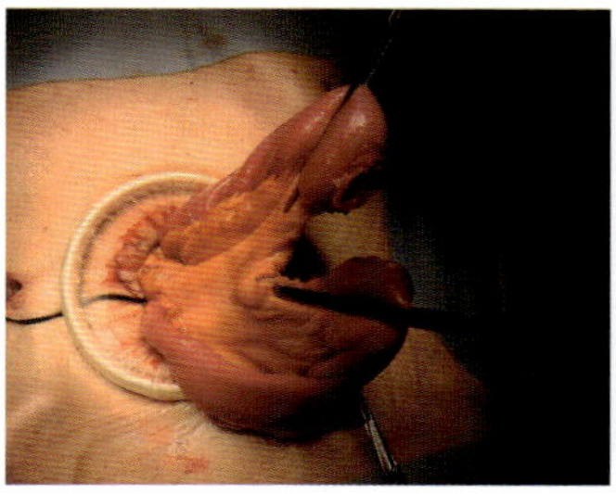

小腸ー小腸吻合

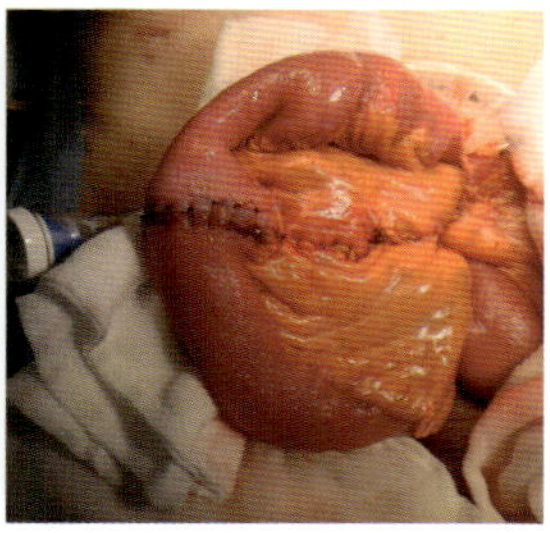

手縫い吻合

単単吻合の例

単側吻合

- 腸管の端と腸管の側面を吻合する方法。自動縫合器を用いることが多い。

側側吻合

- 腸管の側面と腸管の側面を吻合する方法。自動縫合器などを使用する。

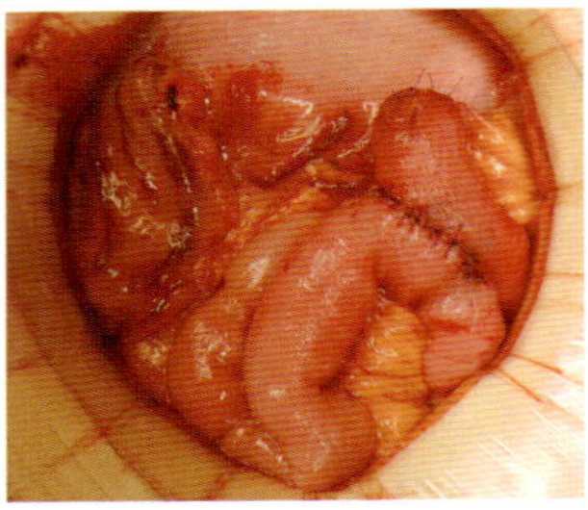

側側吻合の例

ICG ［indocyanine green］

- 血流を確認するために用いられる特殊な色素。臓器血流を可視化できる利点があり、絞扼性イレウスや胃管の血流確認に有用である。

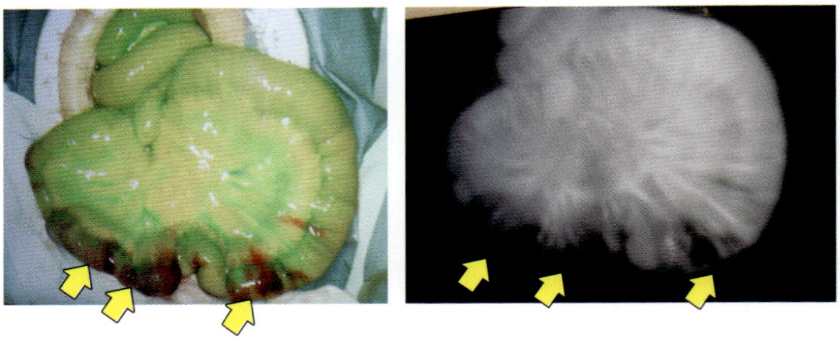

ICG を使用した腸管血流の評価（小腸での造影）

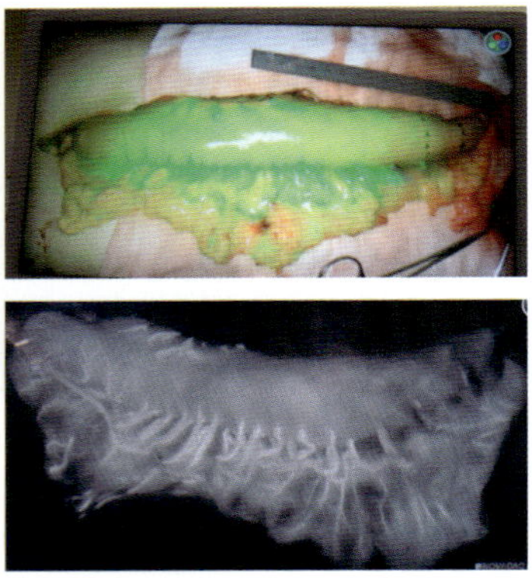

ICG を使用した胃管の血流測定

（山田和彦）

scene 2 ▶ 汎発性腹膜炎手術

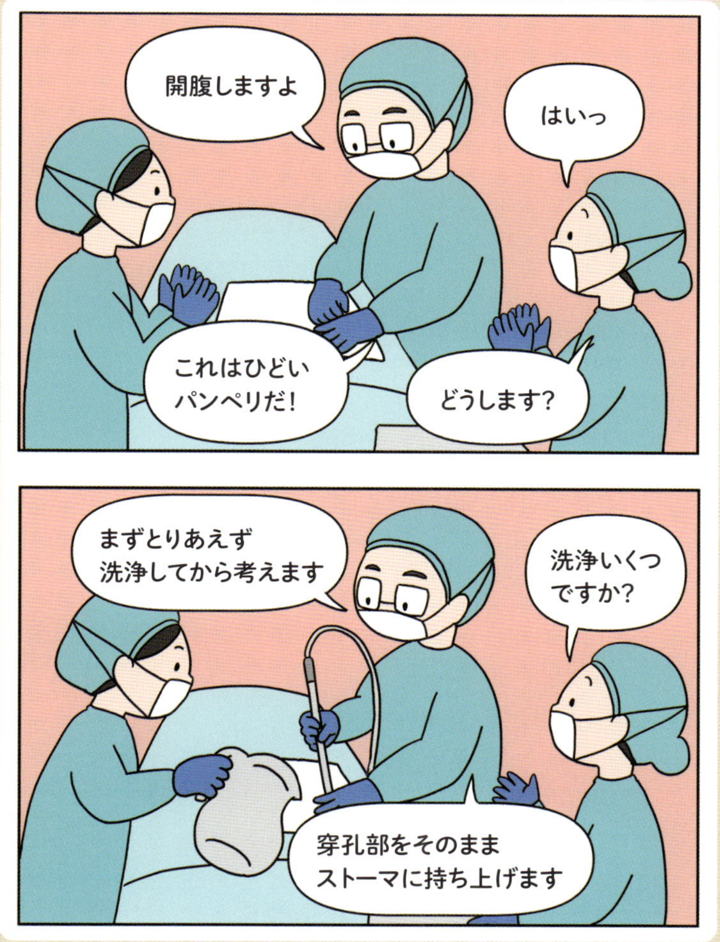

解説

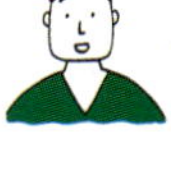

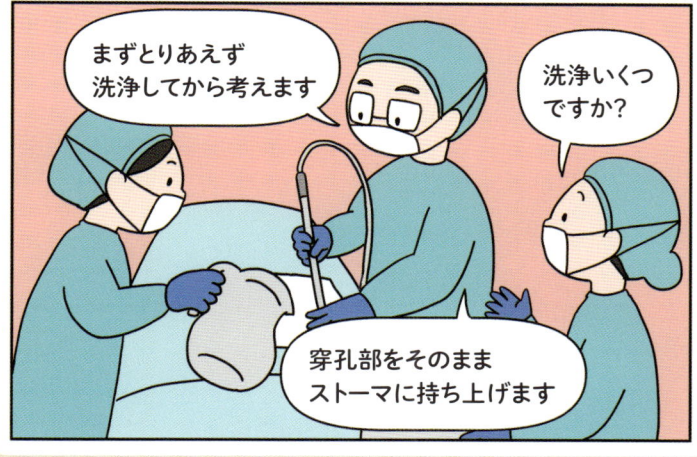

　消化管穿孔では多くの場合、緊急で手術が行われます。穿孔部をどう対処するかも大切です。腹腔内の状況によってさまざまな術式がありますので、コミュニケーションをしっかりとって手術に対応しましょう。穿孔の部位により、大網充填（胃潰瘍穿孔や十二指腸潰瘍穿孔など）や人工肛門造設などが行われます。

　また腹腔内全体が消化液で汚染されているので、多量の生理食塩水での洗浄が必要です。洗浄水の温度も大切で、冷めた洗浄水を渡さないように気をつけましょう。ドレーンの位置も重要になります。

関連して知っておきたい用語

ドレーン

- 手術終了後に腹腔や胸腔内に入れるチューブ。滲出液をうまく体外に出すために挿入する。

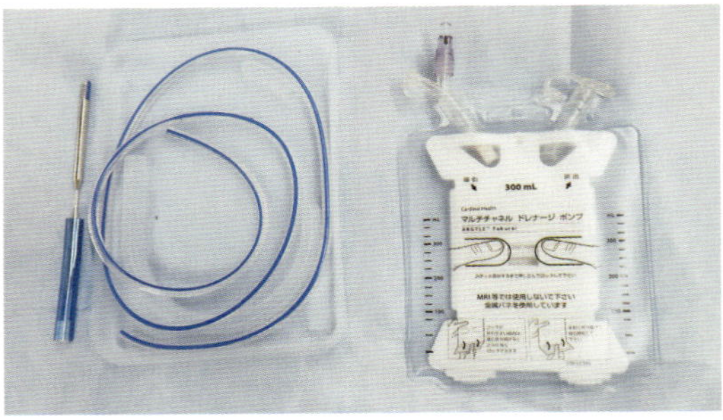

腹腔内に挿入するドレーンの例
マルチチャネルドレナージポンプ（右）

アッペ [acute appendicitis]

- **急性虫垂炎**。一般的には「盲腸」といわれる。

パンペリ [panperitonitis]

- **汎発性腹膜炎**。

大網充填

- 胃潰瘍や十二指腸潰瘍穿孔による腹膜炎のときに、胃の周囲にある大網組織を穿孔部に入れたり、被覆（おおいかぶせる）したりする。

アブセス [intra-abdominal abscess]

- **腹腔内膿瘍**。

ストーマ

- **人工肛門**。

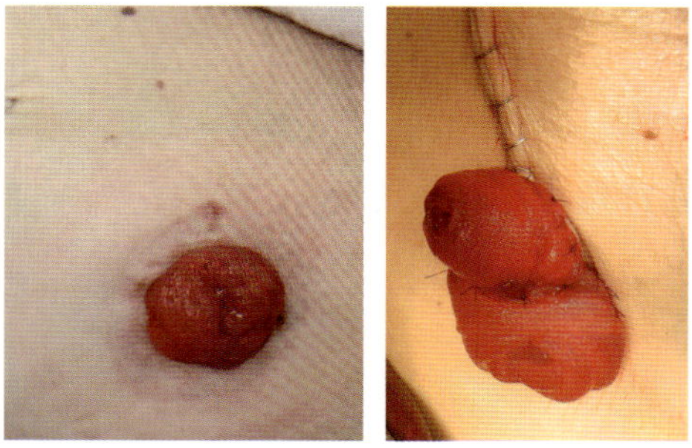

人工肛門の例

イレオストミー

- **回腸ストーマ**。回腸を人工肛門として持ち上げる場合をいう。
- 造設するのは比較的容易にできるが、消化液の排出量が多く、脱水や電解質異常に注意する必要がある。

コロストミー

- **結腸ストーマ**。結腸を人工肛門として持ち上げる場合をいう。
- イレオストミーに比較して管理しやすい特徴がある。

腸瘻（ちょうろう）

- 栄養チューブを小腸（主に回腸）から挿入する。
- 侵襲が大きい手術や低栄養がある場合に挿入する。

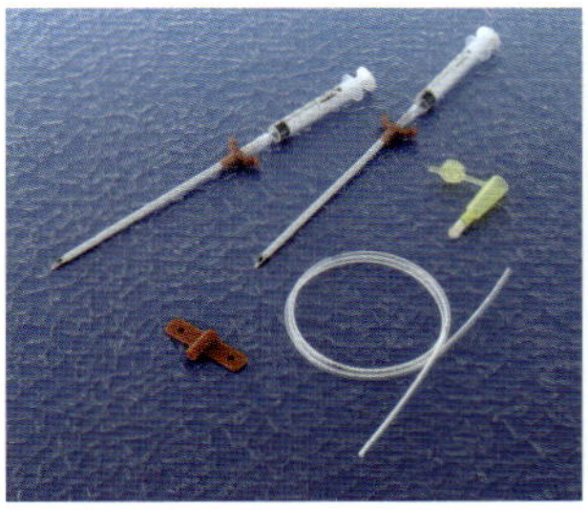

ジェジュノストミイ カテーテル
（提供：カーディナルヘルス株式会社）

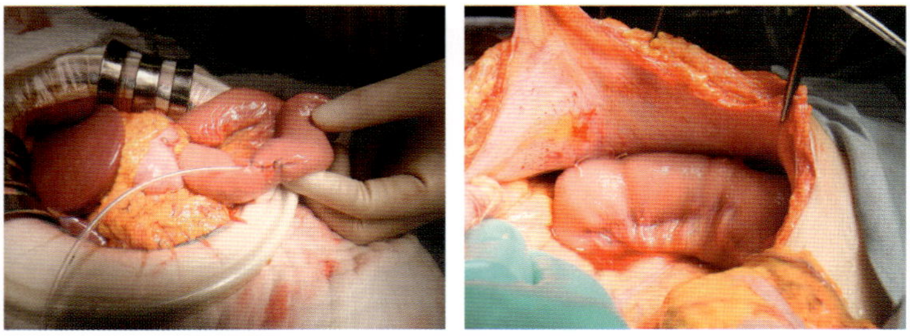

腸瘻チューブを使用した例

マーゲン [magen]

◍ ドイツ語で**胃**。英語では「stomach（ストマック）」という。

コロン [colon]

◍ **大腸**。

レクタム [rectum]

◍ **直腸**。

パンクレアス [pancreas]

◍ **膵臓**。

ミルツ [milz]

◍ ドイツ語で**脾臓**。英語では「spleen（スプリーン）」という。

リバー [liver]

◍ **肝臓**。

（山田和彦）

scene 3 ▶ 胸腔鏡・腹腔鏡下手術、ロボット支援下手術

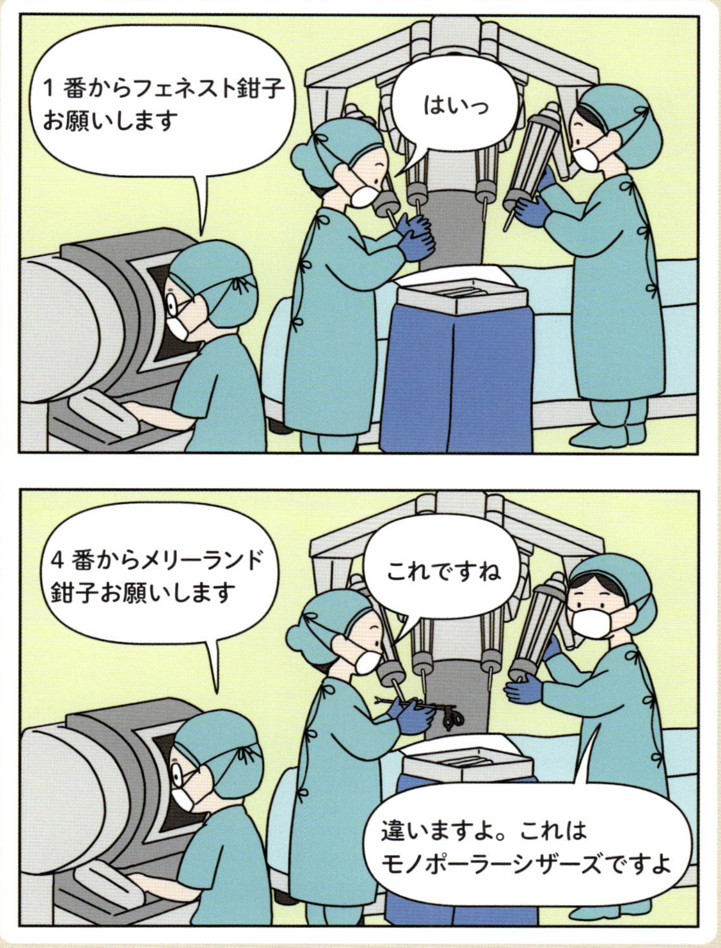

解説

腹腔鏡・胸腔鏡下手術あるいはロボット支援下手術が行われます。気腹装置で体腔内を広げることで手術を行います。鏡視下手術特有の拡大視効果が著明で、繊細な手術が可能です。一方で視野に入っていない操作や大出血には対応が難しい面もあります。

特にロボット支援下手術では鉗子を間違えて外してしまうと、組織の損傷や大出血などにつながるので細心の注意が必要です。

関連して知っておきたい 用語

ポート

- 腹腔鏡やロボット支援下手術の際に外部から挿入する。
- カメラポート（主にカメラを挿入）、5mm、12mm ポートやダビンチポート（8mm）などがあり、用途に応じたサイズを選択する。

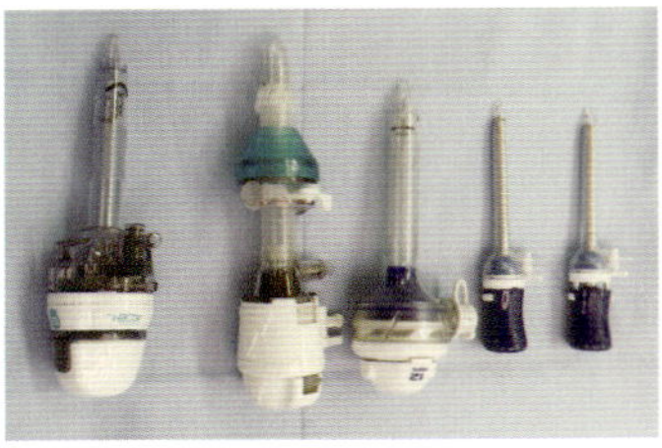

腹腔鏡で用いるポートの一部

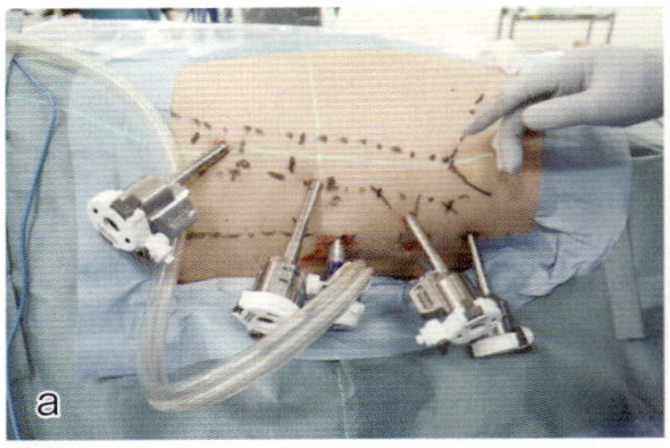

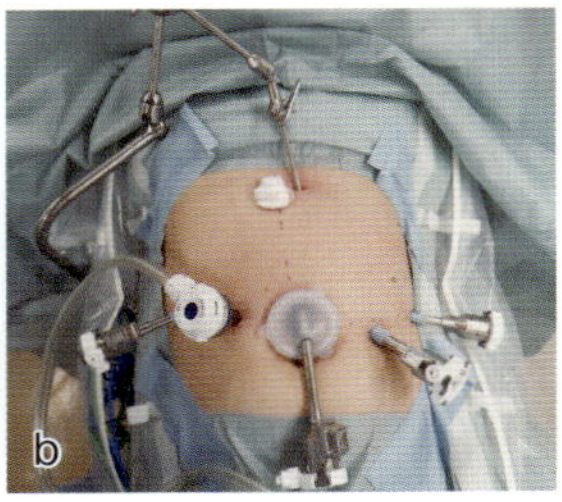

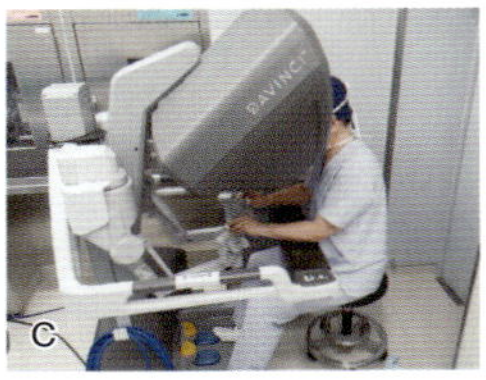

ロボット手術の様子
a：食道切除
b：胃切除
c：サージョンコンソール

気腹（気胸）装置

- 二酸化炭素を使用して体腔内を拡張させる。特殊な気腹装置を使用する。

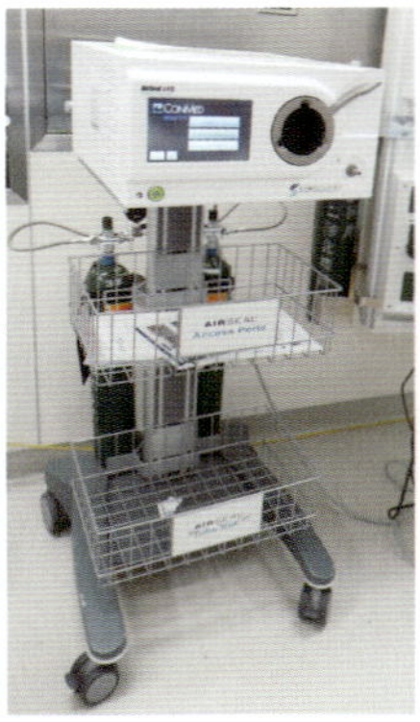

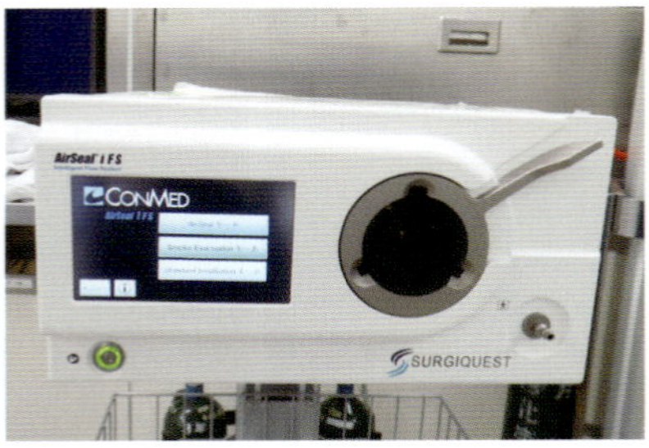

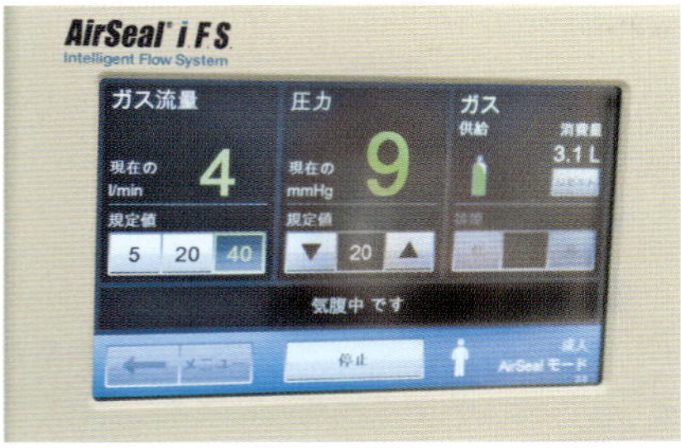

気腹装置
AirSeal®（コンメッド・ジャパン株式会社）

インストゥルメント

- ロボット支援下手術で使用する鉗子。用途に応じてさまざまな鉗子がある。

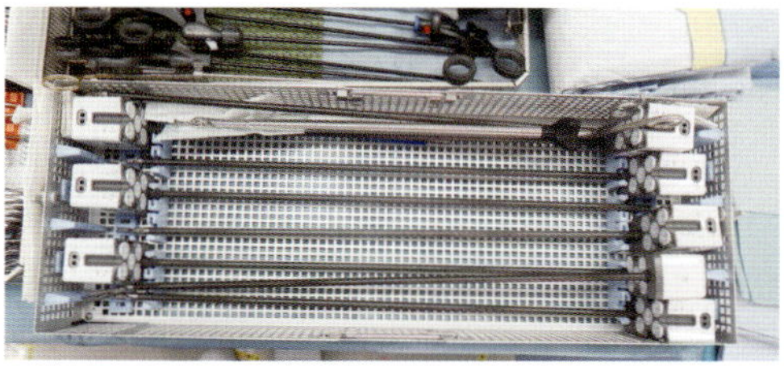

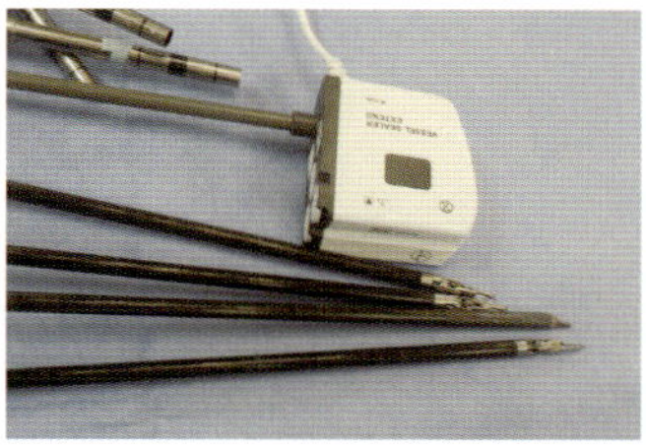

ロボット支援手術における鉗子機器

ソフト凝固

- 電圧を 200V に到達しないように設定することで放電を抑え、たんぱく質の変性により確実に止血することができる凝固装置。

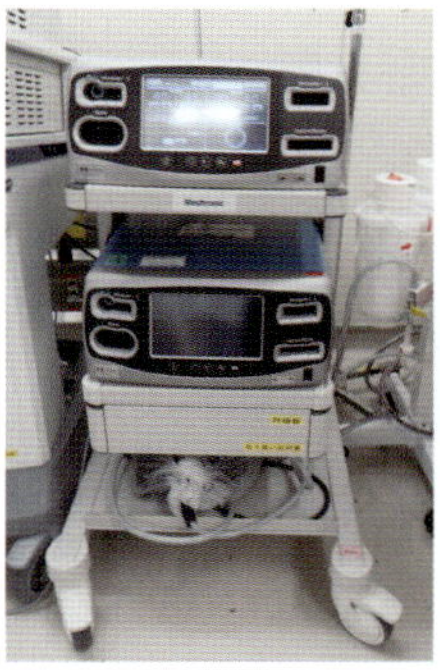

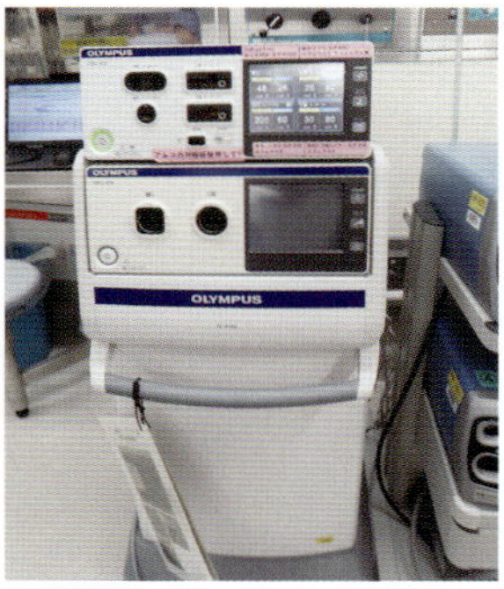

ソフト凝固装置の例

超音波凝固切開装置

- 超音波を利用して血管などの組織を凝固切開する手術器具。組織の剥離や切離をより安全に行うことが可能。
- ハーモニックスカルペル、ソノサージなどがある。

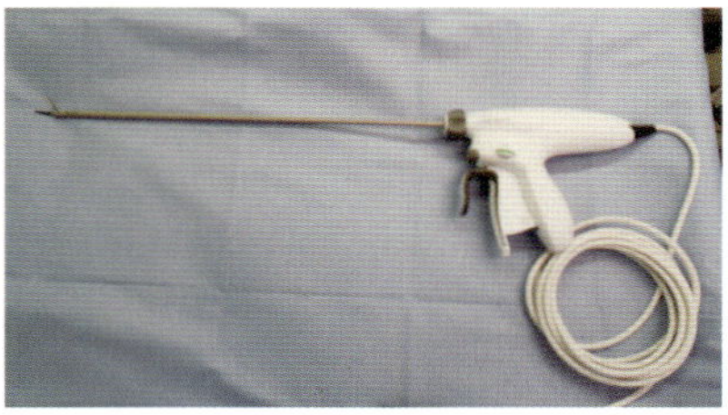

ハーモニックスカルペル
（ジョンソン・エンド・ジョンソン株式会社）

ベッセルシーリングシステム

- 専用の高周波電気機器（ジェネレーター）を用いて、熱による組織融合をもたらすエネルギーデバイス。
- 適切な電気エネルギーを生体に供給して組織の癒合（シーリング）を行うため、出血の少ない手術が可能となる。
- LigaSure™ や ENSEAL™ などがある。

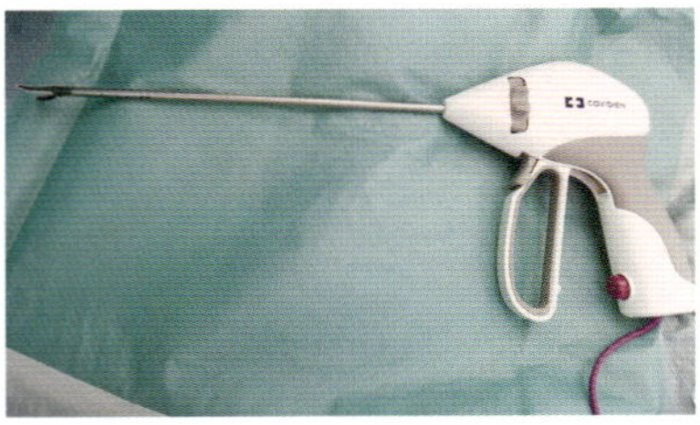

LigaSure™
（コヴィディエンジャパン株式会社）

曇り止め

- 温度などでカメラが曇ることがあるため、水筒や曇り止めシステムを使用する。

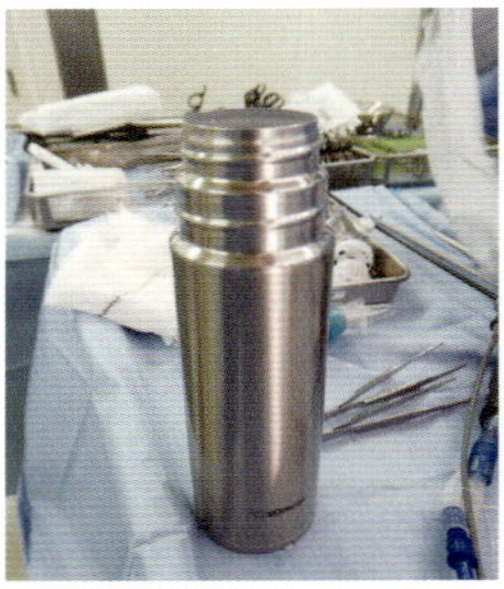

水筒（温水）

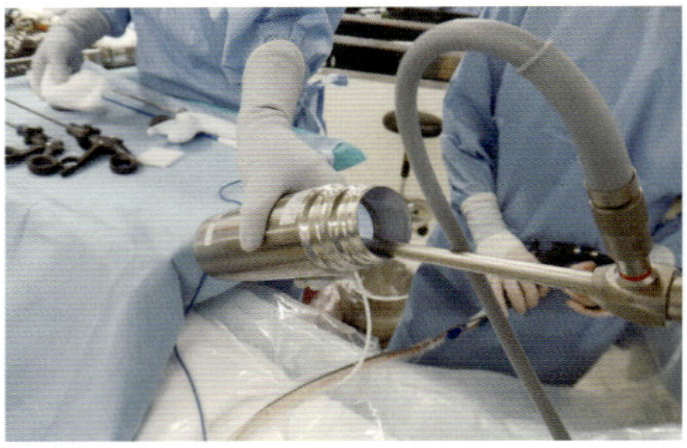

カメラの曇りを取る方法

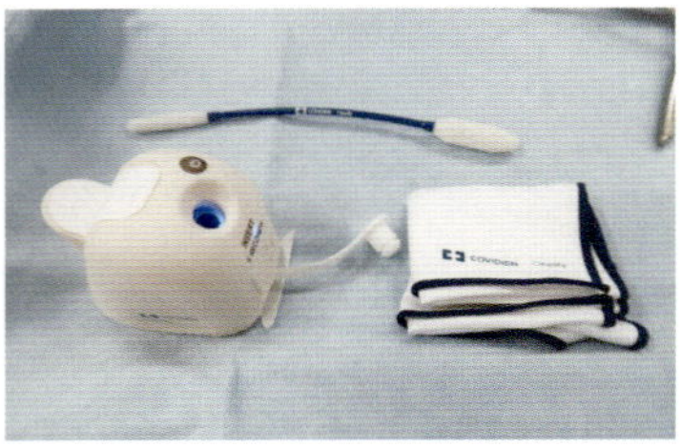

クリアファイ™ くもり止めシステム
（コヴィディエンジャパン株式会社）

ラパ胆 [laparoscopic cholecystectomy]

- **腹腔鏡下胆囊摘出術**。

ラパコロン [laparoscopic colectomy]

- **腹腔鏡下結腸切除術**。

LECS（レックス） [laparoscopy endoscopy cooperative surgery]

◍ **腹腔鏡・内視鏡合同手術**。外科医と内視鏡医が共同で胃粘膜下腫瘍などを切除する。

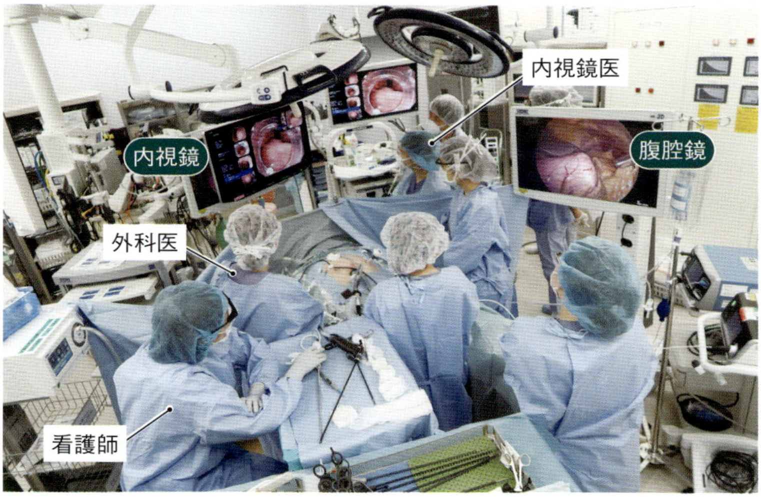

LECS の様子

（山田和彦）

2章

動画と先輩ナースのセリフで予習〈手術のシナリオ〉

2章の使い方

消化器外科手術を控えたあなたのための
あした使える手術のシナリオ

疾患の知識はテキスト、器械の組み立て方はメーカーの手技書、解剖はアプリ、術野はYouTube……。オペナースが手術に臨むには、たくさんのコンテンツと対峙しなければなりません。

そんなオペナースを救うべく、**あしたの手術をシミュレーションできるシナリオ**をつくりました。疾患から術後の注意点までを網羅しているので患者への理解が深まるとともに、後輩指導にも役立ちます。

本書では、消化器外科手術の13手術を取り上げています。

初級編

01　腹腔鏡下虫垂切除術
02　腹腔鏡下胆嚢摘出術
03　鼠径ヘルニア修復術（前方切開法・TAPP法）
04　消化管穿孔に対する汎発性腹膜炎手術
05　腸閉塞の手術
06　痔核・痔瘻の手術

中級・上級編

01　食道悪性腫瘍切除術（開胸・開腹／胸腔鏡・腹腔鏡下）
02　胃悪性腫瘍手術（開腹・腹腔鏡下・ロボット支援下）
03　結腸切除術（開腹・腹腔鏡下）
04　直腸切除術（腹腔鏡下・ロボット支援下）
05　肝（部分・葉）切除術
06　腹腔鏡下肝切除・膵切除術
07　膵頭十二指腸切除術・膵体尾部切除術

手術に必要なことをぎゅぎゅぎゅっと詰め込んだシナリオです。

1
○○手術、ここをおさえる

2
準備する器械／おもに使用する器械

3
器械出しにつながる！解剖

4
手術の手順と器械出しのキモ

5
術後はここに注意する

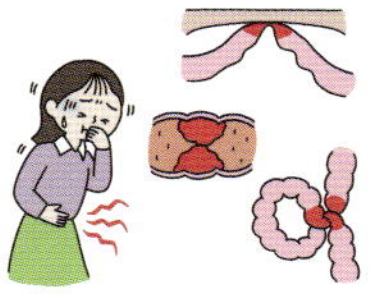

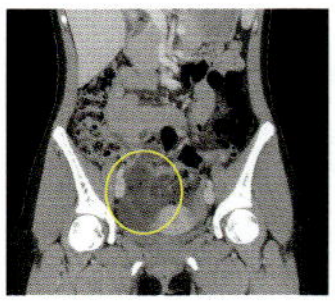

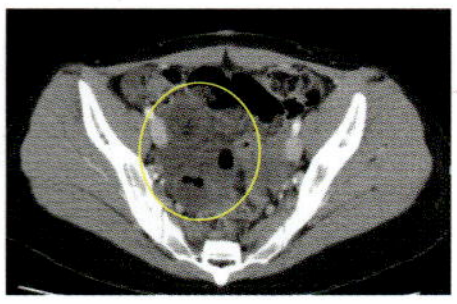

POINT

おもな症状、患者の術前と術後の状態などをインプット。

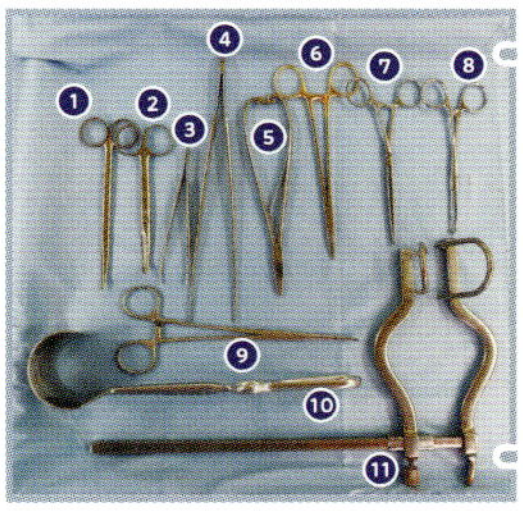

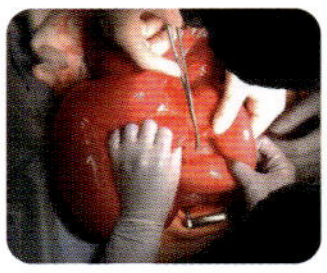

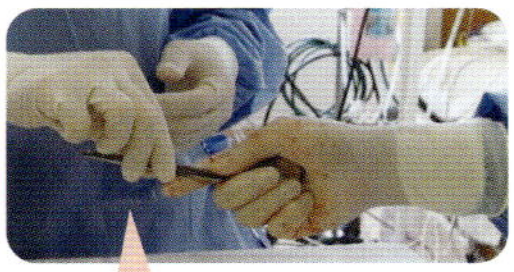

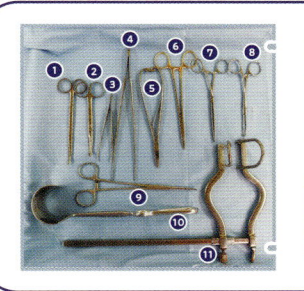

動画付きの器械は動画でも使い方や渡し方が見られる！

POINT

使用場面、渡し方をインプット。

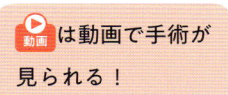

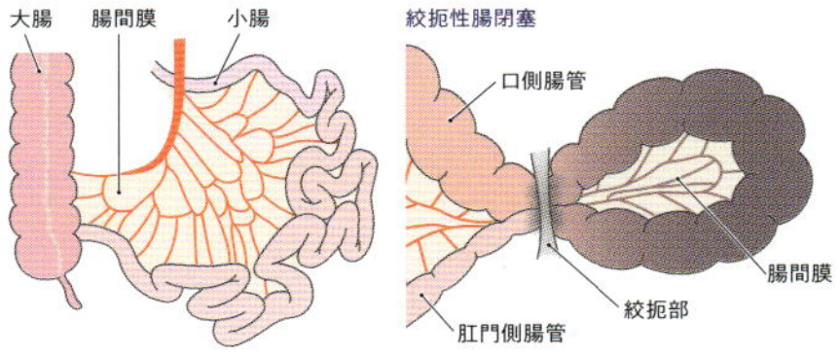

POINT

アプローチ法や損傷に注意したい神経や動静脈などをインプット。

動画は動画で手術が見られる！

0:30 **閉塞解除** 動画

腹腔内の癒着を剝離した後に、閉塞した腸管を確認する。絞扼の原因となっている癒着や索状物（バンド）を同定して、閉塞を解除する。

閉塞解除後に絞扼腸管の血流が戻るか確認するため、温生食で濡らしたガーゼで腸管を包むことがある。温生食をすぐに出せるように準備しておく。

準備物や器械出しのタイミング・極意がわかる！

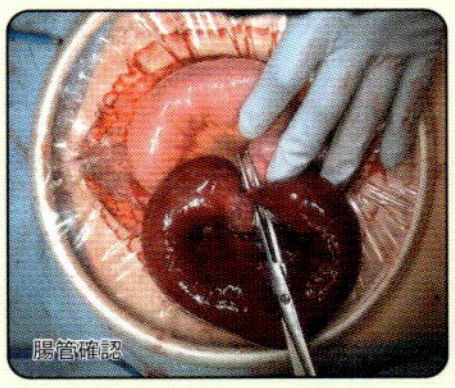

腸管確認

エキスパートのワザ

腸管を温存できた場合には、術後の癒着予防目的で閉腹時に癒着防止剤を使用することが多いので準備をしておく。腸管が壊死している場合には、腸管切除・吻合を要する。超音波凝固切開装置や自動縫合器の準備の確認を行う。

こんなときどうする!?

腸が破れてしまった！

腸閉塞では腸管が緊満して壁が薄くなっている部位があり、剝離操作で破れてしまうことがある。腸管内容物の漏れを最小限に抑えるために、吸引器具や小児用腸鉗子、閉鎖用の針糸をいつでも速やかに渡せるような準備が必要になる。

準備物

- 電気メス
- 鑷子
- メッツェン

見て 聴いて

先読みの鬼！

近年、虚血腸管に対して ICG（インドシアニングリーン）を用いて術中に血流評価を行う施設が増加している。

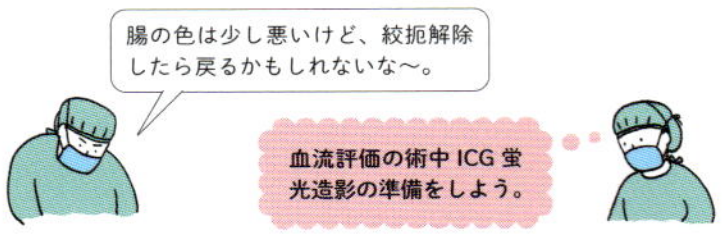

腸の色は少し悪いけど、絞扼解除したら戻るかもしれないな～。
血流評価の術中 ICG 蛍光造影の準備をしよう。

POINT

この書籍のメインパート。先輩ナースのワザや先読み視点をインプット。

腸閉塞の再発

術後に消化管蠕動の改善が悪く、麻痺性腸閉塞をきたすことがある。場合によっては、胃管、イレウス管の留置を継続して保存的に経過をみる。また腸管血流障害により遅発性に腸管狭窄をきたすことがある。

POINT

術後に注意すべきことや合併症をインプット。

2章 2章の使い方

基本編

01 開腹手術の基本

消化器外科領域の開腹手術の特徴

近年、腹腔鏡やロボット手術の適応が増えてきており、開腹手術が行われる機会は減少している。しかし、膵がんや肝がんなどの消化器がん、急性腹症を呈する緊急疾患においては、依然として開腹手術の適応となることが多い。また、さまざまな要因で腹腔鏡から開腹へと移行（コンバート）する症例も少なくない。

開腹手術の対象となる疾患

施設によって、開腹手術になるか、腹腔鏡手術やロボット手術になるかの適応は若干異なるが、消化器外科領域では主に以下の場合に開腹手術が適応となる。

開腹手術の対象となる疾患

腹腔鏡では良好な視野を得るのが難しい手術、特に肝胆膵領域
● 膵頭十二指腸切除術 ● 肝切除術　など
腹腔鏡での手術が困難な症例
● 他臓器への浸潤を伴うような進行がん ● 広範な癒着を認める症例 ● 術中に出血などのトラブルが発生した場合
急性腹症での緊急手術
● 消化管穿孔による汎発性腹膜炎 ● 絞扼性イレウス　など
外傷での緊急手術
● 腸管損傷 ● 肝損傷 ● 脾損傷 ● 刺創　など

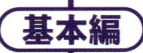

開腹手術でおもに使用する器械

メス

- 皮膚を切開するために使用する。腸管や血管を切離するのに用いることもある。
- メスは大きく分けて円刃メスと尖刃メスの２種類があり、前者は大きな切開に適しているので開腹手術で用いて、後者は小さな切開に適しているので腹腔鏡手術で用いる。
- 開腹手術における皮膚切開の際には、テーブルナイフまたはバイオリン弓を持つような形でメスを把持する。短く正確な切開をする場合は、ペンを持つように把持する。

● B 型肝炎、 C 型肝炎、 HIV などの感染症を有する症例

針刺し事故による感染を防止するためには、メスや針などの鋭利な器械の受け渡しには膿盆などを介して行うと安全である。

術者が唸る渡し方

- 手が刃に当たらないように十分に注意すること。できるだけ末端を持って渡すと術者が受け取りやすく、持ち直す必要がなくなりスムーズである。

コッヘル鉗子

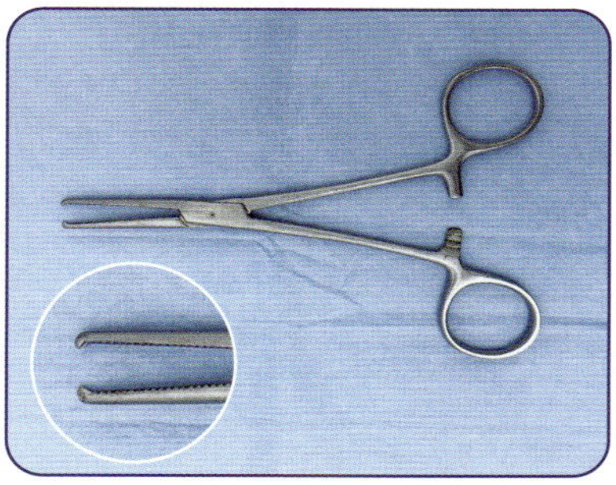

- 先端に鉤があり硬い組織を把持するための器械。
- 主に皮膚や腹壁（腹直筋鞘）の把持に用いる。

術者が唸る渡し方

- 柄が手のひらに収まるように渡すこと。術者は術野から目を離せないことも多いため、少し勢いをつけて「パシッ」と手の内に渡すと、術者も受け取りやすい。

ペアン鉗子

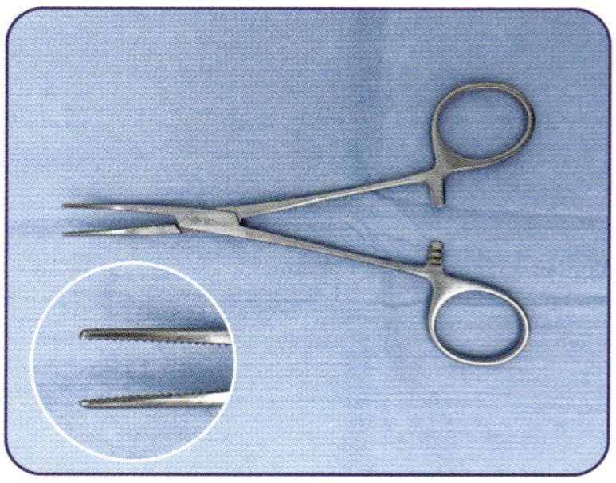

- 先端に鉤がなく、結紮糸や体内組織の把持、組織の剥離に用いる。
- 先端が直のものと弯曲しているものがある。
- 渡し方のポイントはコッヘル鉗子と同じ。

マチュー持針器、ヘガール持針器

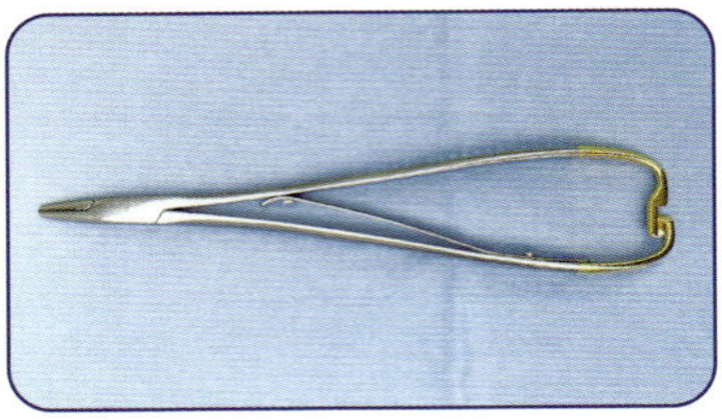
マチュー持針器

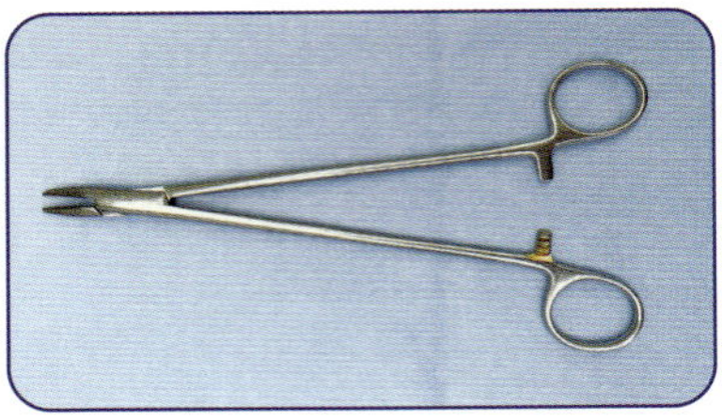
ヘガール持針器

- 腹壁の縫合閉鎖に用いる。大きな針を把持することが多い。

術者が唸る渡し方

- 術者が持針器を受け取ったときに、把持した針に付いている糸が手の内側に来ないようにすること。持針器と糸を合わせて持ってしまうと、とても縫合しにくくなる。

クーパー剪刀

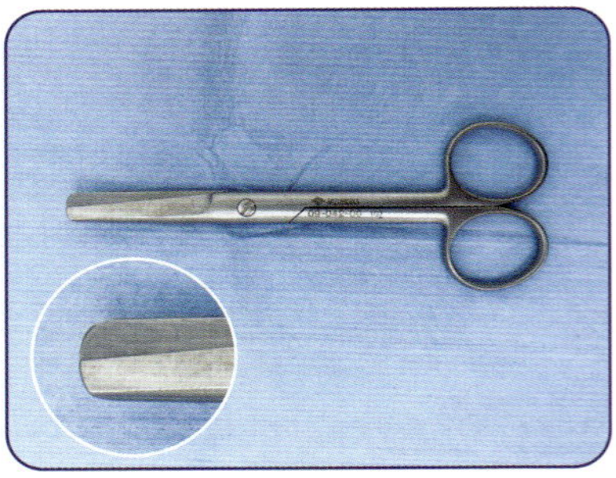

- 主に結紮糸や組織を切るのに用いる。鈍的に癒着剝離をするときにも用いる。
- 先端が弯曲して薄くなっており、組織を痛めにくい。

術者が唸る渡し方

- 弯曲側を手の甲方向に向けて渡すこと。どの剪刀でも同様である。

メッツェンバウム剪刀

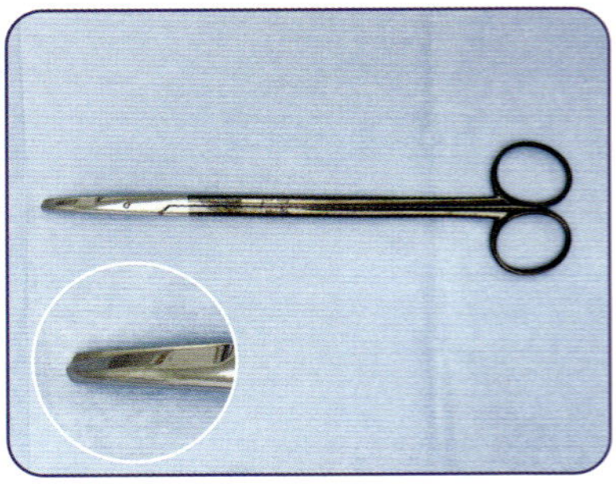

- 血管や線維組織などを繊細に切離する必要がある場合に用いる。
- 先端が細く丸くなっており、繊細な操作に適している。
- 渡し方のポイントはクーパー剪刀と同じ。

開腹手術全般の手術の流れ

開腹手技は、外科手術において最初に行う手技であり、リズムよくスムーズに開腹できることで、手術全体の良い流れにつながる。体位は仰臥位、両腕を開くことが多い。麻酔は全身麻酔、術後の鎮痛目的で硬膜外投与（PCEA）や静脈投与（IV-PCA）を追加することがある。

①皮膚切開

用いる器械　●メス（円刃）　●電気メス　●有鉤鑷子

皮膚の切開は円刃メスを、真皮の切開は電気メスを使用することが多い。術者と助手が有鉤鑷子を持ち、均等の力で創縁を開くように反対方向に展開する。

消化器外科の手術では、正中切開をおくことがほとんどである。病変の位置によって、上腹部寄り、下腹部寄りに切開する。上腹部（胃、十二指腸、肝、膵）の手術の場合は、鳩尾（剣状突起）から臍までの上腹部正中切開となる。下腹部（小腸、結腸、直腸）の手術の場合は、臍から恥骨上までの下腹部正中切開となる。視野の確保が難しい場合は、手術の途中で創を延長する。臍の高さに切開が及ぶ場合、臍を左右いずれかに避ける、または臍をそのまま切開する。

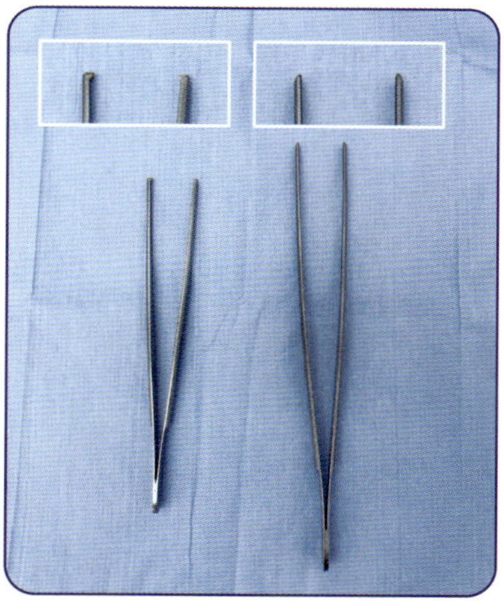

有鉤鑷子　無鉤鑷子

開腹の際に確認できる組織

表面から順に、皮膚、皮下脂肪、腹直筋鞘（白線）、腹膜前脂肪、腹膜が挙げられる。**皮膚から腹膜前脂肪までは有鉤の鑷子や鉗子で把持してよい。腹膜や腹腔内の組織は、無鉤の鑷子や鉗子で把持する。**

2章 基本編 01 開腹手術の基本

②腹直筋鞘（白線）の切開

用いる器械 ●電気メス ●有鉤鑷子 ●コッヘル鉗子 ●筋鉤

白線に1～2cm程の切開を加える。コッヘル鉗子で左右の白線の切開縁を把持する。切開創を頭側・尾側に延長する。創部の端に近いときは、筋鉤（ランゲンベック鉤、1Aや2A）で皮膚と皮下脂肪を牽引して白線を露出させる。

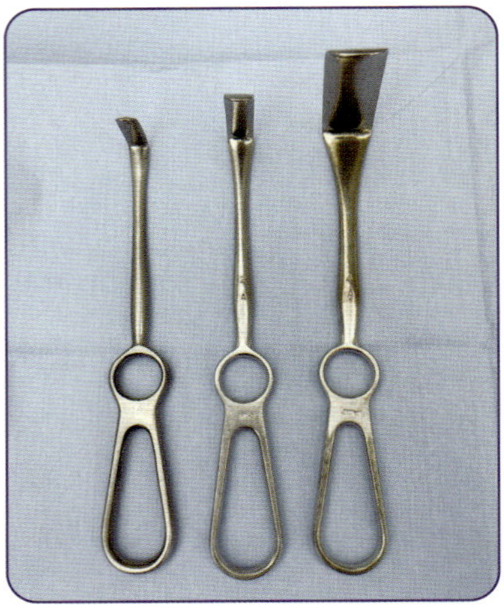
筋鉤（扁平鉤、ランゲンベック鉤）

③腹膜の切開

用いる器械 ●メス（電気メス） ●無鉤鑷子

腹膜前脂肪を切開すると、腹膜が現れる。腹膜は基本的には無鉤鑷子で把持する。これは、腹膜越しに腹腔内の組織を把持する可能性があるためである。腹膜のみを把持することができたら、メスで小切開を加える。腹膜を切開できると空気が腹腔内に入り、腹膜をしっかりと確認することができる。腹膜と白線（腹直筋鞘）をコッヘル鉗子で把持して、切開を頭側・尾側に延長する。

上腹部の手術の場合

より良好な視野を確保するために剣状突起を切除する場合がある。電気メスで切離する、または骨化が強い場合はリウエル骨鉗子を用いて切除する。さらに、骨断端を骨ヤスリで削る、骨断端に骨蝋を塗布することもある。

④疾患ごとの手技

用いる器械　●開創器　●自動縫合器　●自動吻合器　など

消化管穿孔では穿孔部の切除や閉鎖、腹腔内の洗浄、ドレーン留置などを行う。絞扼性イレウスではイレウスの解除、壊死腸管の切除などを、がんでは病変の切除を行う。術式によって、どの器械を使うかはおおむね決まっている。術前に術者に確認して、事前に準備しておくとよい。

よく用いられる器械	
開創器	● ゴッセ（Gosset）開創器 ● ケント（Kent）鉤 ● オクトパスリトラクター ● オムニトラクト ● トンプソン開創器
創縁保護・術野展開	● Wound Retractor ● ラッププロテクター
自動縫合機	● 手動の Endo GIA™ ● Echlone ● Linear Cutter ● 電動の Signia ● Powered Echelon
自動吻合器	● Proximate ILS（CDH） ● EEA サーキュラーステープラー

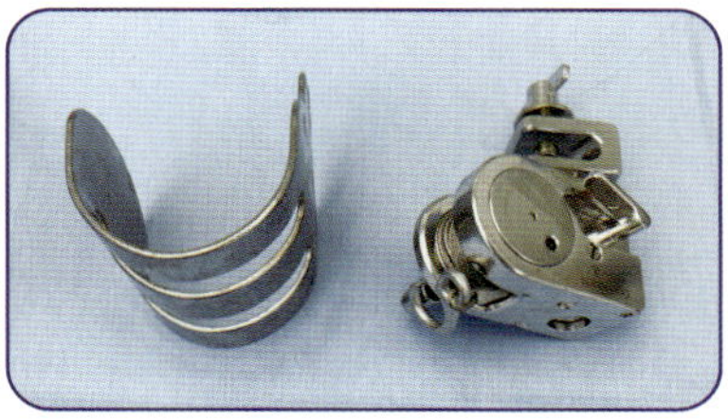
ケント鉤

自動縫合器は、切離・縫合する組織の厚さによって使用するカートリッジの色が異なる。術者が組織の状態を見極めて、どのカートリッジを使用するか判断する。また、器械の組み立て方がメーカーによって異なるため、添付文書に記載された方法を確認しておく必要がある。**消化管の吻合は、手術で最も大事な局面なので、器械をスムーズに組み立てて滞りなく渡せるとよい。**

● 肝胆膵領域の手術の場合

視野の確保のために肝円索を切離することがある。肝円索を切離するときは、末梢側と中枢側で２回結紮してから、その間で切離する。

● 消化管の切離・吻合を行う場合

汚染手術でも可能な限り器械を清潔に保つ。消化管の切離・吻合を行う場合、吻合することで消化管の内腔は閉鎖され、清潔操作へと戻る。そのため、**吻合後には手袋や器械を清潔なものに交換する。**

● ドレーン留置部位

ドレーン留置部位で多いのは、左右横隔膜下、骨盤底（ダグラス窩）、腸管吻合部、肝下面（ウィンスロー孔）や肝離断面などである。

エキスパートのワザ

横隔膜下（窩）は深く、視野の確保が難しい。右横隔膜下には肝臓が、左横隔膜下には脾臓がある。肝臓や脾臓を持ち上げるために、横隔膜下にタオルやガーゼを詰めることがある。この際、タオルは生理食塩水で湿らせておき、長い鑷子と一緒に渡すと詰め込みやすい。
深い術野での操作を行う場合には、攝子、鉗子、剪刀は長い方が適している。結紮する糸を鉗子で把持して渡す際も、長い鉗子を使って渡すとよい。

⑤腹膜の閉鎖

用いる器械　●コッヘル鉗子　●ペアン鉗子　●マチュー持針器

最近では腹膜を単独で縫合閉鎖することは少なく、腹直筋鞘と一緒に縫合する、もしくは腹膜は閉鎖せず筋鞘のみを閉鎖することが多くなっている（腹膜の縫合は、閉腹後の抗張力に関与してないため）。もし腹膜のみを縫合する場合は、吸収糸を用いて連続縫合で閉鎖する。

⑥腹直筋鞘の閉鎖

用いる器械　●ペアン鉗子　●コッヘル鉗子　●スパーテル

鈍針の０号（または１号）吸収糸で縫合閉鎖する。縫合した糸はペアン鉗子またはコッヘル鉗子で把持していく。創の頭側と尾側から順次縫合し、中央付近で縫合を終えることが多い。**手術部位感染（SSI）**や腹壁瘢痕ヘルニアを予防するために、適切な間隔で縫合していく。

縫合閉鎖時の結紮

頭側・尾側の両方向から縫合していくと、創が徐々に小さくなり運針するのが難しくなっていく。そのため**最後の数針は結紮を行わず、助手が鉗子で糸を把持して牽引することで、創を広げて運針しやすくする。**

腸管が拡張している場合

腹膜炎やイレウスの影響で腸管が拡張していると、縫合の妨げになることがある。その場合はスパーテル（腸ベラ）を創部直下に敷き、腸管を圧排して、針によって損傷しないようにする。

癒着予防の処置

創の閉鎖を行う際に、癒着予防の処置を行うことがある。大網が残存している場合は、腸管を覆うように創直下に広げる。また、セプラフィルムやインターシードといった癒着防止材を腹壁直下に留置する。

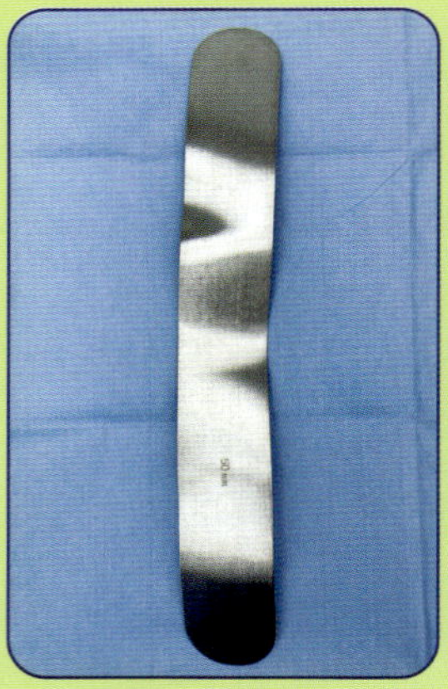

スパーテル（腸ベラ）

⑦創部の洗浄

特に、腸管の切除や消化管穿孔を伴うような汚染手術では、SSIの予防に生理食塩水で洗浄する。洗浄した水はスパーテル（腸ベラ）や膿盆で受け止めて吸引する。

⑧皮下脂肪の縫合

肥満症例で皮下脂肪層が厚い場合は、吸収糸で死腔ができないように寄せることがある。これもSSIを予防する目的である。

⑨皮膚の閉鎖

用いる器械 ●持針器 ●有鉤鉗子 ●スキンステープラー

真皮を埋没縫合する。アドソン鑷子（有鉤）やモノフィラメント吸収糸を用いることが多い。術者や施設によって、結節縫合か連続縫合かが異なるため、どの糸を用意するかは術者に確認するとよい。

緊急手術例や再開腹の可能性がある症例では、スキンステープラーを用いて皮膚を閉鎖する。その場合は、助手は両手に有鉤攝子を持って、術者がステープルを掛けやすいように創縁を寄せる必要がある。

⑩創の被覆

施設によって、創部に用いる創傷被覆材（ドレッシング材）は異なり、オプサイト、ロイコメド、ステリストリップといった創傷被覆材がある。またはガーゼを当てて創を保護する。

● 再開腹手術を行う場合

術後合併症などのために再開腹手術を行うことがある。前回の手術から数時間～数日しか経っていない場合は、創は完全には癒合していない。剪刀のみで創を開き、糸を切離するだけで開腹できる。

● ガーゼの遺残

腹腔内にガーゼや手術器具を遺残しないように、閉腹前にカウントを行う。カウントが合わない場合はすぐに医師に報告をして、スタッフ全員で探す必要がある。経験上、腹腔内（特に横隔膜下や骨盤底）にガーゼを置き忘れていることが多い。

（須山優斗・合田良政）

基本編

02 内視鏡手術（胸腔鏡・腹腔鏡）の概要

内視鏡手術のメリット、 デメリット

メリット

内視鏡手術はトロッカーと呼ばれる筒状の器具を通してスコープや鉗子、エネルギーデバイス、ステープラーなどの道具を体腔内に挿入する。

創部の大きさはトロッカー径に応じて数ミリから10ミリ程度となる。切除検体の取り出しや吻合のために3〜5cm大の小開腹をおくこともあるが、それでも開腹手術よりもかなり小さな創で手術を行うことが可能である。創が小さいことのメリットは、整容面で優れていること、術後創痛が軽減されること、創感染が少ないことである。

内視鏡手術用のカメラはスコープとよばれ、体腔内の映像を高精細画質でモニターに映し出すことが可能である。術野を手術チーム全員で共有可能であり、録画した術中動画は手術教育にも非常に有用である。

内視鏡手術は二酸化炭素を送気して体腔内圧を上げた状態で行うため、一般的に開胸開腹手術と比較して術中出血量が少ない。また創が小さく、臓器への接触が少ないことから術後の癒着が軽減され、癒着性イレウスの発症リスクも低減される。

デメリット

内視鏡手術はトロッカーを経由した鉗子やエネルギーデバイスなどの道具を操作して行うため、用手的に臓器を扱うことができず、トロッカーによる動作制限を受けることが最大のデメリットである。このため、開胸・開腹手術と比較して内視鏡手術の手術時間は一般的に長くなる傾向がある。

スコープを使用することで拡大した視野が得られる一方で死角となる範囲も広く、視野外で臓器損傷や出血が起こっていた場合、それに気づくことが遅くなることがある。

体腔内に二酸化炭素ガスを送気して膨らませて手術を行うので、術中に高二酸化炭素血症を起こすことがあり注意が必要である。

また内視鏡システムや鏡視下専用の道具を用いるため、開胸開腹手術に比べて医療コストは高い。

内視鏡手術・ロボット支援下手術の適応となる代表的な消化器疾患

臓器・疾患名		鏡視下手術	ロボット支援下手術
食道	食道悪性腫瘍	胸腔鏡下食道悪性腫瘍切除術	ロボット支援下食道悪性腫瘍切除術
		縦隔鏡下食道悪性腫瘍切除術	
	食道粘膜下腫瘍	胸腔鏡下食道局所切除術	—
	食道裂孔ヘルニア	腹腔鏡下食道裂孔ヘルニア修復術	—
胃	胃悪性腫瘍	腹腔鏡下胃切除術	ロボット支援下胃切除術
		腹腔鏡下噴門側胃切除術	ロボット支援下噴門側胃切除術
		腹腔鏡下胃全摘術	ロボット支援下胃全摘術
	胃粘膜下腫瘍	腹腔鏡下胃局所切除術	—
肝胆膵	肝悪性腫瘍	腹腔鏡下肝切除術	ロボット支援下肝切除術
	胆嚢炎・胆石症	腹腔鏡下胆嚢摘出術	—
	膵悪性腫瘍	腹腔鏡下膵体尾部腫瘍切除術	ロボット支援下膵体尾部腫瘍切除術
		腹腔鏡下膵頭十二指腸切除術	ロボット支援下膵頭十二指腸切除術
大腸	結腸悪性腫瘍	腹腔鏡下結腸切除術	ロボット支援下結腸切除術
	直腸悪性腫瘍	腹腔鏡下低位前方切除術	ロボット支援下低位前方切除術
		腹腔鏡下直腸切除・切断術	ロボット支援下直腸切除・切断術
ヘルニア	鼡径ヘルニア・腹壁瘢痕ヘルニア	腹腔鏡下ヘルニア手術	—
急性腹症疾患	腸閉塞	腹腔鏡下腸管癒着剝離術 腹腔鏡下小腸切除術	—
	虫垂炎	腹腔鏡下虫垂切除術	—
	消化管穿孔	腹腔鏡下胃十二指腸潰瘍穿孔縫合術 腹腔鏡下人工肛門造設術	—

（2024 年 2 月現在保険収載）

内視鏡手術の手術室レイアウト

開胸・開腹手術と異なるところは、①体腔内の映像を映し出すスコープとモニターが必要であること、②エネルギーデバイスのコードや吸引チューブに加えて送気チューブや内視鏡コードが必要であることである。よって、以下の点に留意するべきである。

- 術者・助手・スコピスト・器械出し看護師から見てモニターが遮るものなく配置されていること。特に術者・助手が正面視できるようにモニターが配置されているとストレスなく手術を進めることが可能である。
- 多くのコードやチューブが絡まないように整理されて配置されていること。最も移動の頻度が高いエネルギーデバイスと吸引チューブを上に配置しておくと、術中のコードの絡みを減らすことができる。

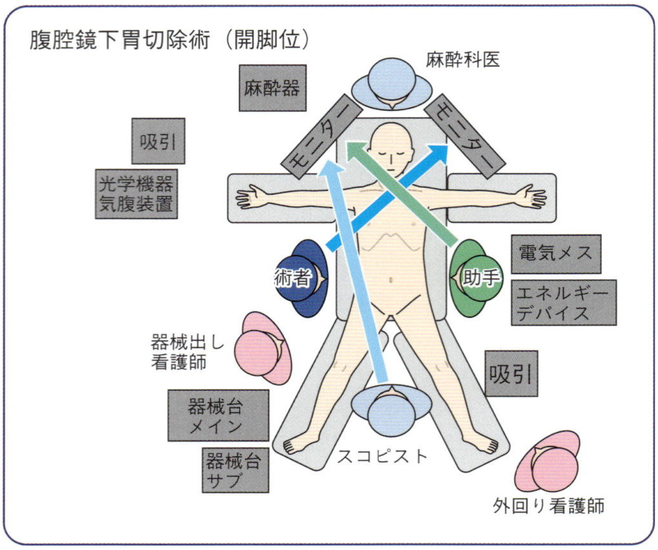

内視鏡手術の手術室レイアウト（セッティング・配置）の一例
*矢印は術者・助手・スコピストの視線を示す。

内視鏡システムの構成

液晶モニター、ビデオシステムセンター、光源装置

- スコープから送られた映像情報は電気信号となり、ビデオシステムセンターで処理されて液晶モニターに体腔内の映像が映し出される。
- 2024年現在の主流である内視鏡手術スコープの解像度はFull HD（1,920 × 1,080、約200万画素）であるが、人間の視力を超えた4K（3,840 × 2,160、約830万画素）内視鏡や奥行きが把握しやすい3D内視鏡もすでに多くの臨床現場で使用されている。

気腹装置

- 体腔内に二酸化炭素ガスを送気して、腹腔内を膨らませることで広い術野を確保する。
- 胸腔鏡手術では胸腔内圧を高めることで肺を虚脱させ、術野空間を確保する。

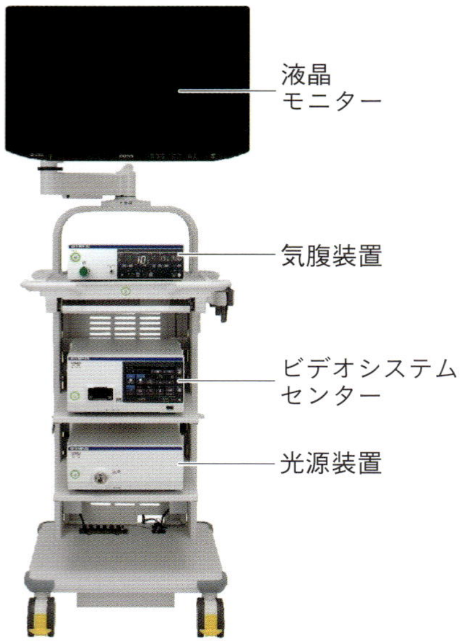

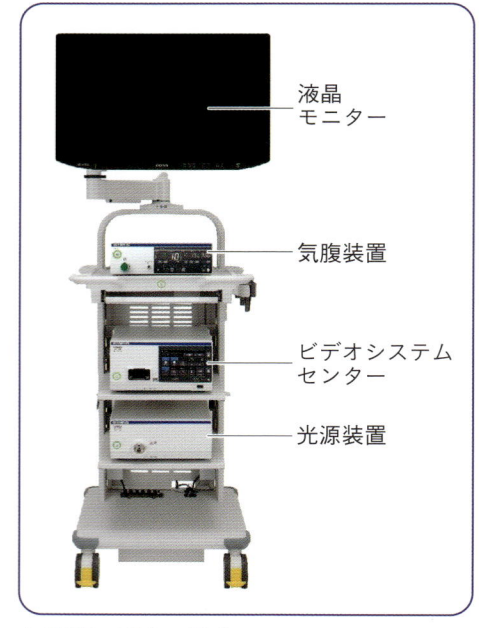

内視鏡システムの構成
（オリンパスマーケティング株式会社）

- 体腔内の気腹圧が一定となるように、自動的に送気量が調節される。

スコープ

- 一般的な内視鏡スコープの直径は5〜10mm、長さは300〜370mmであり、金属製の筒の先端にはレンズとCCDカメラ、ライトが内蔵されている。
- 先端部の可動性がない硬性鏡と、曲げることができる軟性鏡がある。

硬性鏡

- 光学視管、カメラヘッド、ライトガイドケーブルから構成されるが、一体型の機種もある。
- 先端の可動性がないため、鉗子などほかの手術器具との干渉が少なく、ぶれない安定した視野が得られやすいという利点がある。
- 正面から術野を捉える直視鏡と、30°ないし45°の角度を付けて斜めから術野を捉える斜視鏡とがある。

軟性鏡

- スコピストの操作により先端を上下左右に曲げることができるため、さまざまな角度から術野を捉えることが可能である。
- 鉗子などとほかの手術器具の干渉を受けやすいこと、スコピストの操作がやや難しいということがデメリットである。

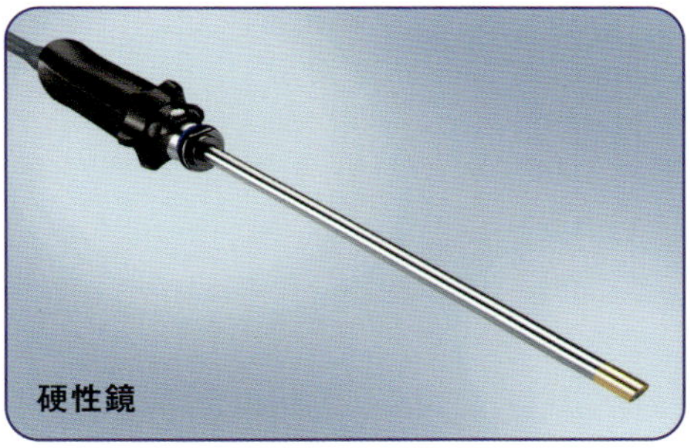
硬性鏡

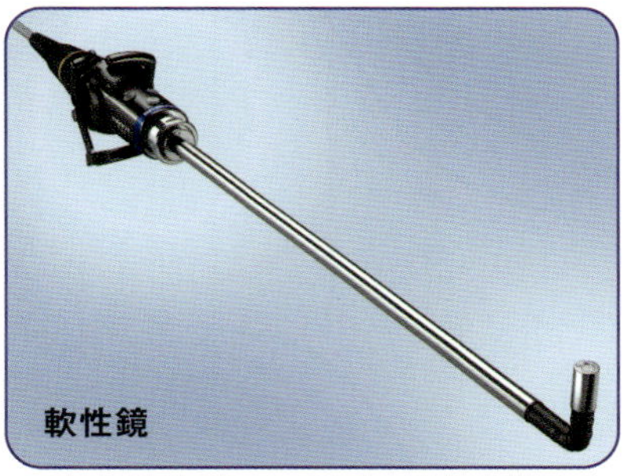
軟性鏡

（オリンパスマーケティング株式会社）

手術開始前

スコープでガーゼを見てホワイトバランスを行う。レンズの汚れがある場合はあらかじめ拭いておく。

スコープと体腔内の温度差が大きいとレンズが曇ってしまうため、スコープを温める目的でお湯の入った魔法瓶を用意しておく。

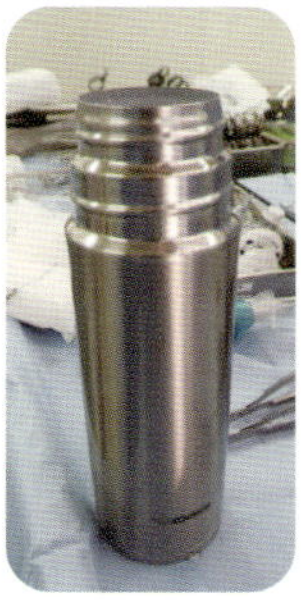

手術開始後 動画

ファーストポートが挿入されたら録画開始を行う。術者が録画開始の指示を忘れてしまうこともあるので、看護師側も注意しておく。

スコープ先端の汚れの多くは脂肪や血液が混じったミストであり、ガーゼのみでは拭き取れない。水筒内にスコープ先端を入れて汚れを溶かした後、きれいなガーゼで先端の汚れと水分を拭き取るとよい。

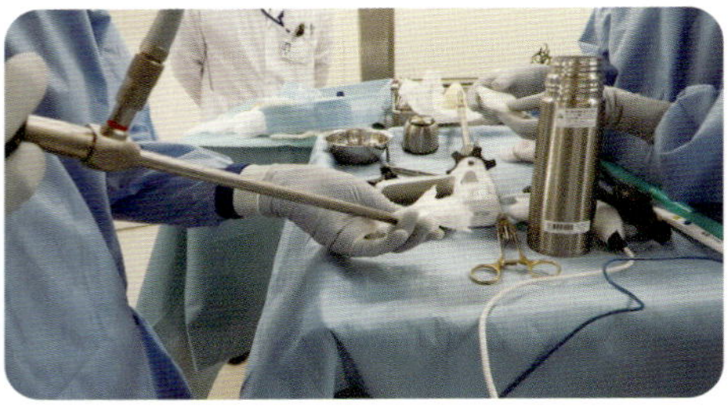

カメラ拭き

レンズの曇りが目立ってきた場合は、水筒内のお湯の温度が下がってきた可能性がある。医師に確認した後、新しいお湯に入れ替える。

内視鏡手術でおもに使用する手術器具

トロッカー

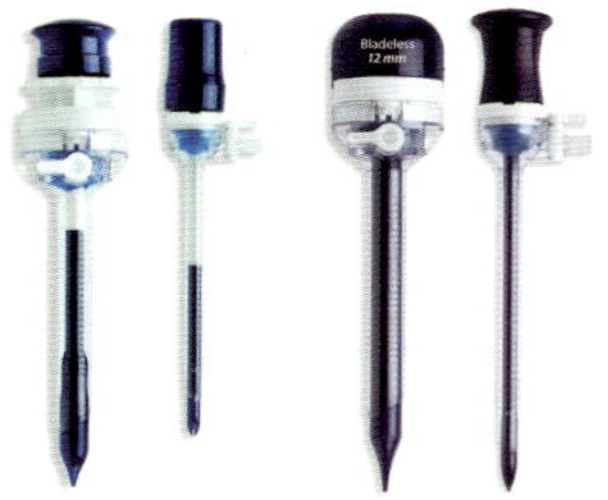

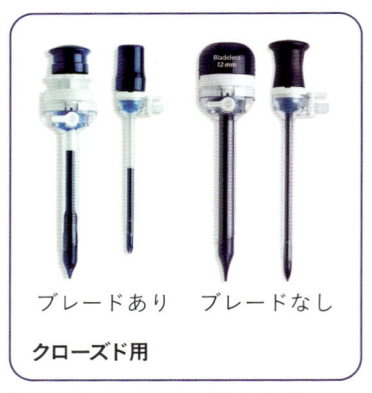

ブレードあり　ブレードなし

クローズド用

（コヴィディエンジャパン株式会社）

オープン用

（コヴィディエンジャパン株式会社）

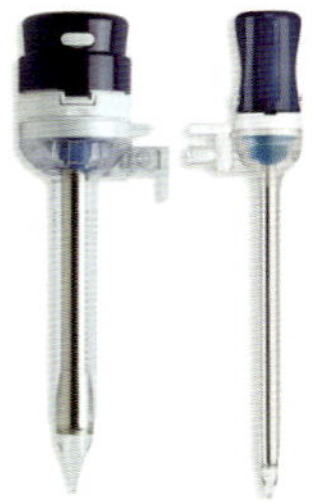

オプティカル用

（コヴィディエンジャパン株式会社）

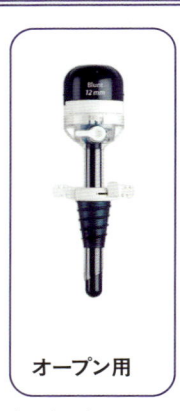

バルーン付きトロッカー

（Applied Medical Japan株式会社）

トロッカーの種類

- サイズは直径5mm、12mmが一般的であるが、5mm未満の細いトロッカーも使用されている。多くの場合、12mmのトロッカーから10mmスコープを挿入し、5mmのトロッカーからは鉗子やエネルギーデバイス、吸引管を挿入する。自動縫合器（リニアステープラー）やガーゼを体腔内に挿入する場合は12mmのトロッカーを使用することが多い。
- 長さは75mmが一般的であるが、肥満患者では腹壁・胸壁の深さに合わせて100mm・150mmのトロッカーも選択可能である。

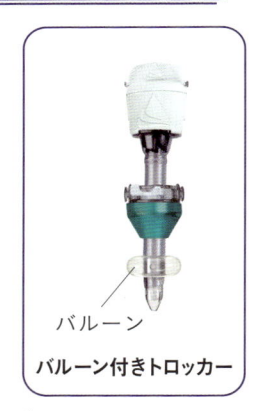

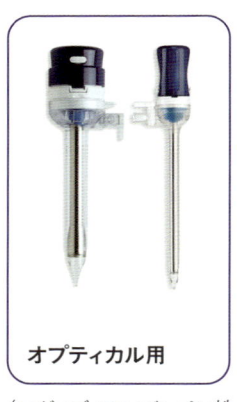

- 手術中のトロッカー逸脱を防ぐ目的でバルーン付きのトロッカーを使用することがある。
- 腹壁を貫通しやすいようにブレード（刃）付きのトロッカーもあるが腹壁出血に注意が必要である。
- トロッカーを挿入する前に、トロッカー外筒のみを看護師が医師に渡すと、医師は外筒を皮膚に押し当てその大きさに合わせて皮膚切開を行うことができる。

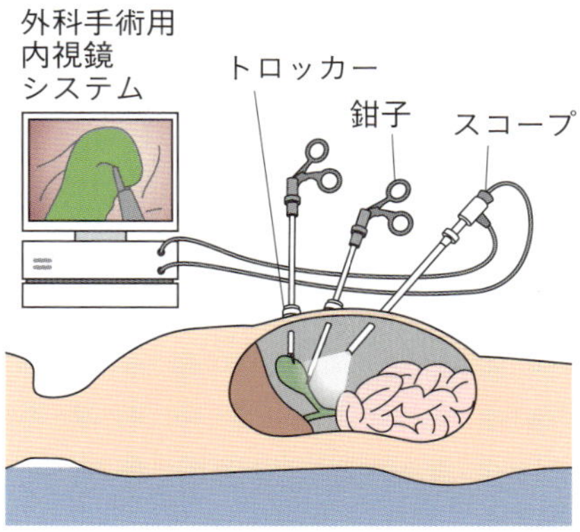

トロッカーとは腹壁や胸壁を貫通して留置する細長い筒であり、これを経由してスコープや鉗子などのさまざまな手術機器を体腔内に挿入する。

見て 聴いて

先読みの鬼！

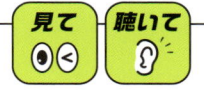

- 手術前には使用予定のトロッカーの数と種類を術者に確認する。
- ファーストトロッカーを術野の医師に渡すときは、コックを開けておくと、気腹チューブにつなげた後に速やかに気腹が開始できる。反対に、気腹が開始された後に挿入するトロッカーはコックを閉じた状態で渡すと空気が漏れない。

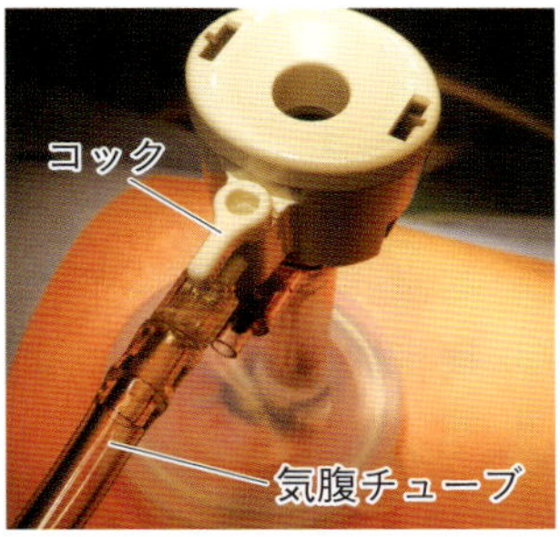

ファーストトロッカーの挿入方法

クローズド法

腹壁を吊り上げ盲目的に挿入する方法である。迅速なトロッカー挿入が可能であるが、臓器損傷のリスクがあるため今日ではあまり推奨されない。肥満手術では気腹針とよばれる針を体腔内に挿入して気腹してからトロッカーを挿入することもある。

オープン法

小切開をおき、筋膜・腹膜を電気メスなどで鋭的に切開し、腹腔内に到達して体腔内に癒着がないことを確認してトロッカーを挿入する方法である。手術既往があり体腔内癒着が予想される場合は第一選択である。挿入にやや時間がかかること、切開がトロッカー径に比して大きい場合は空気漏れが起こることがデメリットである。

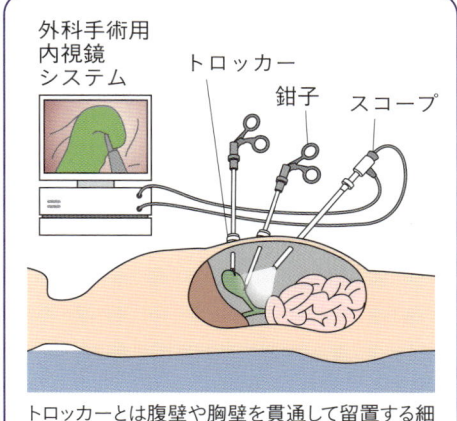

オプティカル法

トロッカー内にスコープを挿入し、トロッカー先端の画像を見ながら、筋膜・腹膜を貫通させて腹腔内に挿入する方法である。オープン法より迅速であるが、ある程度の熟練を要する。

単孔式腹腔鏡下手術（SILS）とは?

1つの孔からスコープ、鉗子などの手術器具を挿入し鏡視下手術を行う方法である。通常は臍部を35mm～60mm程度切開し、複数のトロッカーが挿入されたSILS（single incision laparoscopic surgery）ポートとよばれる器具を創部に装着する。

創が1カ所なので整容面で優れている。同じ場所からスコープや鉗子を操作するため自由度が制限され、熟練を要する手術方法である。

虫垂切除や胆嚢摘出術のほか、胃切除や大腸切除などの消化管手術で行われることが増えてきている。

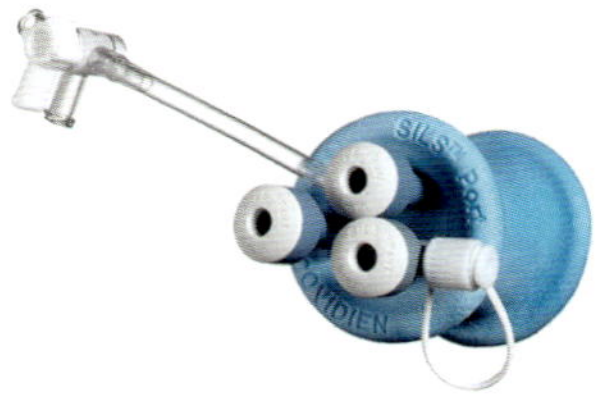

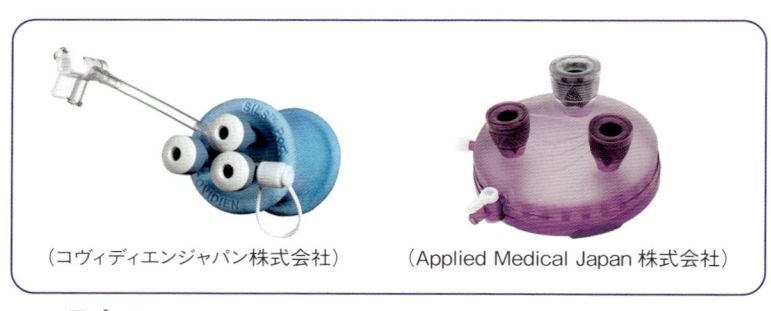

（コヴィディエンジャパン株式会社）

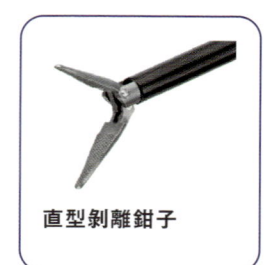

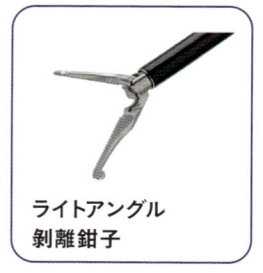

（Applied Medical Japan 株式会社）

SILS用ポート

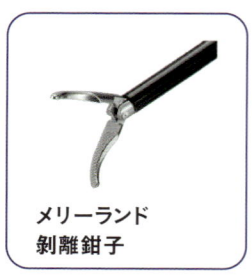

剝離鉗子

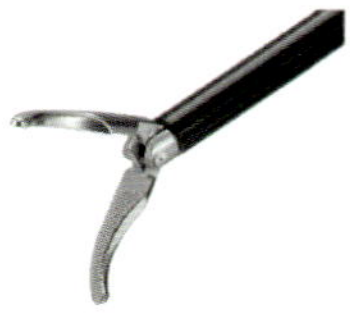

メリーランド剝離鉗子

ナターシャ剝離鉗子

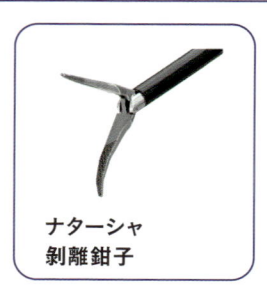

直型剝離鉗子

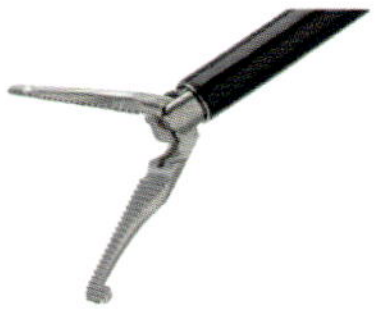

ライトアングル剝離鉗子

（オリンパスマーケティング株式会社）

剝離鉗子の種類

- 剝離鉗子は、組織間や血管に沿って鈍的に隙間を広げることで血管やリンパ節を安全に露出するために使用する道具である。狭い隙間にも入り込めるように、多くの剝離鉗子の先端は細くなっている。

- **メリーランド型**：カーブを描いた形状となっており、剥離したい角度と鉗子の軸の角度が合わない場合でも剥離が可能であるため、汎用性が高い。
- **ナターシャ剥離鉗子**：メリーランド型の一つであり、先端が細く鋭いため動脈周囲の剥離やリンパ節郭清でよく用いられる。
- **直型剥離鉗子**：その名のとおりストレートな形状をしており、剥離する角度と鉗子の軸の角度が同じである場合に用いる。力が伝わりやすいため硬い組織の剥離には有用であるが、角度が合わない場合は剥離が難しい。
- **ライトアングル（直角型）剥離鉗子**：L字状に屈曲しており、先端も細い。脈管の裏を剥離してスペースを確保する場合に有用である。

把持鉗子

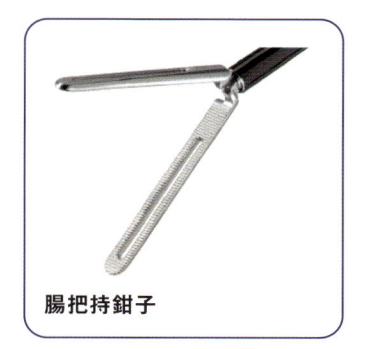

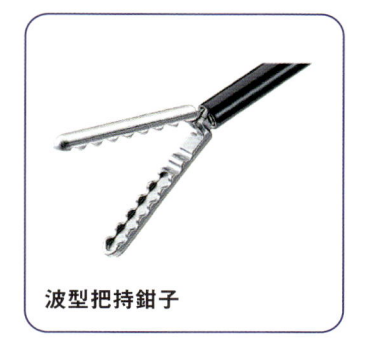
腸把持鉗子

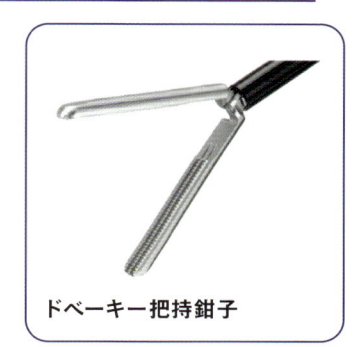

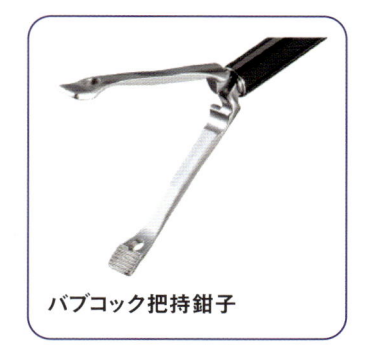

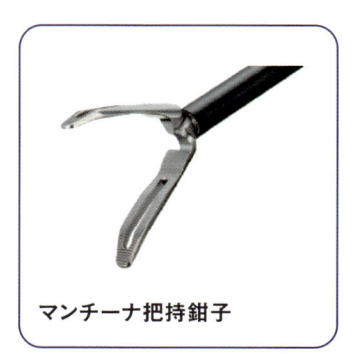

波型把持鉗子

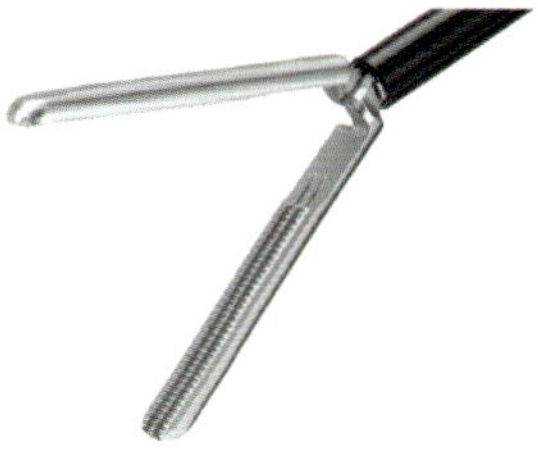
ドベーキー把持鉗子

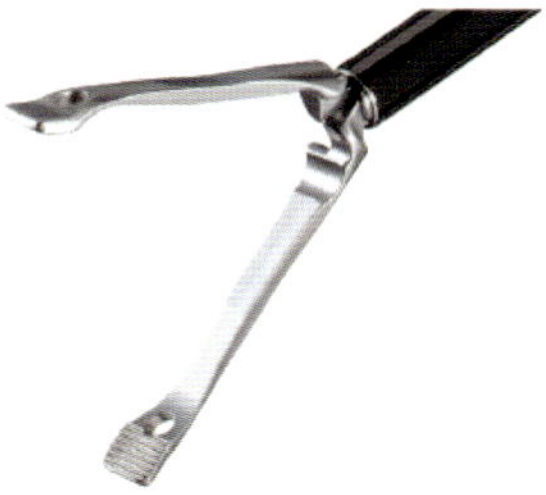
バブコック把持鉗子

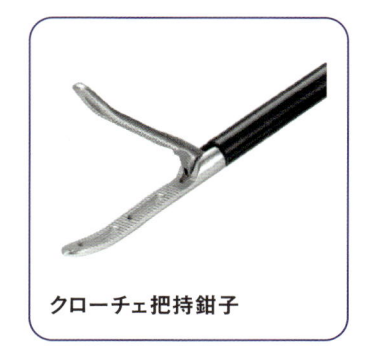

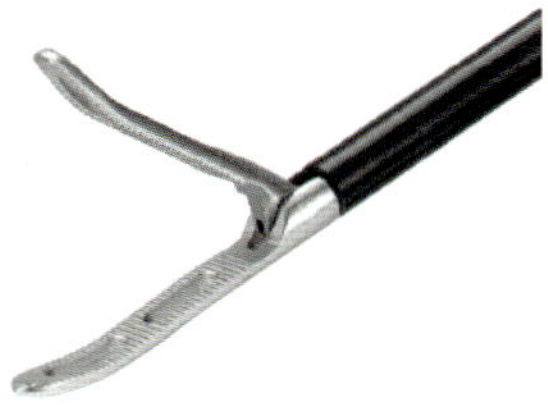
クローチェ把持鉗子

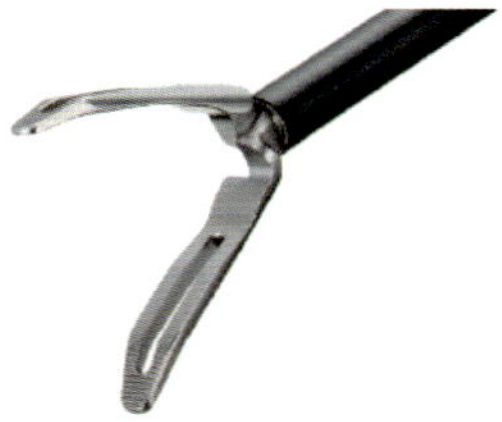
マンチーナ把持鉗子

（オリンパスマーケティング株式会社）

把持鉗子の種類

- 把持鉗子は、臓器や膜を含めたさまざまな組織を把持・牽引する鉗子であり、あらゆる内視鏡手術で使用される必須の道具である。把持面が広いほど組織にかかる力は分散されるため、組織損傷は少ない。逆に把持面が狭い鉗子は把持力が強く、繊細な組織を把持することが可能だが組織損傷に注意する必要がある。開窓型では有窓部から組織にかかる圧力が分散されるため愛護的な把持が可能である。

- ジョーの形状は、片開きと両開きがある。両開きは鉗子先端の角度を気にせず使用できるため汎用性が高い。片開きは開かない部分を支点に把持することができるため、操作が容易で把持した組織も滑り落ちにくい。
- 把持面の形状によって、腸鉗子（平坦）、波型、ドベーキー型（縦溝）、バブコック型などがある。
- **クローチェ把持鉗子**：片開きで開窓型であり、若手の助手でも安全に使用しやすい。
- **マンチーナ把持鉗子**：両開きで開窓型であり、先端にはダイヤモンドチップが付いているため、先端で繊細かつ強い把持力を発揮することができる。
- **バブコック把持鉗子**：先端に集中して安定した把持力がかかるため、腸間膜などの把持に有用である。
- 把持した状態でロックをかけられるラチェット機能が付いた鉗子は、ロックしてしまえば力を使わないため長時間にわたる把持に有用であるが、組織の挫滅に注意する必要がある。

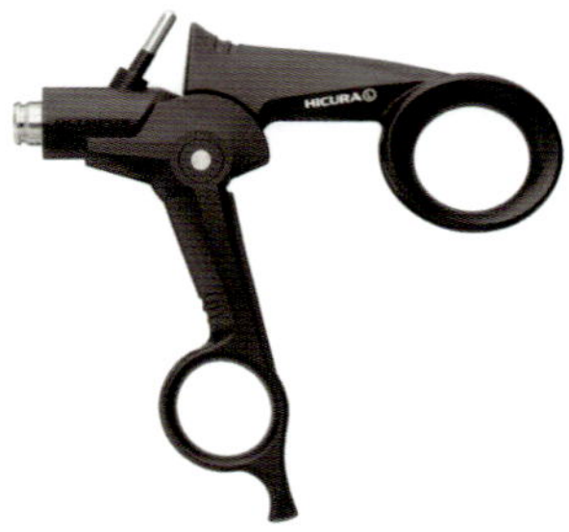

ラチェットなしハンドル

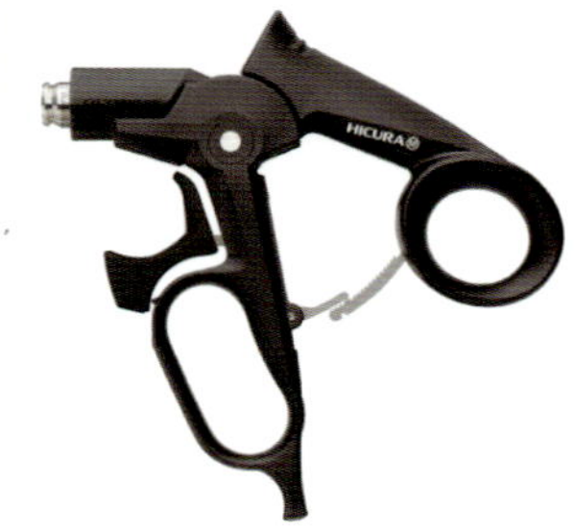

ラチェット付きハンドル

（オリンパスマーケティング株式会社）

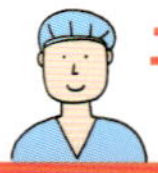

エキスパートのワザ

動画

ガーゼを体腔内に挿入する場合は、医師が持った把持鉗子のシャフトを器械出し看護師の右手で固定し、左手でガーゼの端を持たせるとよい。固定させることでブレずにガーゼを把持することができ、ガーゼの端を掴むことでガーゼがスムーズにトロッカー内に挿入可能となる。

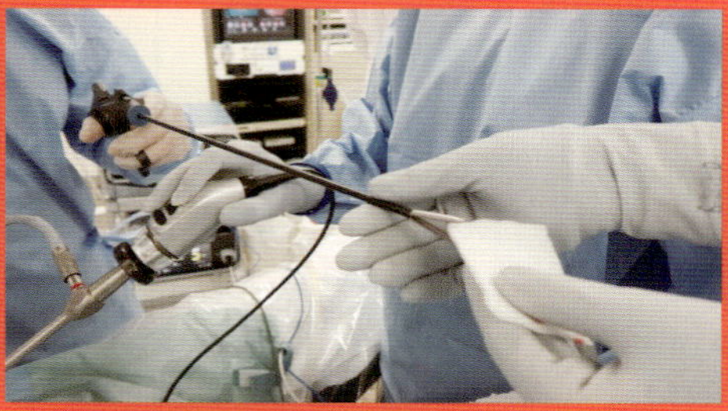

ガーゼのつかみ方

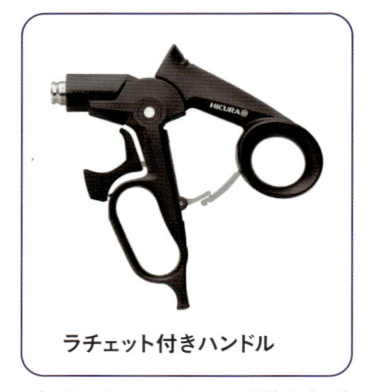

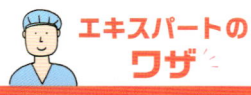

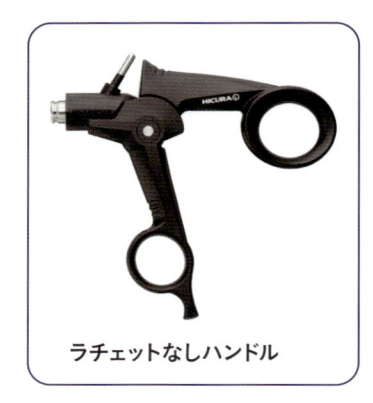

鋏鉗子

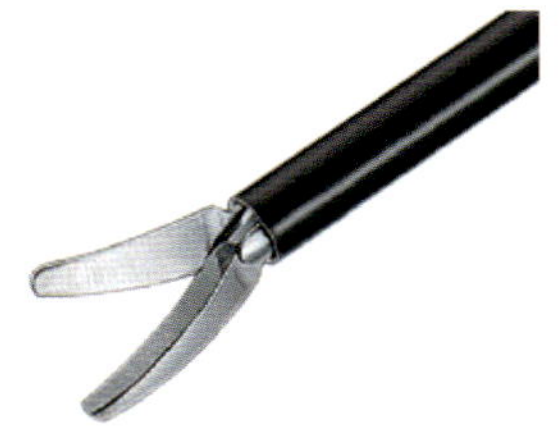

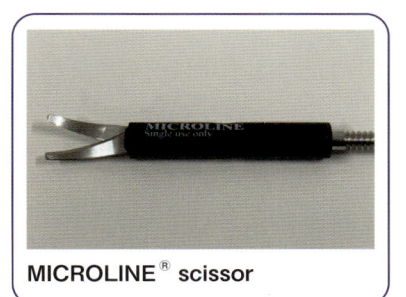

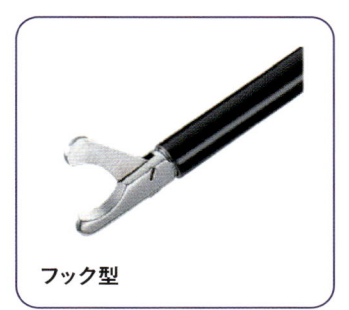

メッツェンバウム型

（オリンパスマーケティング株式会社）

MICROLINE® scissor

（Microline Surgical 社）

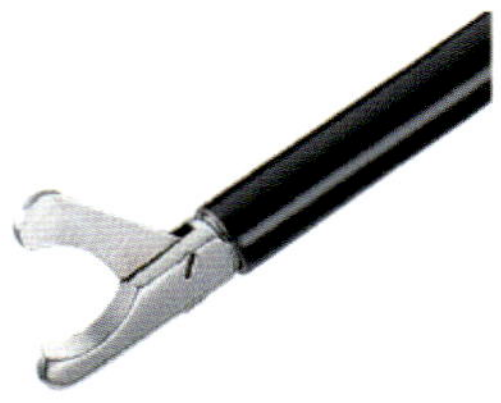

フック型

（オリンパスマーケティング株式会社）

鋏鉗子の種類

- 主に脈管や縫合糸の切離に用いられ、癒着剝離に使用されることもある。メッツェンバウム型は刃面がカーブを描いており、切離にも剝離にも有用であり、モノポーラやバイポーラを接続することで止血しながら使用することも可能である。神経など繊細な組織を切れ味良く切離するために刃先がディスポーザブルとなっている鋏鉗子もある（MICROLINE® scissor など）。
- フック型はストレートで剪断力が強く、硬い組織や縫合糸の切断に適している。

持針器

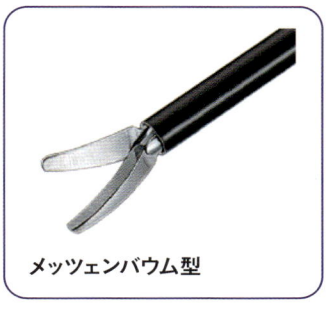

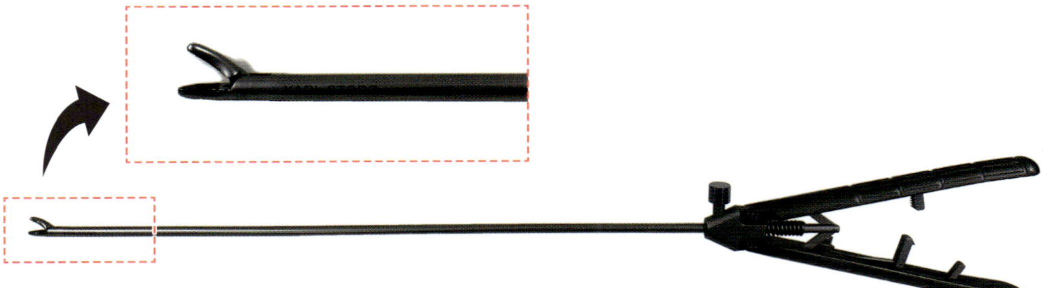

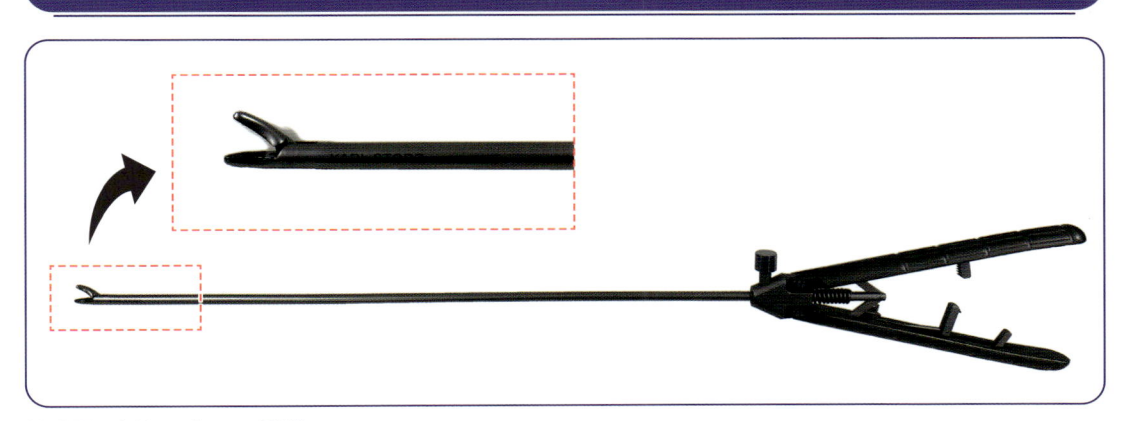

持針器と先端のジョーの形状

- 針を把持するための鉗子であり、体腔内で縫合する際に使用する。把持した針がずれないように強い把持力が求められるため、通常片開きである。
- 内視鏡手術では縫合（組織に針をかけて糸を通すこと）は通常体腔内で行うが、結紮（糸結び）は体腔内で行う場合と体腔外で行う場合があり、どちらの結紮法を行うのか縫合の際に術者に確認したほうがよい。

- **ストレート型**：左右の違いがないため、右手でも左手でも同一の持針器でよいが、糸を巻き付けにくいので体腔内結紮はやや難しくなる。
- **カーブ型**：カーブの向きによって右手用と左手用があるので注意が必要である。
- 体腔内結紮を行う場合は、左右の手でどの鉗子・持針器を用いるかは術者によって異なることが多いため、どの道具を用いるか術者に確認する。

内視鏡下縫合・結紮で用いる縫合針

内視鏡下で縫合・結紮を行う場合には、縫合針がトロッカーをスムーズに通過する必要がある。通常は12mmのトロッカーから縫合針を体腔内に挿入することが多いが、自動縫合器を使用しない腹腔鏡下ヘルニア手術などでは5mmのトロッカーから針を挿入することもある。下記にトロッカーのサイズに合う縫合針の種類の代表例を示す[1]。

トロッカーのサイズと挿入可能な縫合針の種類（文献1を一部改変）

トロッカーのサイズ	縫合針
5mm	● 17mm（RB-1*、CV-23**）
12mm	● 17mm（RB-1*、CV-23**） ● 22mm（SH-1*、CV-25**） ● 26mm（SH*、V-20**） ● 36mm（CT-1*） ● 37mm（GS-21**）

*ジョンソン・エンド・ジョンソン社規格
**コヴィディエンジャパン社規格

トロッカーのサイズと縫合針が合わない場合は、トロッカー内に針が引っかかったり体腔内で針が飛散したりすることにつながり大変危険である。また針と糸が容易に外れるコントロールリリース（CR）やデタッチの縫合針は、体腔内で針のロストを生じやすいので体腔内縫合において基本的には使用すべきでない。

体外結紮の場合は、両端針の縫合糸（75～120cm）の片端針を落として使用する。縫合を体腔内で行ったのち糸端を体外に引き戻し、結紮を体外で行い、持針器またはノットプッシャーで結紮点を体腔内に誘導する。

体内結紮の場合は縫合糸を8～15cmに切り、体腔内で縫合・結紮を連続して行う。

糸を把持するポイント（holding point）と針の端（swage）の距離は10～20mmがよい[1~3]。針を直接把持してしまうとトロッカー内に入らない。

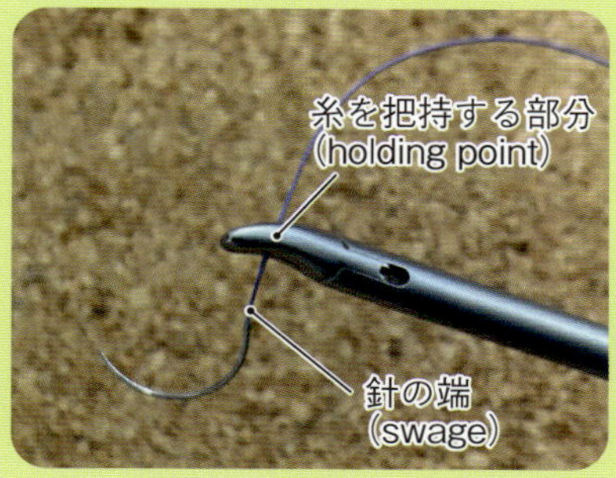

barbed suture 糸（有棘縫合糸）は、縫合糸にバーブ（棘）が配置されているものであり、結紮を行わずに連続縫合した糸を締め込むことが可能である。V-Loc™、STRATAFIX® が代表的な製品である。

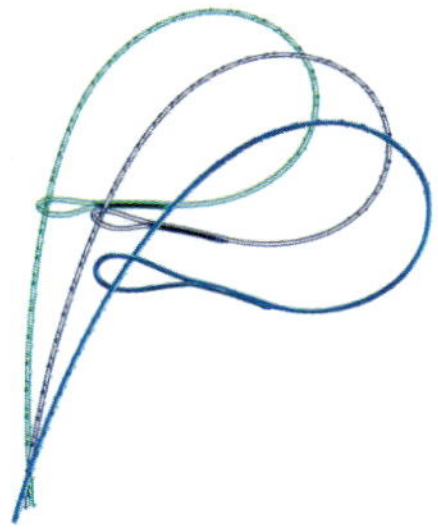

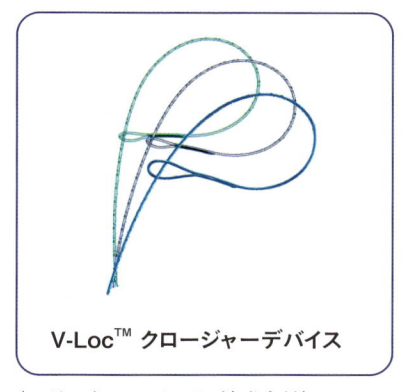

V-Loc™ クロージャーデバイス

（コヴィディエンジャパン株式会社）

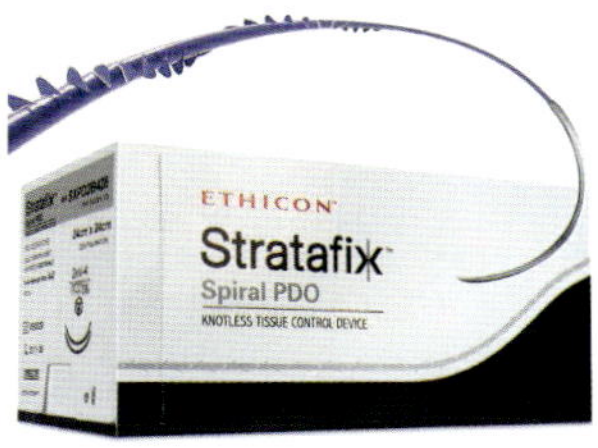

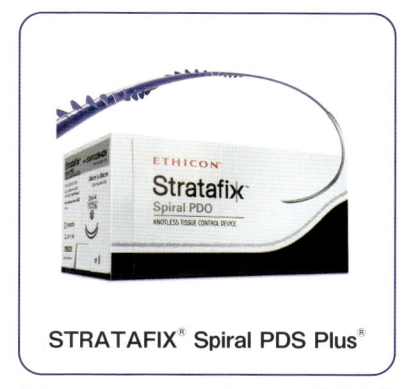

STRATAFIX® Spiral PDS Plus®

（ジョンソン・エンド・ジョンソン株式会社
メディカル カンパニー）

見て　聴いて
先読みの鬼！

切除はもうすぐ終わりだな。消化管吻合は自動縫合器を使って行い、挿入孔は手縫いで閉じよう。

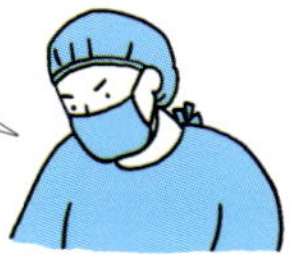

自動縫合器の種類とカートリッジを確認しよう。体腔内縫合はどの針を使うかな？
体腔内結紮と体外結紮では切る糸の長さもだいぶ違うので、針の種類と合わせて医師に確認しよう。もしV-Loc™やSTRATAFIX®を使うなら結紮は不要ね。

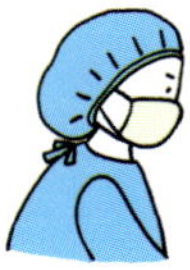

2章　基本編　02　内視鏡手術（胸腔鏡・腹腔鏡）の概要

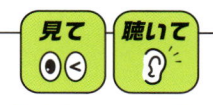

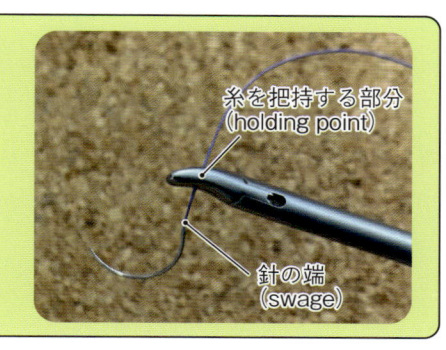

エネルギーデバイス

エネルギーデバイスとは、電気エネルギーを熱エネルギーに変換して、組織の切開・凝固止血を行う道具である。多くのエネルギーデバイスは組織間の剥離も可能であり、出血させずに剥離から切離・切開までを連続で行うことができるので、内視鏡手術のみならず開胸開腹手術でも多用される道具である。

主なエネルギーデバイスは、**電気メス**・**超音波凝固切開装置**・**高周波焼灼装置**（血管シーリングシステム）・**バイポーラ型超音波凝固切開装置**である。

電気メス

ヘラ型電極

フック型電極

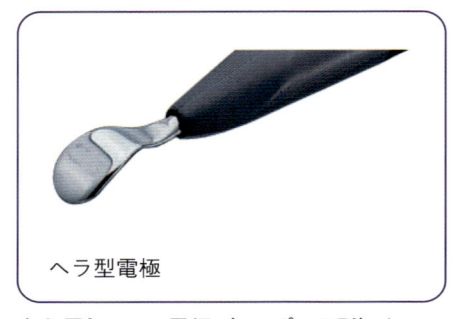

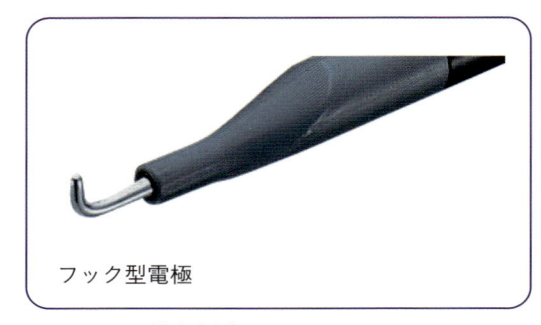

主な電気メスの電極（モノポーラ型）（オリンパスマーケティング株式会社）

- 高周波電流によって放電や熱を発生させて、組織を切開または止血を行う。凝固能が弱い切開モード（cut：カット）と、凝固能の高い凝固モード（coagulation：コアグレーション）を使い分けて使用する。最近では、切開能を抑えつつ止血能力の高いソフト凝固モードも頻用される。
- **モノポーラ型**：電気メス先端から対極板に向けて高周波電流を流し、電気メス先端と接した組織の切開・止血を行う。電極の形状としてはヘラ型が多用される。胆囊摘出術では胆囊の漿膜にフック型電極を引っ掛けて周囲に熱損傷がないようにしながら通電する手法がよく行われている。
- **バイポーラ型**：ピンセットのような２つの電極で組織を挟み込み、その間で高周波電流を流す。挟み込まれた組織のみが発熱して凝固されるため、周囲の組織への損傷が最小限にとどめられる。切開能力は弱いため、凝固の後に鋏鉗子を用いることが多い。バイポーラ型の鋏鉗子は刃先の間を通電しながら組織の切離を行うことが可能である。

超音波凝固切開装置

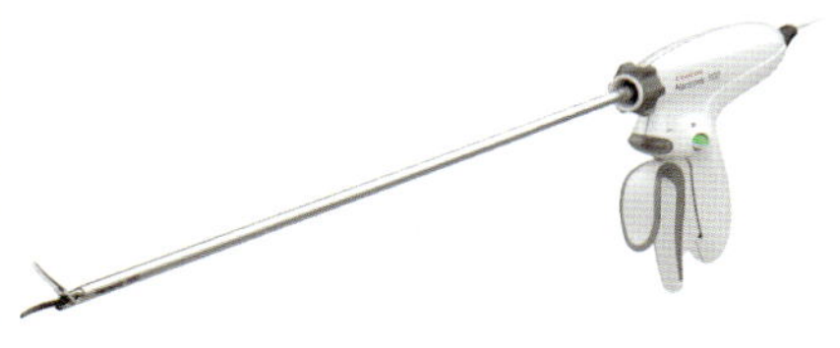

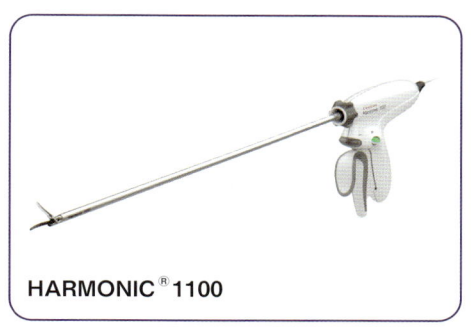

HARMONIC® 1100

（ジョンソン・エンド・ジョンソン株式会社 メディカル カンパニー）

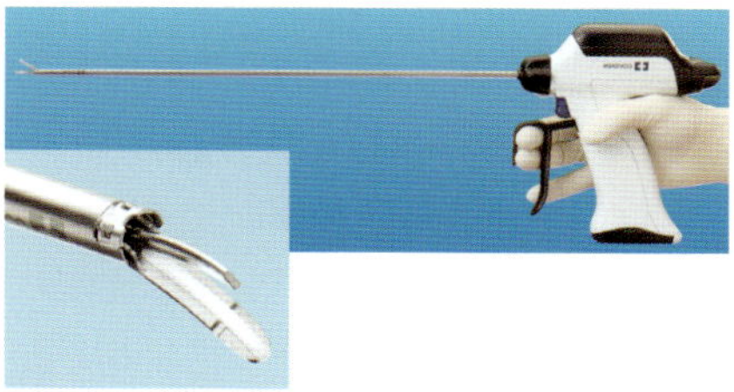

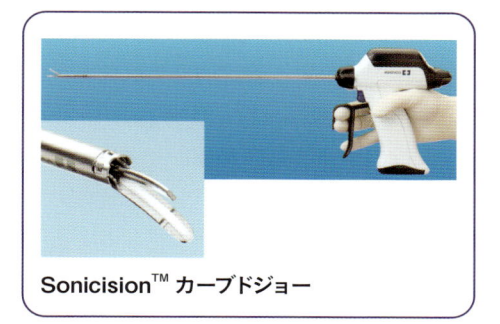

Sonicision™ カーブドジョー

（コヴィディエンジャパン株式会社）

おもな超音波凝固切開装置
● **ハーモニック®**（ジョンソン・エンド・ジョンソン株式会社 メディカル カンパニー）
● **Sonicision™**（コヴィディエンジャパン株式会社）
● **ソノサージ・ソニックビート**（オリンパスマーケティング株式会社）

- 先端のアクティブブレードを超音波振動（47,000～55,500Hz）で往復運動させることで摩擦熱を生じ、挟み込まれた組織の凝固と切開を同時に行う。デバイスの先端の形状が剥離鉗子と類似した形状となっているため、組織間の剥離も可能である。
- ほとんどのエネルギーデバイスは手元でスイッチを入れるが、ソノサージはフットペダルでオンオフを行うため、術者がソノサージを選択した場合はフットペダルの配置を確認する。
- Sonicision™ はバッテリーを内蔵するため電源コードがなく器械の受け渡しが楽であるが、バッテリー切れに注意する必要がある。

シーリングデバイス

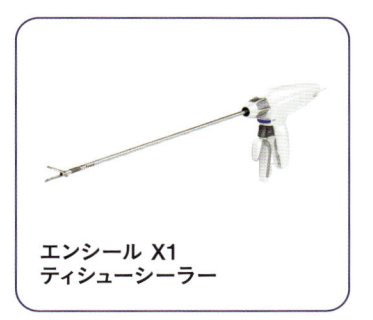

エンシール X1
ティシューシーラー

（ジョンソン・エンド・ジョンソン株式会社 メディカル カンパニー）

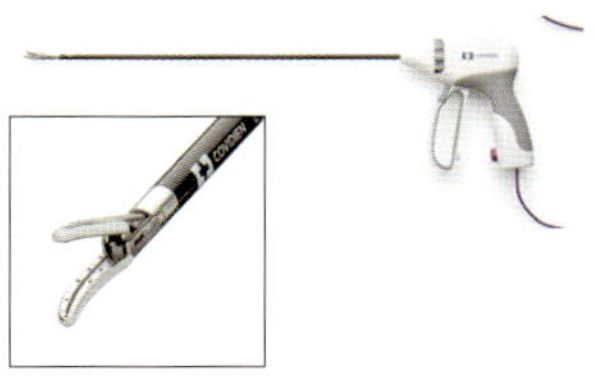

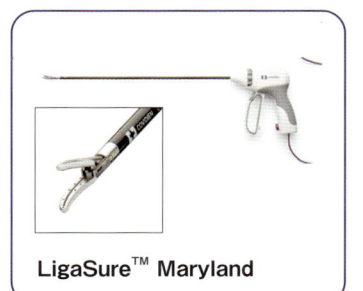

LigaSure™ Maryland

（コヴィディエンジャパン株式会社）

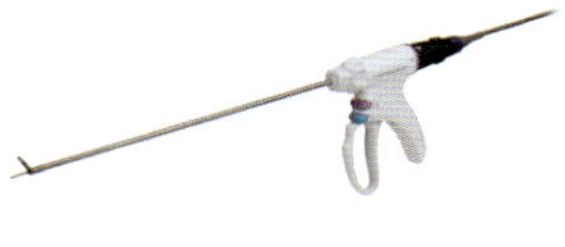

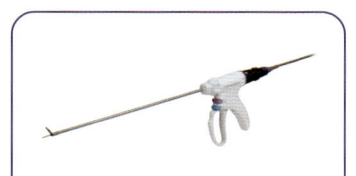

サンダービート タイプ S
※超音波エネルギーとバイポーラエネルギーを同時に出力する。

（オリンパスマーケティング株式会社）

おもなシーリングデバイス

- **LigaSure™**（コヴィディエンジャパン株式会社）
- **ENSEAL™**（ジョンソン・エンド・ジョンソン株式会社 メディカル カンパニー）
- **サンダービート**（オリンパスマーケティング株式会社）

- バイポーラ型の電気メスの原理を応用して、熱による組織融合を起こして脈管の封止（シーリング）を行うデバイスである。挟み込まれた組織のシーリングを行ったのちに手元のボタンを押すことでブレード（刃）が走り、組織の切離が完了する。
- サンダービートはシーリングデバイスと超音波凝固切開装置の両方が備わったデバイスであり、高いシーリング能力を持つが、発熱量が多いため周囲組織の熱損傷に注意する。

自動縫合器（リニアステープラー）

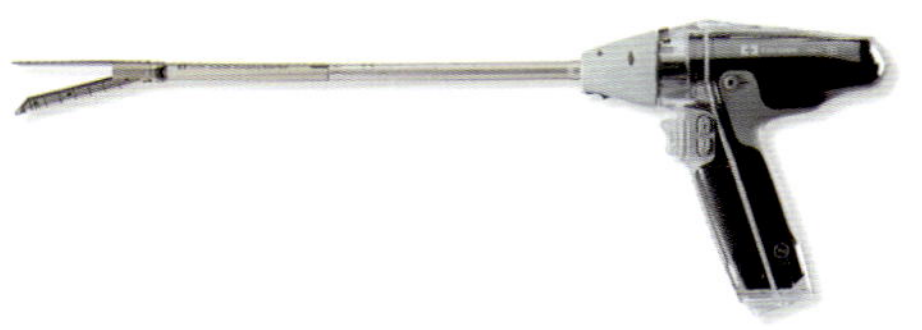

Signia ステープリングシステム

（コヴィディエンジャパン株式会社）

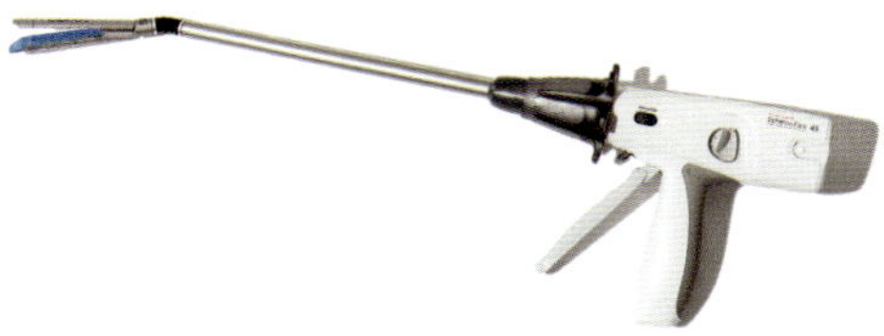

Powered ECHELON FLEX®＋

（ジョンソン・エンド・ジョンソン株式会社 メディカル カンパニー）

内視鏡手術でよく用いられる自動縫合器

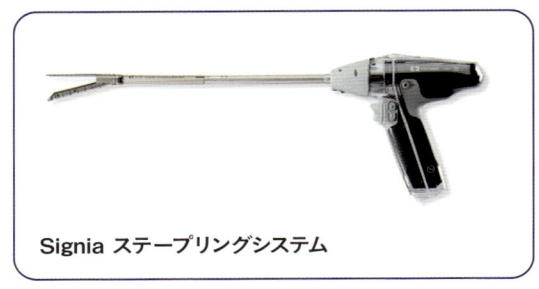

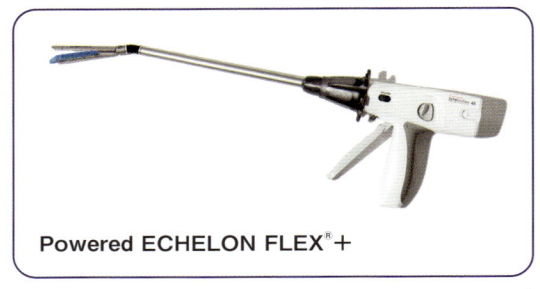

- **Powered ECHELON FLEX®＋**（ジョンソン・エンド・ジョンソン株式会社 メディカル カンパニー）：電動ステープラー
- **Signia ステープリングシステム**（コヴィディエンジャパン株式会社）：電動ステープラー
- **エンド GIA™ ウルトラ ユニバーサルステープラー**（コヴィディエンジャパン株式会社）

- 組織の縫合を針と糸ではなく、ステープル（小さなホッチキスの針）を多数打ち込むこと（ステープリング）によって行う器械である。通常、“自動縫合器”は直線型ステープラー（リニアステープラー）のことを意味する。ステープリング後にブレードが走り、組織の離断が完了する。
- 太い血管や消化管、膵臓、肝実質、肺などの多くの臓器に対して幅広く使用される。消化管同士を、自動縫合器を 2〜3 回使用して縫合することで、消化管吻合を簡便にかつ迅速に行うことができる。
- 内視鏡手術ではトロッカーからステープラーを挿入するため、シャフト長が開腹用の縫合器と異なることに注意する。
- 従来はステープリングを手動で行っていたが、最近では電動でステープリングを行う自動縫合器を用いることが多く、これによりブレの少ない安定した縫合が可能となっている。
- 縫合する組織の厚みによって、ステープルの高さが異なるカートリッジを使い分ける必要があり、各社でカートリッジが色分けされている。またカートリッジは30mm・45mm・60mmの長さがあるため、自動縫合器の使用前には必ず術者に使用するカートリッジと種類（色）と長さを確認する。

見て 聴いて 先読みの鬼！

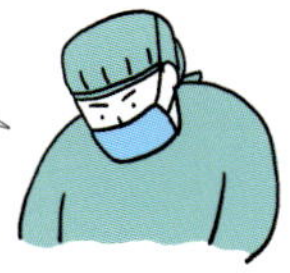

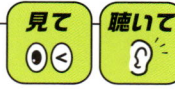

（腹腔鏡下幽門側胃切除術で）リンパ節郭清もそろそろ全部終わりだね。

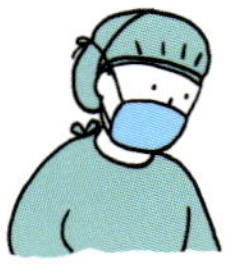

ということはそろそろ胃切離のタイミングね。胃だったらいつもカートリッジの種類は青（Powered ECHELONの場合）か紫（Signiaの場合）だよね。長さは60mmを2回使うことが多いよね。吻合もすぐに行うよね。医師に使うカートリッジを確認しよう。

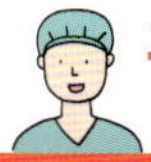

エキスパートのワザ

動画

自動縫合器を使用する際には、ジョーを閉じて（クランプ）医師に渡すと、そのままトロッカーに挿入できるので流れがスムーズである。一方で、開腹手術ではジョーを開いて医師に渡すと、そのまま組織を挟むことができるのでスムーズである。

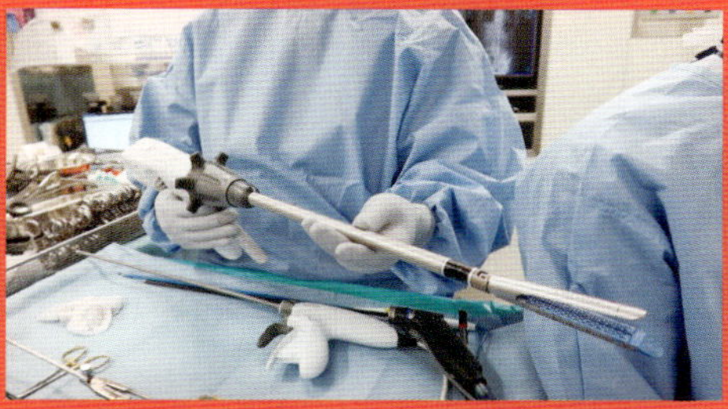

自動縫合器の渡し方

こんなときどうする!? 電動式の自動縫合器がステープリング中に止まってしまった!

ステープリングが途中で止まってしまう現象は、挟み込んだ組織が分厚かったり硬かったりすることで起こりうるが、まれにそのほかの原因で発生することもある。ここでは、以下の2製品の対処法を紹介するが、実際に起こった場合は臨床工学技士や担当業者とも連絡をとり対応する必要がある。

- **Signiaステープリングシステム**

①ハンドルエラーと再起動表示が交互に表示される場合：左右のグリーンボタンを10秒間同時に押し続けて放すとナイフが後退し、ジョーが開く。

②再起動表示がなく動作が停止した場合：Signiaのシャフトをアダプタから外し、別の本体に取り付ける。キャリブレーションが行われ、ナイフが戻りジョーが開いた状態に戻る。

③再起動表示がなく動作が停止した場合：Signiaのシャフトをアダプタから外し、専用のアダプターツールを使い手動でナイフの戻しを行う。

- **Powered ECHELON FLEX®+**

本体横のグレーのリバースボタンをジョー側に押し、リリースする。ナイフが戻りジョーを開けることができる。

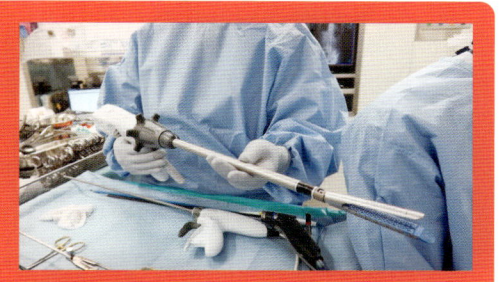

自動吻合器（サーキュラーステープラー）

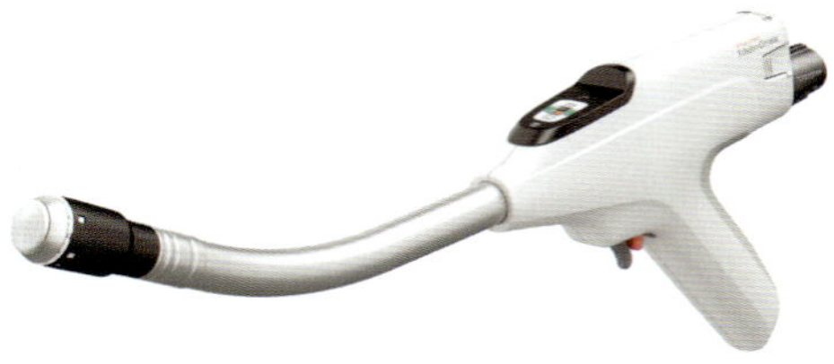

ETHICON® Circular Stapler

（ジョンソン・エンド・ジョンソン株式会社 メディカル カンパニー）

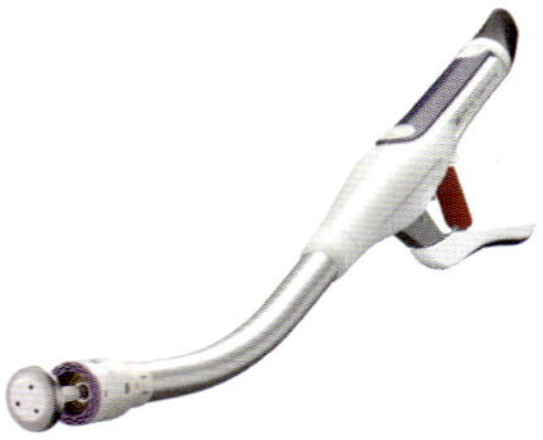

トライステープル™ EEA™ サーキュラー

（コヴィディエンジャパン株式会社）

内視鏡手術でよく用いられる自動吻合器

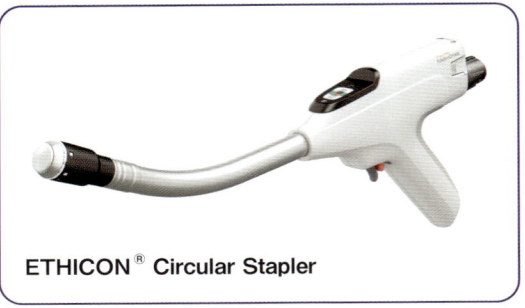

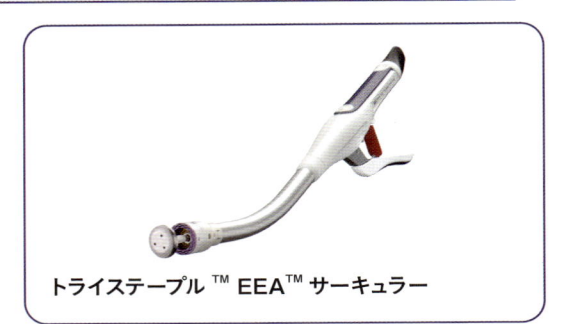

- **エシェロン サーキュラー パワードステイプラー**（ジョンソン・エンド・ジョンソン株式会社 メディカル カンパニー）：電動ステープラー
- **ETHICON® Circular Stapler**（ジョンソン・エンド・ジョンソン株式会社 メディカル カンパニー）
- **トライステープル™ EEA™ サーキュラー**（コヴィディエンジャパン株式会社）

- 円形に組織の縫合と離断を行う器械であり、消化管吻合に特化していることから自動吻合器とよばれている。縫合部の形状から環状型ステープラー（サーキュラーステープラー）ともよばれることもある。
- 主に食道 - 胃吻合（食道切除術）、食道 - 空腸吻合（胃全摘術）、胃 - 十二指腸 / 空腸吻合（幽門側胃切除術）、結腸直腸吻合（大腸切除術）などで用いられる。
- 直線型ステープラーと異なり、内視鏡手術に特化した環状型ステープラーはないため、小開腹創ないし肛門よりステープラー本体を挿入して吻合する。

止血クリップ

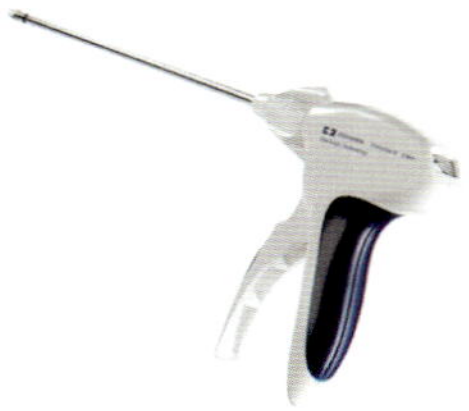

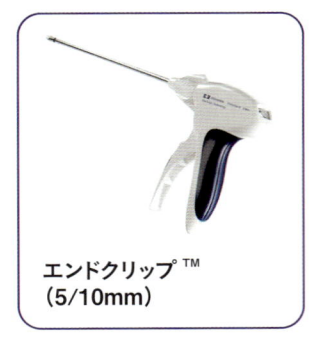

エンドクリップ™
（5/10mm）

（コヴィディエンジャパン株式会社）

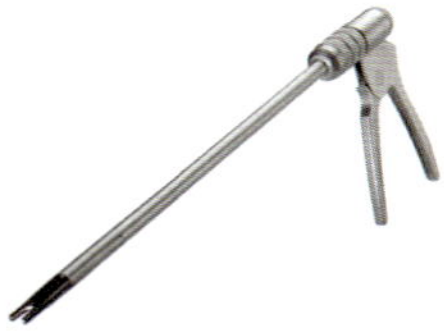

ラパロクリップ
（10mm）

（コヴィディエンジャパン株式会社）

リガマックス 5®（5mm）

（ジョンソン・エンド・ジョンソン株式会社 メディカル カンパニー）

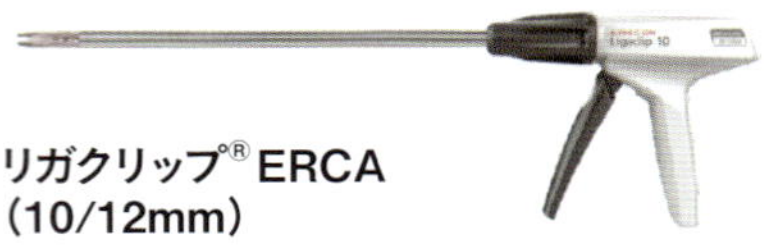

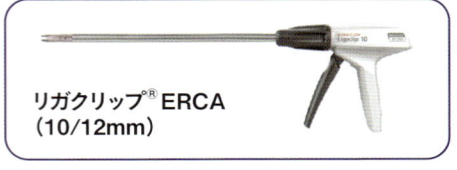

リガクリップ® ERCA
（10/12mm）

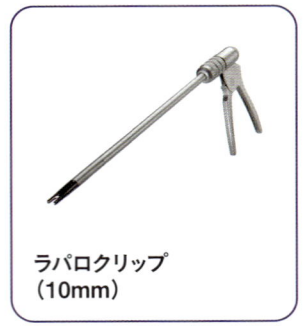

（ジョンソン・エンド・ジョンソン株式会社 メディカル カンパニー）

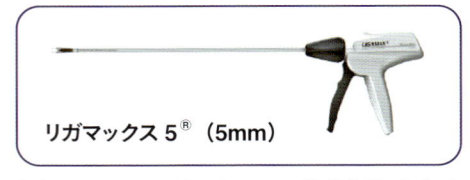

主な製品名	シャフト径	クリップの材料
エンドクリップ™（コヴィディエンジャパン株式会社）	5mm・10mm	チタン（非吸収性）
ラパロクリップ（コヴィディエンジャパン株式会社）	10mm	ポリグリコール酸・ポリグリコネート（吸収性樹脂）
リガマックス 5®（ジョンソン・エンド・ジョンソン株式会社 メディカル カンパニー）	5mm	純チタン（非吸収性）
リガクリップ®ERCA（ジョンソン・エンド・ジョンソン株式会社 メディカル カンパニー）	10mm・12mm	純チタン（非吸収性）
Hem-o-lok®（テレフレックスメディカル）	5mm・10mm	ポリアセタール（非吸収性樹脂）
チャレンジャーTi-P チタンクリップアプライヤー（ビー・ブラウンエースクラップ株式会社）	5mm・10mm	チタン（非吸収性）

- 消化器手術では切除臓器に分布する血管や郭清リンパ節に出入りするリンパ管を切離する必要がある。5mm 程度までの脈管であれば超音波凝固切開装置やシーリングデバイスを用いておおむね安全に切離可能であるが、太い脈管は縫合結紮ないし止血クリップを用いて切離することになる。鏡視下手術では時間のかかる縫合結紮よりも止血クリップが多用されることが多い。
- 鏡視下手術では、通常 5mm ないし 12mm 径のトロッカーから挿入可能なクリップを使用するが、整容性より 5mm 径のトロッカーを用いることが多いため、5mm 径のシャフトの止血クリップが頻用される。
- ラパロクリップやヘモロックは装填式であり、クリップを使用するたびにアプライヤにクリップを再装填する必要がある。
- エンドクリップ™やリガマックス 5®はチタン製の非吸収性クリップであり、本体内にクリップが装填されているため連発が可能である。またシャフト径が 5mm であってもクリップ自体の大きさは数種類あるので術者に使用するクリップを事前に確認することが必要である。

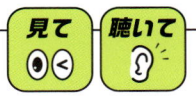

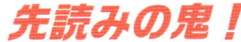

見て 聴いて

先読みの鬼！

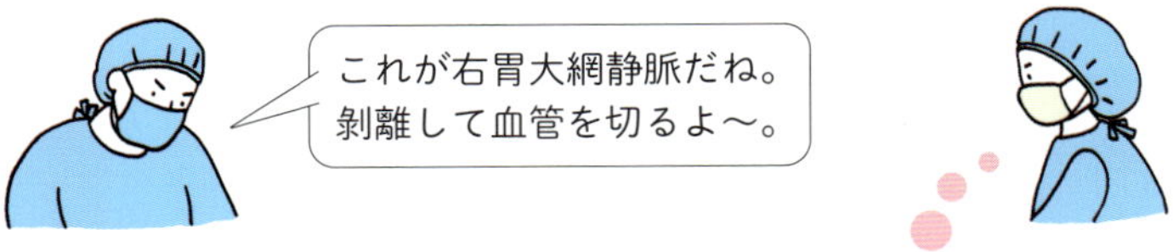

これが右胃大網静脈だね。
剥離して血管を切るよ～。

剝離鉗子を使って血管の裏を通してからクリップを使うよね。クリップの残数を確認しておこう。残数がもし 1 個だけなら使い切ってしまうかもしれないから、その場合は、追加クリップが必要か医師に確認しておこう。クリップの後は鋏鉗子で切るからこれもすぐに出せるようにしておこう。

その他の製品：送水・吸引管

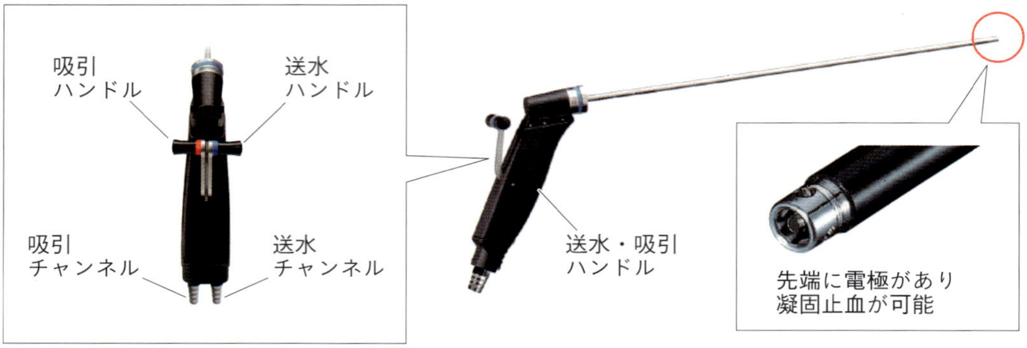

送水・吸引管（オリンパスマーケティング株式会社）

- そのほかの鏡視下手術用機器としては、圧排鉗子（リトラクター）、送水・吸引管などがある。
- 先端に電極が付いた送水・吸引管は、出血時に血液の吸引と凝固止血を同時に行うことができるため鏡視下手術で頻用される。
- 送水チューブ・吸引チューブ・電気コードを接続するため、この３本をうまくまとめることが重要である。

当院では糸で送水チューブ・吸引チューブ・電気コードをまとめることによって、絡みつきを防止している。

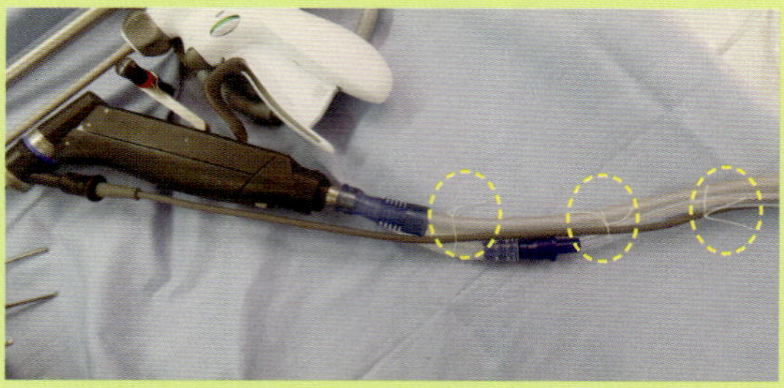

エキスパートのワザ

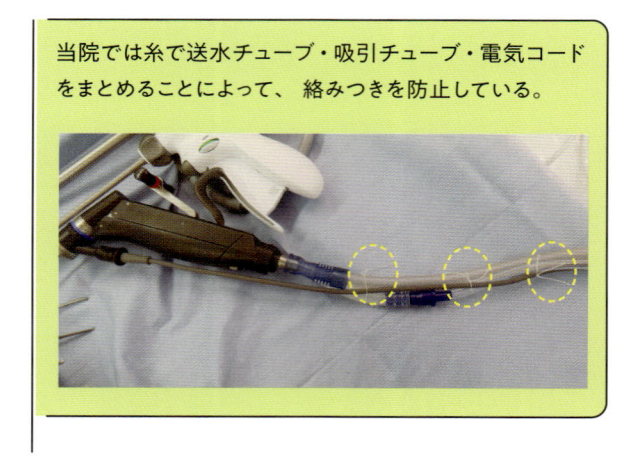

鏡視下手術で体腔内にドレーンを入れる際には、ドレーンチューブの末端部（バッグに接続する側）をペアン鉗子でクランプすると送気や体腔内の液体が漏れなくて済む。

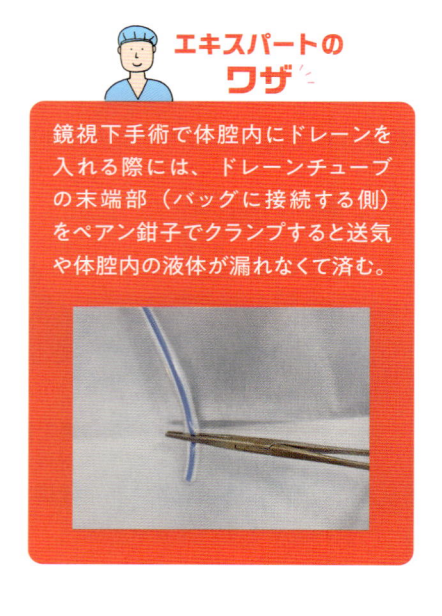

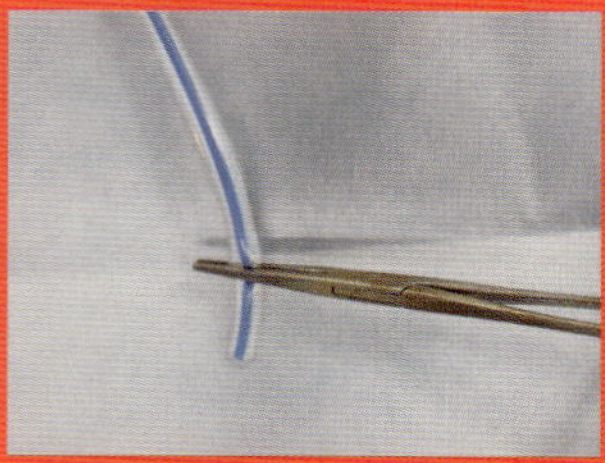

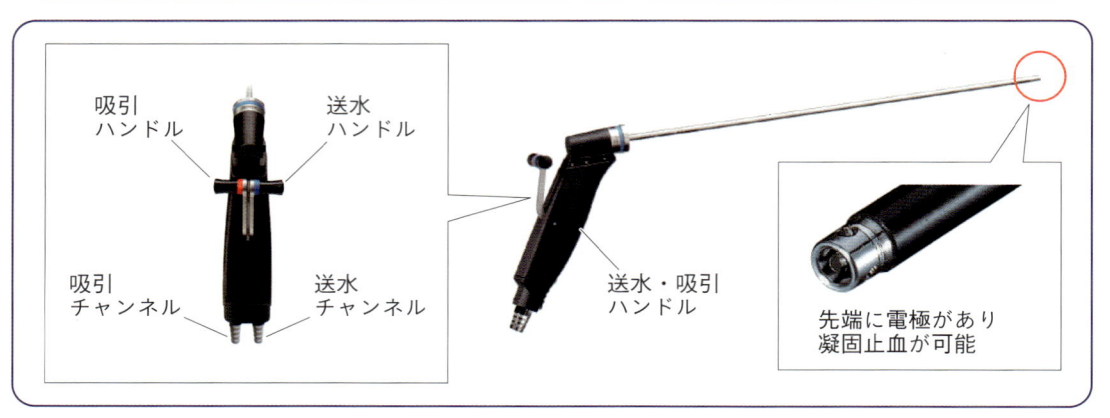

開胸手術・開腹手術への術中移行

わが国では1991年に腹腔鏡下胃切除術、1992年に腹腔鏡下大腸切除術が行われ、技術的進歩とスコープやエネルギーデバイスなどの内視鏡手術用機器の進化に伴い、消化管手術の多くが鏡視下で行われるようになった。近年ではロボット支援下手術も多くの施設で導入されている。

しかしさまざまな理由で鏡視下手術・ロボット支援下手術から開胸開腹手術への移行を余儀なくされる症例は決してまれではない。開胸開腹手術への移行の原因としては以下が挙げられる。

①術中偶発症：術中出血、他臓器損傷など

②腫瘍因子：他臓器浸潤、腫瘍が大きく鏡視下でのハンドリングが困難

③体腔内の術野確保困難：高度癒着、肥満により術野が狭く操作困難

④解剖学的認識困難：血管走行や臓器の認識が困難

術中に大量出血が起こった場合は、術者側としては圧迫止血および速やかな開胸開腹が、看護師側としては開胸ないし開腹セットの迅速な準備が求められる。そのため、外科医・看護師・麻酔科医を含めたシミュレーションを定期的に行い、日頃から訓練をしておくことが医療安全上とても重要である。

高度進行がん・手術歴既往・高度肥満がある場合は、術前に手術担当医に開胸ないし開腹移行の可能性について確認しておく。

引用・参考文献

1) 日本内視鏡外科学会教育委員会監修．内視鏡下縫合・結紮手技トレーニング．改訂第2版．東京，南江堂，2023，6-8.
2) 黒川良望監修．内視鏡外科における縫合・結紮法：トレーニングからアドバンスト・テクニックへ．東京，医学書院，2004，24-7.
3) 内田一徳．よくわかる内視鏡下縫合・結紮のコツと工夫．大阪，永井書店，2006，56-81.
4) 山道啓吾．“食道・胃：患者へのアプローチや外回り看護のポイント”．これだけ！あんしん86ポイント 内視鏡外科手術バイブル．大阪，メディカ出版，2021，65,（オペナーシング2021年春季増刊）.

（榎本直記）

基本編

03 ダビンチ手術の概要

ダビンチの歴史

近年、さまざまな外科領域において、開腹・開胸手術から腹腔鏡・胸腔鏡手術、そしてロボット支援下手術へと急速に発展している。特にわが国では、ロボット支援下手術の広範囲における保険適応の認可に伴い、全世界においても特筆すべき急速な普及が進んでいる。ロボット支援下手術の代表的な機種であるIntuitive Surgical社のda Vinci Surgical Systemは、圧倒的に歴史が長く、わが国においても多く導入されている。

このシステムは1990年代に米国で開発され、1999年に医療機器としての販売が開始された。2006年には第2世代のdaVinci Sが、さらに2009年には第3世代のda Vinci Siシステムが登場し、2014年には大きくデザインを刷新して操作性能が格段に向上した第4世代のdaVinci Xiシステムが販売された。2023年にはda Vinci SPという一つの孔から3本のアームを操作して手術できる単孔式のバージョンも販売され、多岐にわたって発展を続けている。

保険適用としては、2012年に前立腺がん、2016年に腎がんと、最初の歩みは緩徐であったが、2018年に一気に食道がん・肺がん・胃がん・直腸がん・膀胱がんに加えて、子宮や心臓手術など12術式に保険収載され、またたく間に普及が進んだ。その後も2020年に7術式、2022年に8術式と、2年ごとに適用拡大が続いており、消化器系ではほとんどの悪性腫瘍の術式に対して適用が認められている。

ダビンチのシステムの概要

ロボット手術の特徴

ここでは、最も多く普及していて汎用性の高いdaVinci Xiシステムについて述べる。ロボット手術は、3Dハイビジョンによる精緻な画像による拡大視効果、多関節の鉗子による自由度の高い操作性、手ブレ防止機能、およびモーションスケーリング機能（操作の縮尺を伸ばしたり縮めたりすることでより早い動きや繊細な動きを可能にする機能）による高度な操作性能や手術精度の向上が特徴である。これらの機能は従来型の腹腔鏡にはみられない大きなメリットである。一方で、小回りは最新のXiシステムではかなり改善されたものの不得手であり、広い範囲での展開や場面の入れ替えが必要な場合には、操作がダイレクトで大きな動きに制約の少ない従来型腹腔鏡の方がシンプルで時間的効率が良い場合も見受けられる。十分にその特性とメリットを活かして手術を行うことが求められる。

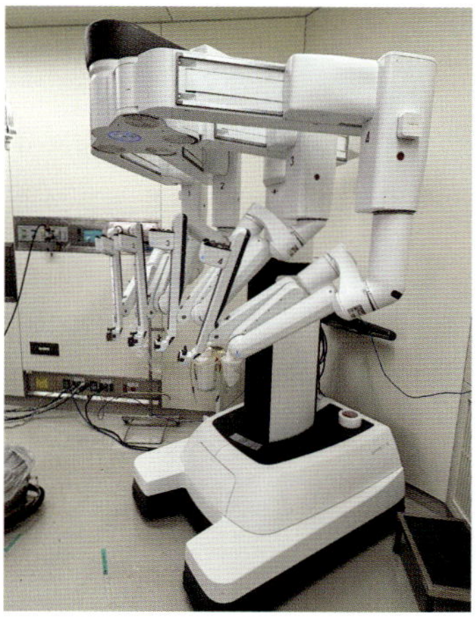

図1　ペイシェントカート

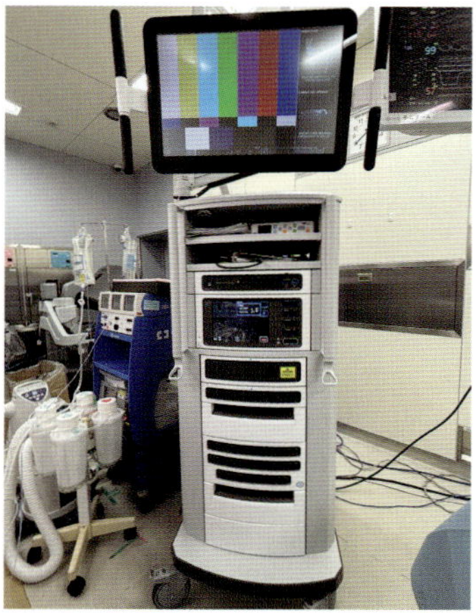

図2　ビジョンカート

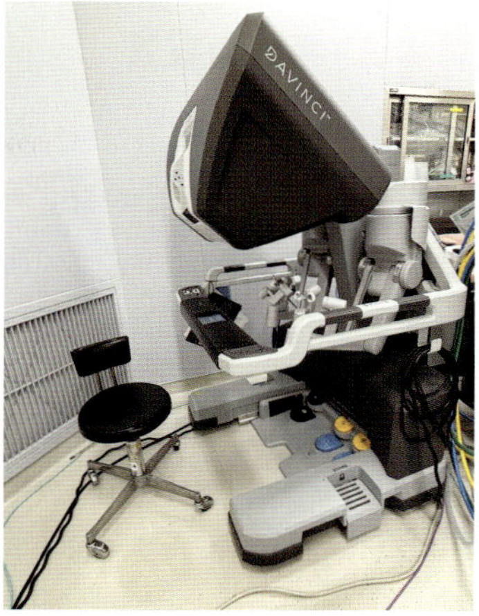

図3　サージョンコンソール

ダビンチの構成

ダビンチの構成は、ペイシェントカート、ビジョンカート、およびサージョンコンソールの3点からなる。各々が重要な役割を担っているので、十分に理解して取り扱う必要がある。

ペイシェントカート 図1

ペイシェントカートは、操作用のポート挿入後に患者のベッドサイドにロールインして用いられるロボットの本体である。ポートにドッキングされて3Dカメラや各種鉗子が装着されることで動くようになる。

ビジョンカート 図2

ビジョンカートは、文字どおり画像をモニター表示する役割を担う。それだけでなく、全体の情報を集約して配分するコックピットのような役割を果たしており、電気メスやバイポーラー出力、エネルギーデバイス（ベッセルシーラーおよびシンクロシール）出力、カメラ画像をコントロールするなど、全体の中核となる機器である。各種画像のインプット・アウトプットを提供する。特に看護師においては、操作パネルとして最も触る機会の多いフロントパネルの操作方法を十分に理解して習熟する必要がある。

サージョンコンソール 図3

サージョンコンソールは、術者が3Dで画像をのぞき込み、カメラおよび3本の鉗子を切り替えながら操作する術者の手術操作の中心をなす器械である。このロボットはマスタ・スレイブ型のロボットとよばれる文字どおり主従型のロボットで、術者の操作器であるサージョンコンソール（マスタ）からの動作の指令に基づき、ベッドサイドのペイシェントカート（スレーブ）が動作する。非常に直感的なインターフェイスで、多関節の操作が可能であり、今までにない画期的な手術機器である。

ロボット手術の背景

元来、ロボット手術は戦時において医師の派遣が困難な戦地や僻地などで、遠隔操作を介して手術を行うことを目的に開発されたものである。患者とかなり離れた位置でも手術は可能である。しかし現在では、前述のように同一の手術室内での使用が前提となっており、むしろ離れているとコミュニケーションが取りにくいという欠点もあるため、しっかりと声の聞こえる範囲内で連携を取りながら進めていくことが大切である。

手術前の準備の重要ポイント

配置の計画

手術室内の配置については、臨床工学技士がペイシェントカートを操作して進入してくる方向や角度が各術式や施設の術者によって異なるため、しっかりと連携を取り、事前に決めておくことが重要である。また、前述の３点の構成機器がそれぞれ有線コードによって接続されるため、このコードの配置についても動線を考えて最短距離で損傷が起こりにくいように行うことが必要である。

直腸がんに対する低位前方切除術のセッティング例

当院における直腸がんに対する低位前方切除術のセッティングを一例として 図4 に示す。助手と器械出し看護師はペイシェントカートの対側にいて広い空間を確保している。主要な３つのロボットのパーツはすべて患者の左側に配置し、コードによる接続がまとまりやすいように工夫している。また、電気メスや気腹装置も両側の空間にうまく配分して配置し、術中に大腸内視鏡を行う

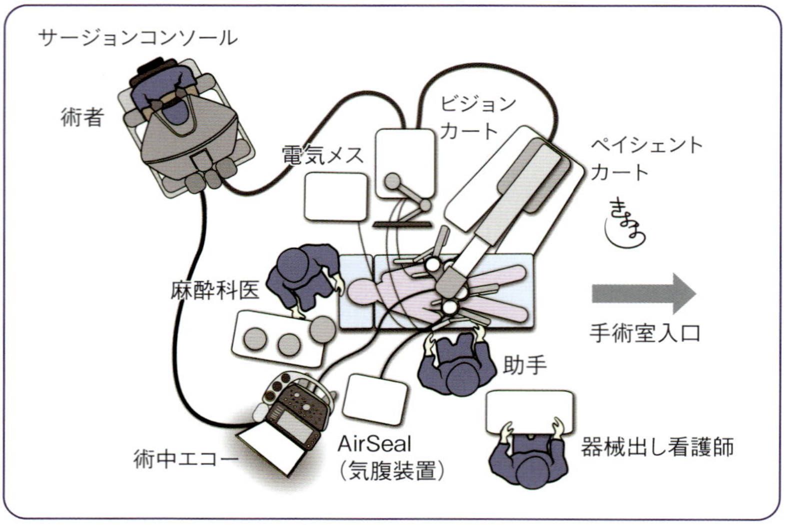

図4 当院における直腸がんに対する低位前方切除術のセッティング

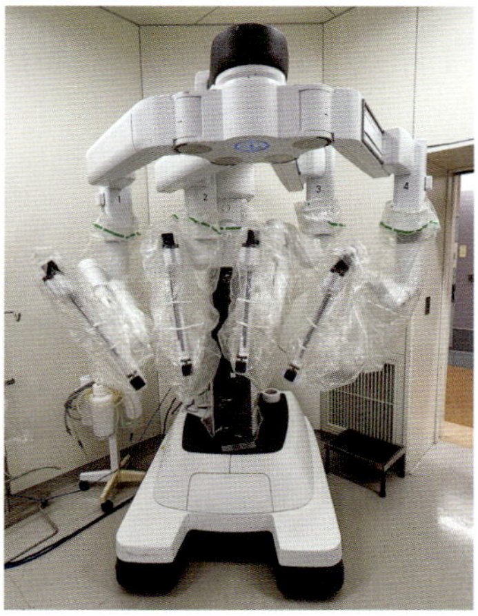

図5 ペイシェントカート（ドレーピング後）

際でも肛門側からアプローチしやすいように、手術室の入口方向に足が向いているようなセッティングとしている。このような配置は施設ごとに議論して決めるべきであり、術者の手術アプローチの違いやロボット用手術室の大きさや配置によって異なるのが当然である。これはあくまで一例として参考にしていただきたい。

ペイシェントカートの準備 図5

ペイシェントカートはカラムとアームに滅菌透明ドレープをかけて固定し、コンパクトにアームをまとめてその上に滅菌の覆布をかけて準備する。手術に用いるカメラや鉗子についても術式や術者によってまったく異なるため、これらの名称と特性を十分に理解しておく必要がある。

ビジョンカートの準備

看護師が習熟すべきものの多くはビジョンカートにある。モノポーラー電気メスやバイポーラーなどのエネルギーデバイスのコードを接続し、カメラを接続して画像がメインとサブのモニターに映し出されるようにする。また、術中超音波などの外部機器からの映像入力を背面端子に接続し、TilePro 機能という画面の統合表示機能を用いて手術画像と同時表示する準備をすることが必要である。カメラは 0° と 30° があり、必要に応じて使い分ける。画面が曇る最大の要因は温度差であり、あらかじめ手術が始まる前からビジョンカートに接続しておき、温度を十分に温めておくことを忘れずに行う。

鉗子類の準備

ダビンチ手術に必要な鉗子類は多数あり、術式によって異なるため、詳細は各論に委ねる。そのほか、従来型腹腔鏡用の鉗子類もドッキング前後の腹腔内操作やロボット手術中の助手のサポートに使用されるため、その準備も合わせて行う必要がある。

手術中の看護師の役割

手術チームの一員としての役割

熟練した手術チームとして、術者、助手、麻酔科医、看護師、臨床工学技士などの手術スタッフが一体となって行うことはいうまでもなく重要である。その中で、看護師としての役割を十分に認識する必要がある。ロボット手術は一般的に器具の出し入れが非常に少なく、開腹手術のように阿吽の呼吸で術者と密にやり取りするような場面は少ない。しかし、術野のみを見がちな術者や助手にはできない、一歩離れた位置で全体を見渡して安全確保のために調整を行う重要な役割がある。

手術中の配置調整

一例として、手術が始まりロボットのペイシェントカートがロールインしてくる段階で、ロボット本体が大きいため手術台上に通常配置している無影灯や術野カメラ、サブモニターなどがぶつかることがある。これをどの方向に避けるかはあらかじめ決めておき、スムーズに行わないと時間のロスになるため迅速に行う必要がある。これには事前にアームの配置を十分に考えて行い、想定通りに空間をつくることが求められる。これは流れの中で変わることもあるので、実際に動いている術者よりも俯瞰的に眺められる看護師が把握していると非常に助かるものである。

必要器具の準備

必要になる可能性のある器具などを近場に準備し、術者が依頼した際に瞬時に出せるようにすることは当然であるが、もし方向性が決まっているタイミングでも術者が指示を出していないときは、躊躇せず声掛けをして指示を促すことが重要である。特にロボット手術においては器材が重要であり、その器材が近場になく材料室から取り寄せるような場合には手術が完全に停止してしまい、多大な時間のロスを生じることになる。術者が手術に集中するあまり伝達を忘れている場合でも、最適なタイミングで声掛けをすることが重要である。その結果、スムーズに進んだときは“できるナース”と唸らざるを得ない。

鉗子類の取り扱い

鉗子類については、看護師として注意すべき点を２点挙げる。まずクリップであるが、ヘモロックなどのクリップアプライヤーの扱いに習熟し、迅速に次のクリップが出るように準備してもらいたい。このテンポが悪いと手術の流れを滞らせることになってしまう。次にダビンチ用のステープラーであるSureFormである。本体と替刃から成り立っており、本体のサイズは45mmと60mmの２種類があり、アゴありとアゴなしがあるため注意が必要である。本体は１種類しか出せないので、出す前にしっかりと術者とコンタクトを取って確認してから出す。次に２発目以降に用いる替刃の付け替え時に、前回に遺残したステープラーのゴミを完全に洗って取り除くことを徹底してもらいたい。もし遺残があると、その部分で縫合の不全が起こり、結果的に重篤な縫合不全につながるリスクがあるため、この作業は極めて重要である。術者側でも挿入時に確認するようにしているが、スムーズな流れでステープラーの遺残がなく2発目のSureFormが入ってくると、術者は器械出し看護師の技量に感服することは間違いない。

トラブルに対する対応

俯瞰的な視点の重要性

手術中のトラブルに対する俯瞰的な視点は非常に重要である。特にダビンチ手術に特有の問題として、ロボットアームの体への接触の問題がある。従来型腹腔鏡でも、鉗子を操作する手が脚に当たって操作が困難になる問題があったが、ロボットの場合にはアームが脚との干渉を起こすと非常に問題となる。ロボットアームは触覚が非常に鈍いという特徴があり、慣れると鉗子の動きのわずかな不自由さなどで体や鉗子同士の干渉を察知できるが、不慣れな時期にはこういったことに気づきにくい。これにより、器械が患者の大腿や上肢に直接的に当たり、患者の体に損傷を与える事例も報告されている。これは麻酔科医でも目の届かない部分であるため、麻酔下にある患者を守る重要な役割として看護師がアームの動きを随時確認し、患者の体への干渉が起こっていないかをチェックすることが求められる。もしアームが当たりそうなときは、術者や助手と相談し、緩衝材を入れることや脚の位置の調整など、できる限りの対応を迅速に行うことが重要である。

長時間の砕石位によるコンパートメント症候群の予防

体位の問題として、長時間の砕石位に伴うコンパートメント症候群の予防も重要である。まれではあるが、起こった場合には患者への影響が非常に大きいため、十分な対策が必要である。術者は手術開始段階で注意してレビテーターで固定しているが、砕石位で頭低位、かつ長時間手術になるとリスクが高くなる。施設ごとに基準を設定する必要があるが、通常は3〜4時間程度で体位をフラットに戻して砕石位を解除し、除圧することが多い。手術の流れの中で適切なタイミングで声掛けを行うことも看護師の大切な役割であると考える。

気腹のトラブル防止

気腹に関するトラブルは比較的起こりやすいため、常に注意しておく必要がある。ロボット手術では、気腹が突然解除されるような事態は絶対に避けなければならない。従来型腹腔鏡では手元の鉗子を抜くだけで対処できるが、ダビンチシステムでは急激な気腹の消失は腹壁が吊り上げられ、大きな負担になることがある。さらに、固定されたロボット鉗子が腹腔内に取り残されることで臓器損傷のリスクが極めて高くなる。常に高い意識を持って回避に努める必要がある。当院では基本的にAirSealを用いているが、通常の気腹装置よりも二酸化炭素ガスの消費が多いため、その残量を随時確認しておく必要がある。AirSealでは残量が減ってきた時点でアラートが出るため、そのタイミングを逃さずに予備ボンベに切り替えて途切れることがないようにすることが重要である。

出血への対応

術中のトラブルとして最も大きいものは出血の問題であろう。通常の開腹手術では迅速に圧迫操作が可能であるが、鏡視下手術ではガーゼ越しに鉗子で圧迫することになり、正確に出血点が見えていないと困難である。視野が悪いと無駄に出血が増え、患者に危険が及ぶ。この場合、覚えておいてほしいのは、開腹移行を考慮する際でも術者はできる限り圧迫を鉗子で効かせた状態で開腹したいと考えていることである。もし出血がまったくコントロールできないまま開腹すると、気腹が解除されることでさらに出血が増える事態となり、大きなリスクとなる。また、ロボット手術の欠点の一つは吸引が不得手ということである。術者は吸引をコントロールすることは基本的にはできない。したがって吸引の役割はほとんど助手が担うことになる。通常、助手に割り当てられる操作ポートは1カ所のみであり、それも出血点の近くに集中したアームとの干渉が起こりやすい。こうした中で圧迫止血を試みるため、看護師の対応としては出血が起こった時点で追加の吸引器やソフト凝固などの止血器具を迅速に使用できるように準備し、タイミングを見て術者に問いかけることである。術者は不測の事態で慌てていることが多いので、冷静に必要な器具やガーゼを準備しておくことが求められる。

ロボット手術の特徴として、従来型腹腔鏡に比べて開腹移行時にペイシェントカートのロールアウトが必要になるため、迅速さに欠けるという欠点がある。いかに早くロールアウトして開腹操作に移れるかということをあらかじめ普段からシミュレーションしておくことはもちろん、現場において看護師は出血が発生した段階から臨床工学技士に声掛けをして待機してもらうなど、最善の準備を率先して行うことが重要である。

ロボットの術中停止への対応

ロボット特有のトラブルとして、ロボットの術中停止の問題が挙げられる。当院では重篤な術中停止のトラブルの経験はないが、いつ遭遇するかわからないため、準備と対策が必要である。回復不可能なトラブルとしてアラートが出て停止した場合、即座に危険な状況がなければまずIntuitive社のコールセンターに連絡し、対応を聞くべきである。電話番号はビジョンカートの側面などに貼付されていることが多いため、事前に確認しておくことが重要である。慌てずに指示に従い、鉗子の抜去操作が通常の方法でできない場合には専用の器具を用いて鉗子をまっすぐに戻して強制抜去する必要があり、その準備も必要となる。

最後に

ダビンチによるロボット手術の概要について述べた。近年ではHugo（メドトロニック社）、国産ロボットのhinotori（株式会社メディカロイド）およびSaroa（リバーフィールド株式会社）など、他社からもさまざまなコンセプトの手術支援ロボットが認可されている。次第に各領域に適応を拡大し、それぞれのメリットを活かして導入されることが増えてくると思われる。それぞれの機器に応じた準備と手順が必要である。いずれのシステムであれ手術室スタッフ全員がシステムに習熟することが必須であることを心しておいていただきたい。

ロボット手術を安全かつメリットの高い医療技術として最大限に活かすためには、優秀な術者がいるだけでは成り立たず、熟練した手術チーム（術者、助手、麻酔科医、看護師および臨床工学技士などの手術スタッフ）によるスムーズな連携が必須である。それを踏まえ、広い視野を持って積極的に術者をサポートするエキスパートの器械出し看護師として活躍していただきたい。

（清松知充）

初級編

01 腹腔鏡下虫垂切除術

腹腔鏡下虫垂切除術、ここをおさえる

代表的な疾患

- 虫垂炎、虫垂腫瘍

おもな症状

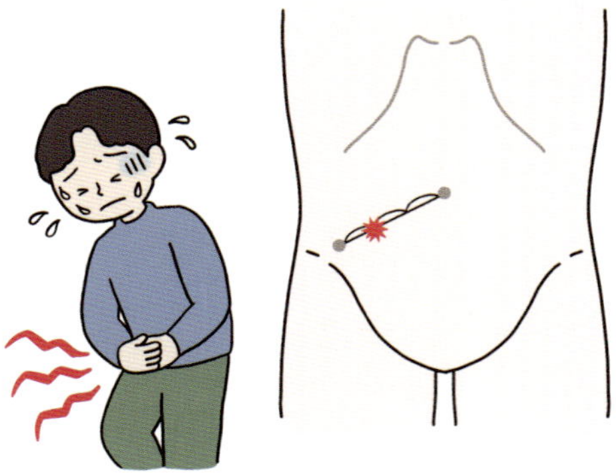

典型的な経過としては、心窩部痛や心窩部違和感から始まり、徐々に痛みが右下腹部に移動してくることが多い。一方で、高齢者や糖尿病患者などでは、症状・所見に乏しいこともしばしばある。初発症状は一定しないが、心窩部不快感、悪心・嘔吐、食欲低下などの腹部症状を多くの症例で認める。

触診では、McBurney 点（右上前腸骨棘と臍を結ぶ線を 3 等分し、外側 1/3 の点）、Lanz 点（左右の上前腸骨棘を結ぶ線上で中点より右 1/3 の点）に圧痛を認めることが診断の参考となる。病状が進行し穿孔や腹膜炎をきたすと、腹膜刺激症状（筋性防御、反跳痛、ブルンベルグ徴候、ローゼンシュタイン徴候）を認めるようになり、これが手術の要否を判断する助けとなる。

こんな手術

手術の概要

- 腹膜炎の炎症をコントロールすることが目的である。
- 虫垂動脈を処理し、炎症の主座である虫垂を切除する。
- 穿孔している場合には、洗浄ドレナージを行う。

術前・術後の画像

正常虫垂の長さは 6～10cm 程度、壁が薄く先端は盲端、内腔にはガス / 粘液 / 虚脱している。一方、虫垂炎では虫垂の腫大、壁肥厚、壁の造影効果増強、周囲脂肪織濃度上昇・筋膜肥厚を認める。

手術の基本データ

▶ 適応	虫垂炎、虫垂腫瘍
▶ 麻酔の方法	全身麻酔
▶ 手術体位	仰臥位（右手出し、左手じまい）
▶ 出血量	少量
▶ 傷の大きさ	5～10mm の傷が 3 つ、あるいは臍部に 40mm の傷が 1 つ
▶ インプラント	なし
▶ 組立器械	なし

準備する器械

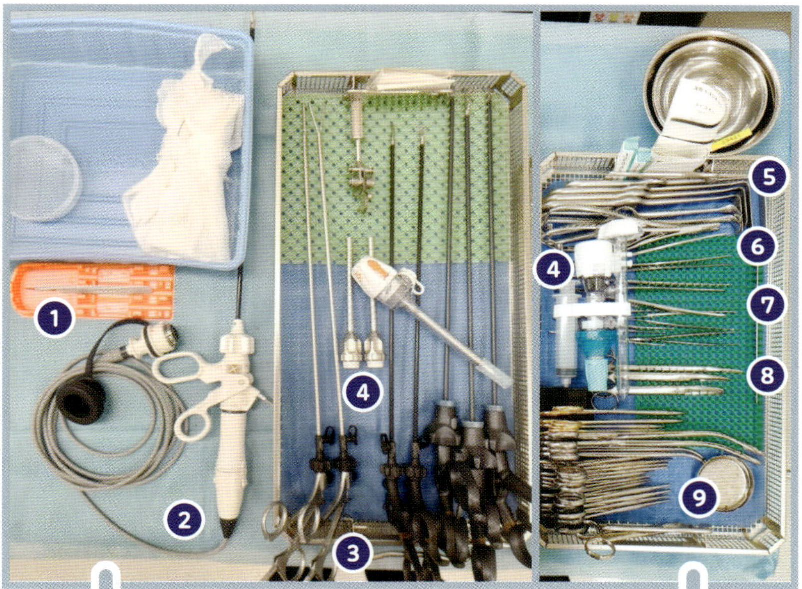

❶メス ❷SonoSurg（超音波凝固切開装置）
❸腹腔鏡用鉗子セット ❹ポート類 ❺筋鉤 ❻持針器 ❼鑷子
❽剪刀 ❾鉗子

器械出しにつながる！ 解剖

虫垂周囲の解剖

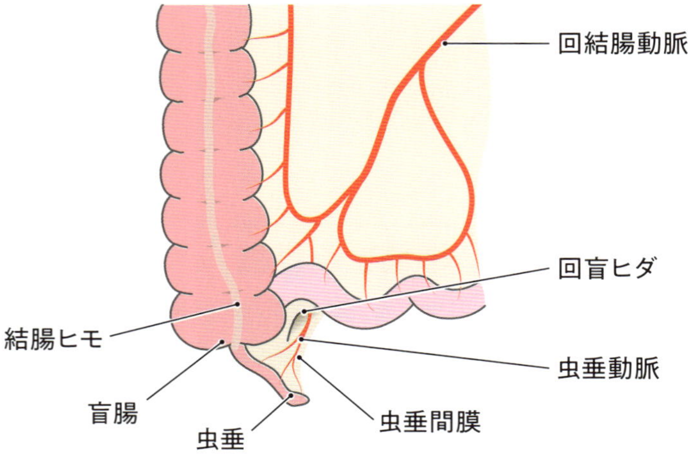

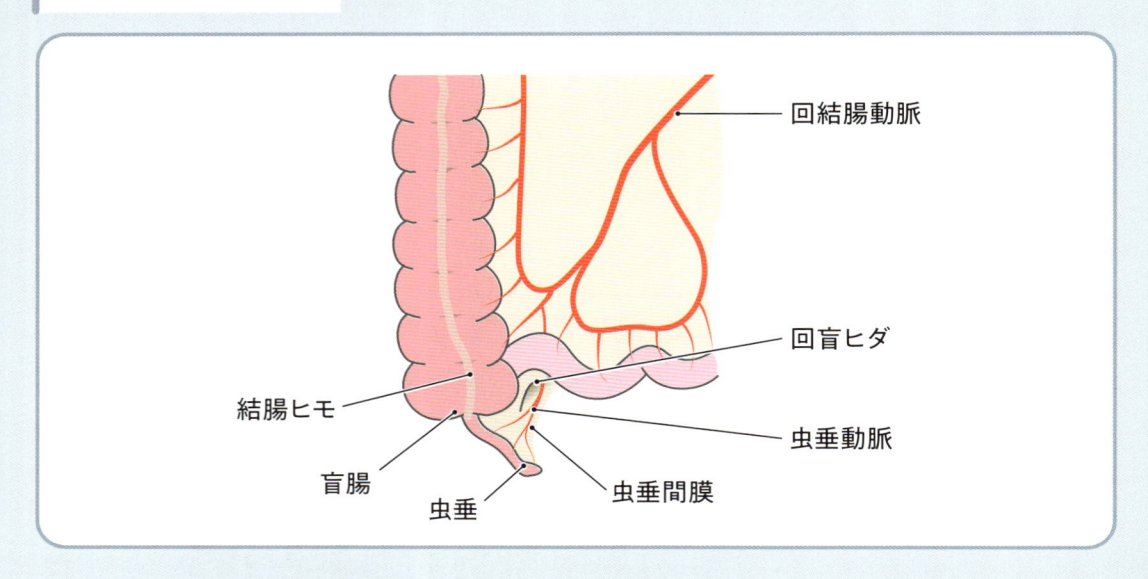

手術の手順と器械出しのキモ

0:10 皮膚切開

当院では主に3ポートでの手術を行っているため、本章では3ポートでの操作を示す。

まず、臍部にカメラポートを留置する。左下腹部（逆McBurney点）と恥骨上部にそれぞれポートを留置し、3ポートでの操作とすることが多い。患者の状態に合わせて、ポートを追加したり、臍部の創を4cm程度に広げてラッププロテクターとEZアクセスを装着することで単孔式として手術を行ったりすることもある。

準備物

- メス
- 電気メス
- ペアン鉗子
- ポート

0:20 虫垂根部の確認

腹腔内を観察し、大網と小腸を頭側によけ、虫垂を同定する。盲腸、回腸末端を確認し、虫垂根部を確認する。回盲ヒダ、虫垂間膜を虫垂根部に向かうように切離するラインを決定する。

準備物

- 把持鉗子

0:30 虫垂動静脈の切離

虫垂間膜を処理し、虫垂動静脈をソノサージで焼灼切離する。

準備物

- 超音波凝固切開装置（LCS）
- 把持鉗子

0:40 虫垂切除

虫垂根部を露出し、エンドループを虫垂根部にかけて結紮。ソノサージで焼灼切離。切離した虫垂を回収袋に入れる。感染巣である虫垂を回収袋に入れることで、感染の拡がりを予防することを目的としている。

準備物

- エンドループ
- LCS
- 回収袋

0:50 洗浄

腹腔内を生理食塩水で洗浄する。小腸と大網を元の位置に戻す。

穿孔症例などでは、ドレーンを留置する場合もある。

気腹を終了し、回収袋に入れた虫垂を臍部から摘出する。

準備物

- 送水・吸引管、把持鉗子

1:00 閉創

創部を洗浄する。10mm 以上の創は筋鞘も閉鎖する。

準備物

- 有鉤鑷子
- 持針器
- 縫合糸

術後はここに注意する

感染

創部感染や遺残膿瘍をきたす可能性が十分にあるため注意が必要である。抗菌薬での治療や場合によってはエコーガイド下、CT ガイド下でのドレナージを要する場合がある。

麻痺性イレウス

腹膜炎をきたしている場合には術後イレウスを起こすことがある。基本的には術翌日から食事摂取可能だが、腹部症状に注意が必要である。

（國府田華子・八木秀祐）

初級編

02 腹腔鏡下胆嚢摘出術

腹腔鏡下胆嚢摘出術、ここをおさえる

代表的な疾患

- **胆石症、胆嚢炎、胆嚢ポリープ、胆嚢がん など**

この術式で最も多いのは、良性疾患の胆石症や胆嚢炎である。

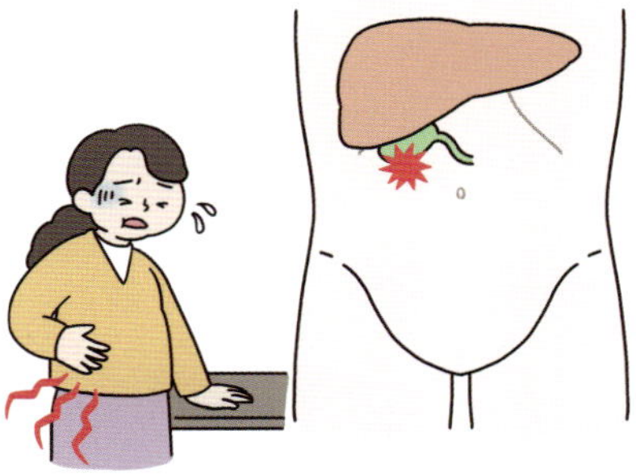

おもな症状

- **胆嚢のはたらき**

肝臓が分泌した胆汁を貯蔵すること。食事中に摂取した脂肪を分解しやすくするため、食べたものが十二指腸を通過した際に胆嚢が収縮し、胆汁を絞り出す。胆嚢は、胆汁を十二指腸に送り出して脂肪の消化を助ける役割をしている。

- **胆嚢のはたらきが悪くなると何が起こる？**

脂肪の消化と吸収の障害、上腹部の不快感、胆汁うっ滞による胆石のリスク増加、脂溶性ビタミンの吸収が低下、胆嚢炎のリスク増加、など。

こんな手術

腹腔鏡下胆嚢摘出術は良性胆嚢疾患に対するスタンダードな手術で、小さな皮膚切開から腹腔鏡を使用して胆嚢を取り除く。痛みが少なく、回復が早い。主に胆石や胆嚢の炎症による症状がある患者に適用される。まわりには総胆管や右肝動脈など重要な構造が隠れているため、注意が必要である。

術前 CT

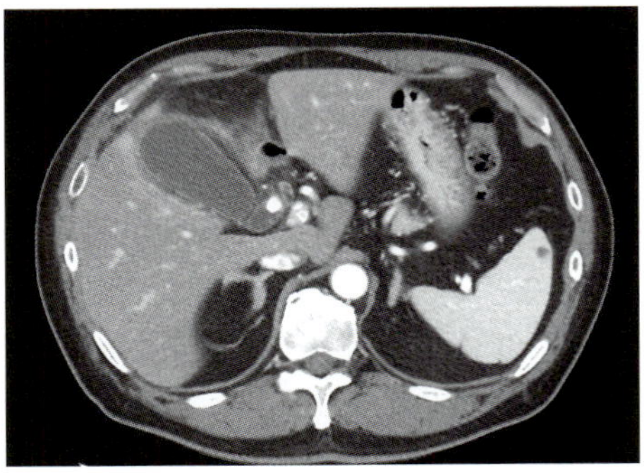

術前 MRCP

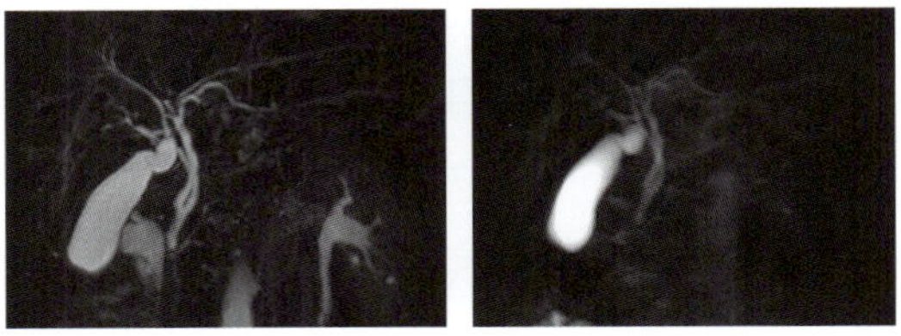

手術の基本データ

麻酔の方法	全身麻酔
手術体位	仰臥位または開脚位
出血量	少量、5～10g ※胆嚢の炎症が強い場合は出血量がかさむ。
傷の大きさ	12mm（臍部）、5mm または 12mm（心窩部）、5mm（右季肋部）、5mm（右側腹部）
手術時間	1～3 時間 ※胆嚢の炎症が強い場合は手術時間が長引く。
インプラント	なし
組立器械	なし、場合によって超音波凝固切開装置や洗浄吸引チューブ

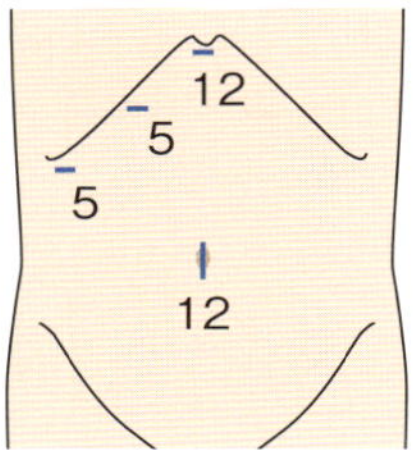

ポート挿入部位
数字はポートの大きさ（mm）

準備する器械

準備器械

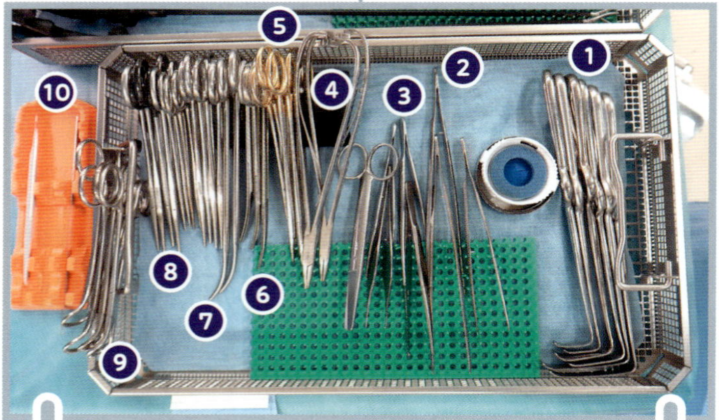

❶筋鉤 ❷鑷子 ❸有鉤鑷子（別名；鉤ピン）
❹マチュー持針器 ❺ヘガール持針器 ❻クーパー剪刀
❼ケリー鉗子 ❽ペアン鉗子、コッヘル鉗子 ❾布鉗子
❿メス（円刃刀、尖刃刀）

ポート類

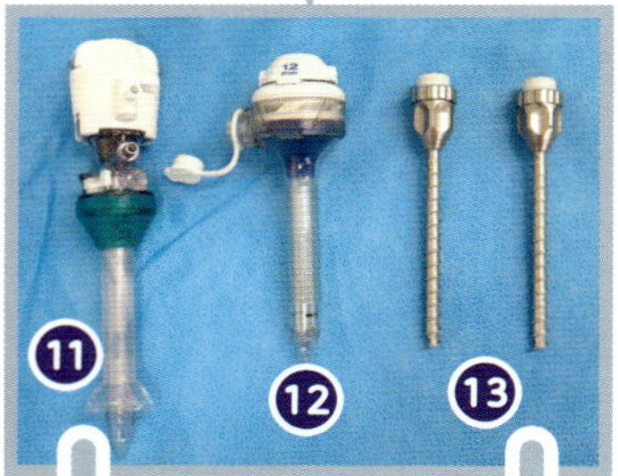

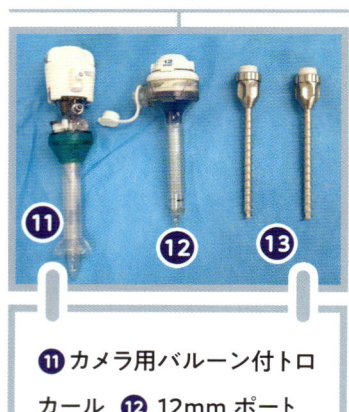

⓫カメラ用バルーン付トロカール ⓬ 12mm ポート
⓭ 5mm ポート

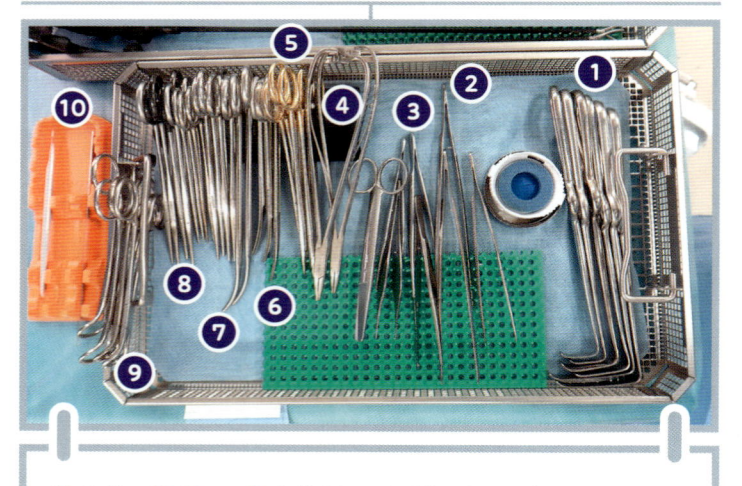

ラパロ用器械

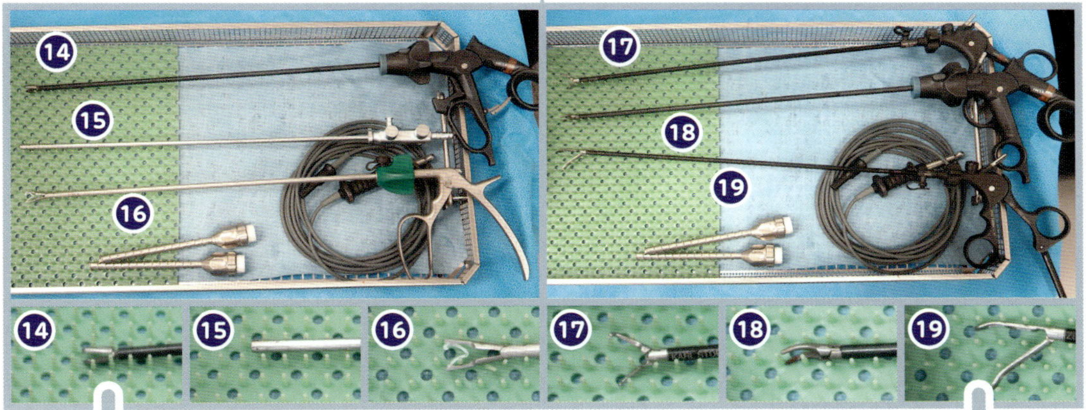

⑭胆嚢把持鉗子 ⑮送水・吸引管 ⑯体内用結紮クリップ ⑰直角鉗子 ⑱剥離鉗子 ⑲カモノハシ把持鉗子

おもに使用する器械

フック型電気メス

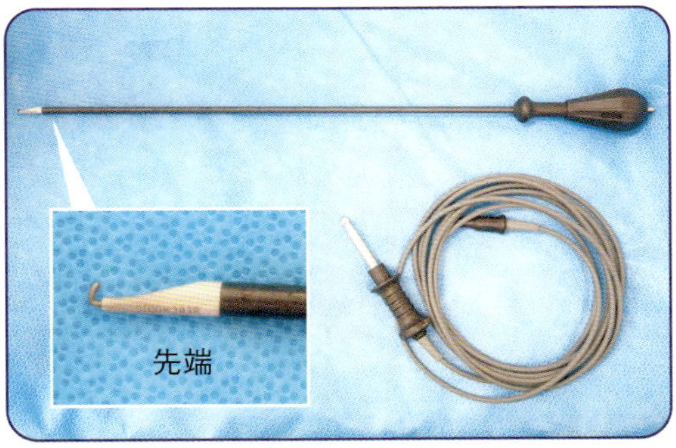

- 先端がJ字型のモノポーラー電気メス。
- 組織を1本1本丁寧に切っていくことが可能。
- 先端が小さいため周りの組織を傷つけにくく、細かい動作ができる。
- 術者が片手で360°角度を調節しやすい。

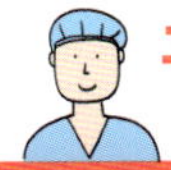

エキスパートのワザ

ナースの術前準備
・フットスイッチを術者の足元に準備しておく。
ナースの術中介助
・フック型電気メスに、電気メスコードの電極を差し込む作業が必要となる。
・剥離鉗子と切り替えて使用することが多い。

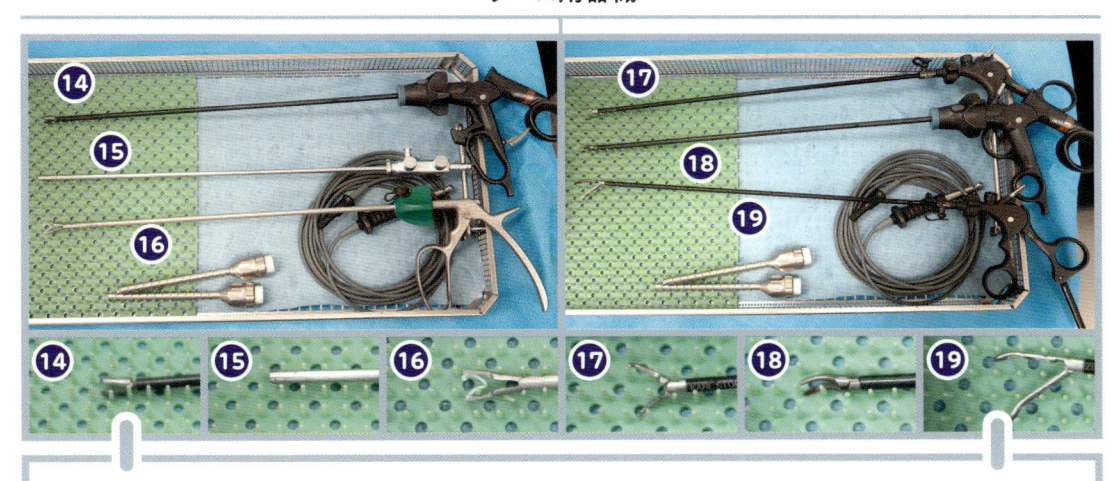

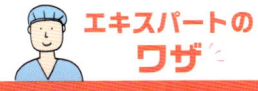

剥離鉗子

胆嚢動脈や胆嚢管周囲の組織の剥離を行う際に用いる

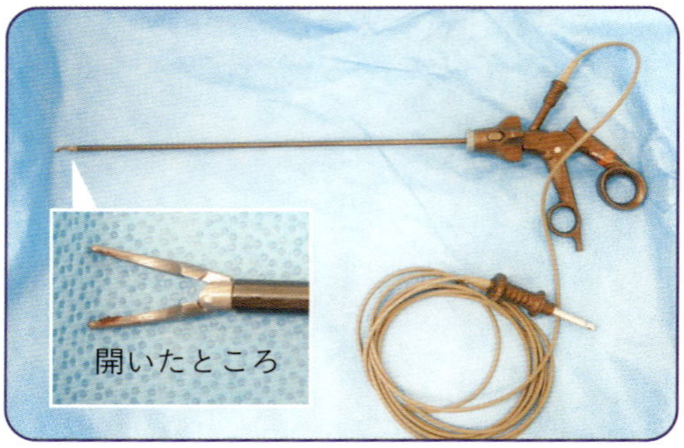

- 最も重要な鉗子のうちの一つであり、繊細かつ微妙な力量を先端に伝えることができる。

エキスパートのワザ

ナースの術中介助
- 組織を焼灼する際や小さな出血の止血などの際、電気メスコードをつなげる作業を要する。
- フック型電気メスとの切り替えが必要になることが多い。

体内用結紮クリップ

胆嚢動脈や胆嚢管を処理する際に用いる

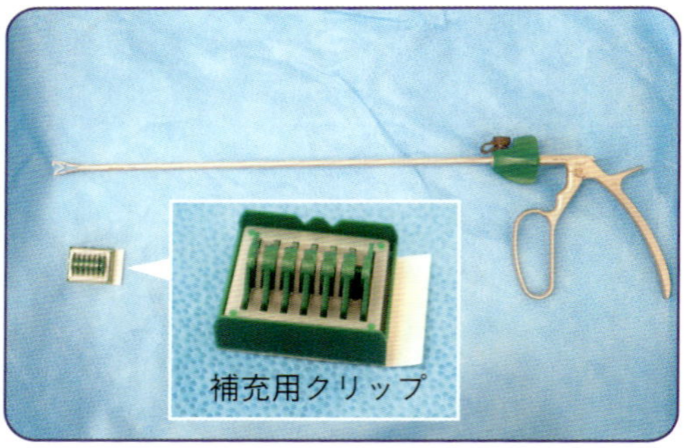

- 血管や組織束の周囲に埋め込んで永久的に閉塞するように設計された非金属、非生体吸収性ポリマーの留め具。
- サイズ：ML、L、XL／1パック6個入り

こう使う

- 胆嚢管を切離する際、中枢側に2個、末梢側に1個クリップをかけて、間を鏡視下用ハサミで切離する。

エキスパートのワザ

ナースの術中準備
- 毎回、クリップの本体への迅速な補充が必要。
- 基本的にはMLサイズのクリップを使用することが多いが、胆嚢管が太い場合にはそれ以上のサイズが必要になることもあるため、すぐに出せるよう準備しておく。

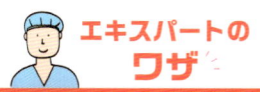

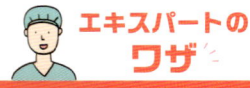

器械出しにつながる！ 解剖

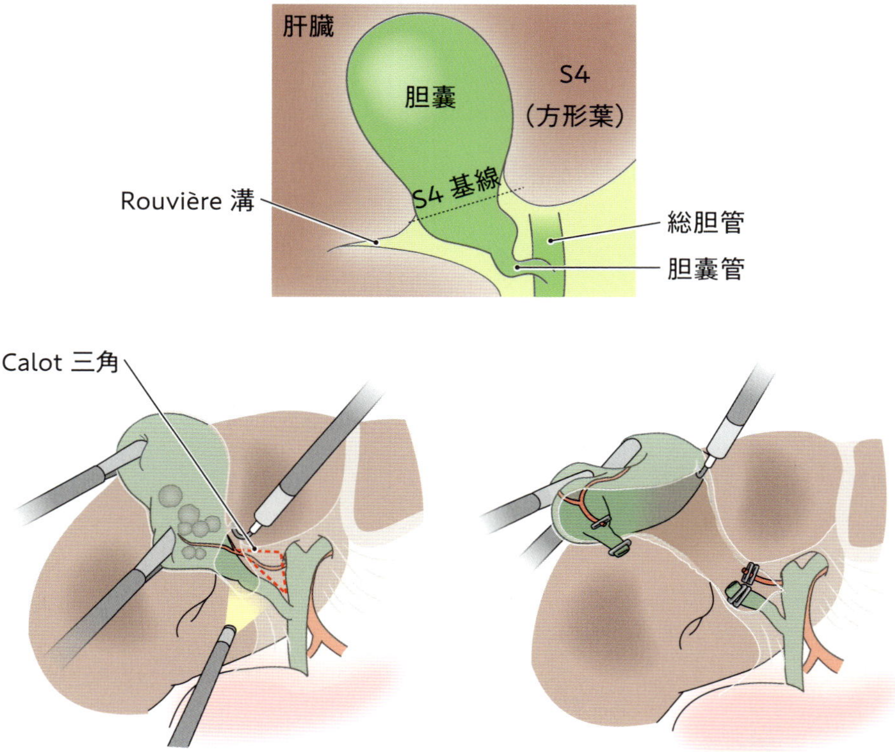

（文献 1、2 を参考に作成）

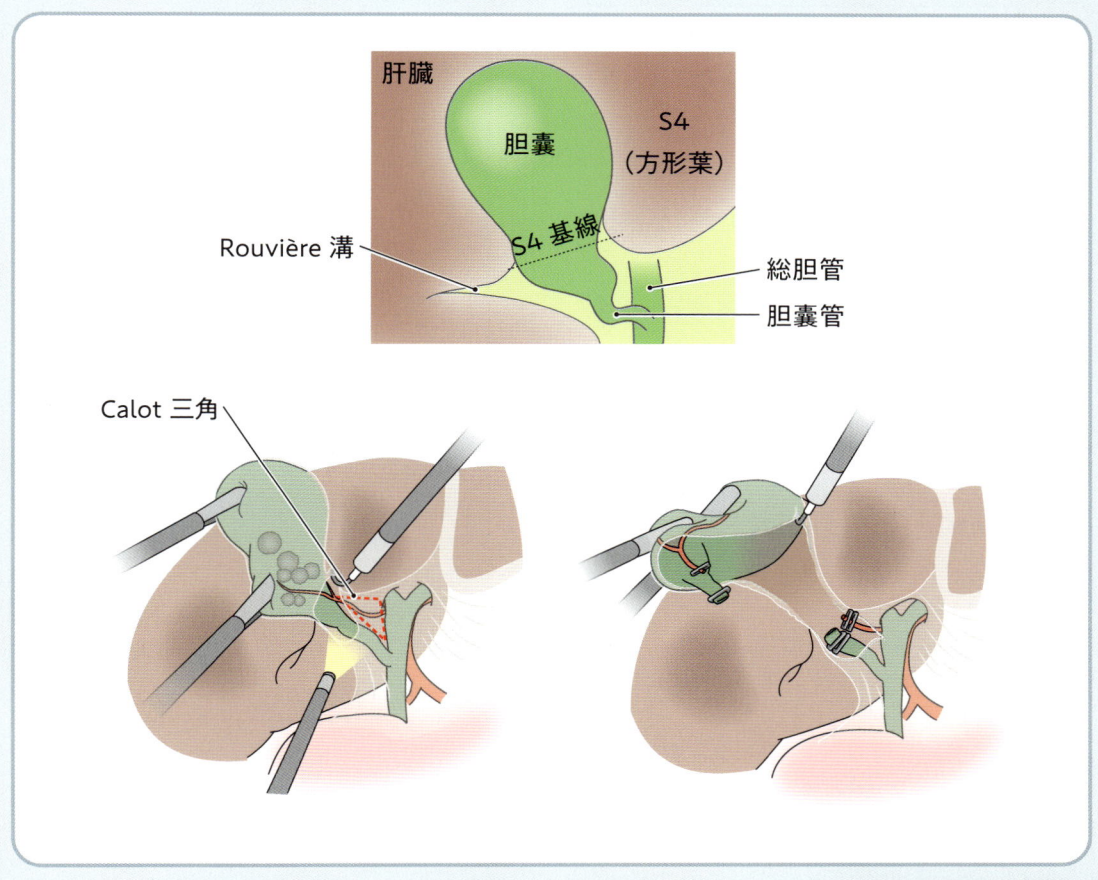

一般的に、**Rouvière 溝**や**方形葉（S4）基線**（肝門板と方形葉の境界線）、Critical view of safety（CVS）が重要視されている。**Calot 三角**は、胆嚢管、総肝管、肝下縁で囲まれる領域であり、胆嚢動脈が走行している。**Rouvière 溝**と**S4 基線**は、手技を開始する直前に確認するランドマークである。CVS は、胆嚢管や胆嚢動脈を結紮処理する前に安全を確認する際のランドマークである。漿膜下層内層（SS-I）を連続して露出できる層を意識し、胆嚢の正しい剥離層を維持しながら手術を進める。

これらのランドマークを正しく理解することで、胆嚢以外の構造物を損傷することなく、安全に手術を完遂させることができる。初級編の手術に分類されているが、総胆管や胆管後区域枝の損傷が問題となる非常に Critical な手術である。たかが胆摘、されど胆摘ということを忘れてはならない。

手術の手順と器械出しのキモ

0:00 ドレーピング、器具のセッティング

準備物

- メス、電気メス（皮膚切開）など小開腹セット
- ポート（12mm カメラ用ポート 1 本、5mm ポート 2 本または 3 本、場合によって 12mm ポート 1 本）
- 腹腔鏡スコープ
- 気腹チューブ
- 電気メスコード（鏡視下用）
- フック型電気メス

術前に使用するポートの径を術者に確認する。
スコープのコードや気腹チューブ、電気メスコードなどのコード類は、垂れ下がって不潔にならないよう注意するとともに、術野で操作しやすい長さに調節する。
鏡視下用電気メスのフットスイッチを術者の足元に準備しておくことを忘れずに。
カメラのホワイトバランスを設定する。
緊急手術などでは、胆嚢の炎症が強いとラパロ用の吸引管が必要になることが多い。

0:10 皮膚切開、ポート挿入、気腹開始、カメラ挿入 動画

準備物

- メス、電気メス（皮膚切開）
- ペアン鉗子、コッヘル鉗子、筋鉤
- ポート（12mm カメラ用ポート 1 本、5mm ポート 2 本または 3 本、場合によって 12mm ポート 1 本）とシリンジ、
- 腹腔鏡スコープ
- 気腹チューブ

臍部の小切開から開始し、12mm カメラ用ポートをまず挿入するので、ポートの外筒に内筒を挿入しセッティングしておく。
術者がカメラポートを挿入したら、バルーンポートの際は空気を膨らませるシリンジを術者に渡す。
カメラの映像に曇りや汚れがあれば、カメラ先端部を温生食に浸してきれいなガーゼで拭き、曇り止めを行う。

0:15 体位の設定

患者を頭高位、右上げに設定する。腸管が左下に移動するため、右上にある胆嚢の術野が確保できるようになる。

器械台に患者の足が当たらないように注意する。外回り看護師と協力し、器械台を適切な位置に上げる。体格の大きい人の場合、手術開始前に側板保護を追加しておくとよい。

0:16 炎症の程度の確認、術野の確保、解剖の確認 動画

ランドマークである Rouvière 溝と S4 基線を確認する。

術者の右手と左手にそれぞれ把持鉗子を渡し、助手にも把持鉗子を 1 本渡す。

準備物

- 鏡視下用の把持鉗子、剝離鉗子

大網の癒着、周囲の臓器との癒着がある場合は、胆嚢を露出するまでに時間を要することがある。その場合は、吸引管や、超音波凝固切開装置が必要になることがあるため、外回り看護師に物品準備を依頼する。

見て 聴いて

先読みの鬼！

ここで胆嚢の炎症の程度を確認し、今回の手術がどの程度のものか、先を読む。

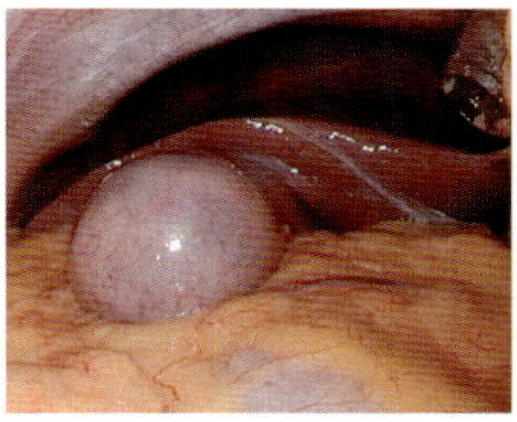
胆嚢炎急性期

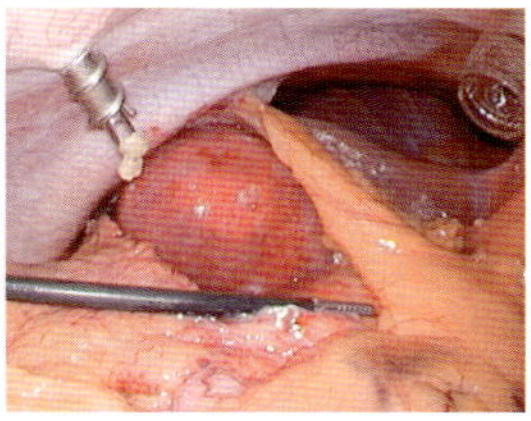
炎症が強いときの胆嚢の様子

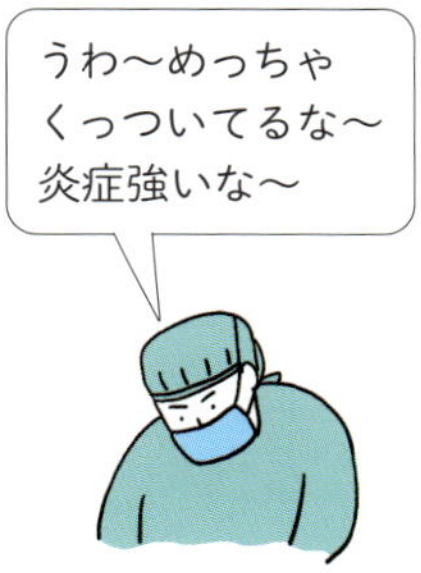

0:20 手技開始、漿膜切開 動画

ハルトマン嚢を患者の右側、腹側頭側に展開し、Rouvière 溝の腹側で胆嚢漿膜を切開する。SS-I を露出しながら適切な層で剝離していく。

モニター画面を見ながら、術者が必要な器械を渡す。
フック型電気メスまたは剝離鉗子に、適宜電気メスコードをつなげる。炎症が強い場合は吸引管も使用することがある。

こんなときどうする!?

胆嚢が緊満している場合

胆嚢挙上のために胆汁を穿刺吸引することがある。その際は、穿刺針とエクステンションチューブやシリンジを準備する。

0:35 CVS の完成〜胆嚢管・胆嚢動脈の切離 動画

右葉側と左葉側の両方から SS-I を露出して連続させ、剝離層を交通させて胆嚢の背側をトンネリングする。

胆嚢管に向かって剝離を進め、胆嚢管を確保し、中枢側二重クリップ、胆嚢側 1 クリップののち切離する。胆嚢動脈を

認識できれば、胆嚢近傍でクリップして切離する。

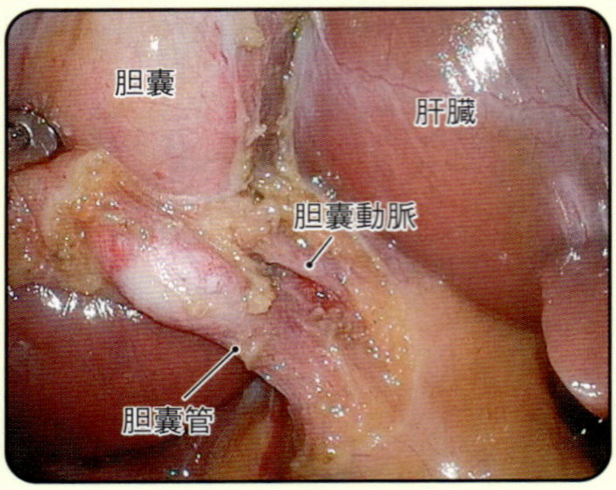

準備物

- 把持鉗子
- 剝離鉗子
- フック型電気メス
- 剪刀

見て 聴いて

先読みの鬼！

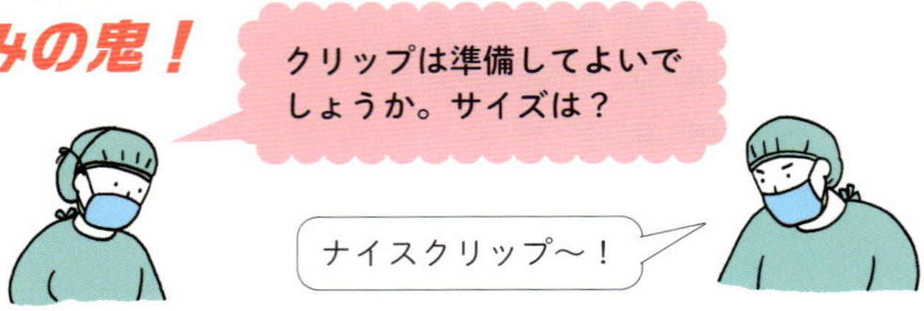

クリップは準備してよいでしょうか。サイズは？
ナイスクリップ〜！

胆嚢管と胆嚢動脈が明らかになってきた時点で、使用するクリップの種類を術者に確認する。ミスクリップに備え、剝離鉗子をすぐ渡せるようにしておく。

＊炎症が強い場合や胆嚢管が太い場合は、ループ糸や自動縫合器を用いることもある。

0:45 胆嚢床の剝離 動画

胆嚢頸部で露出したSS-Iに沿って胆嚢床を剝離していく。炎症後や胆嚢壁が壊死した症例では層構造が消失し、瘢痕化してSS-Iが出せない。胆嚢を開放して、胆嚢壁を一部残して亜全摘とすることもある。

肝臓から出血があった場合は、ソフト凝固を使用して焼灼止血する。

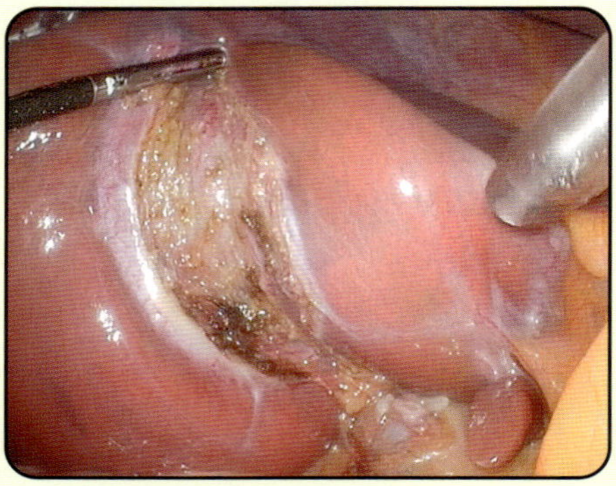

胆嚢摘出後の肝床部

準備物

- 把持鉗子
- 剝離鉗子
- フック型電気メス

炎症が強い症例では超音波凝固切開装置、吸引管を準備する。
カメラの映像が曇っている場合は、腹腔鏡を抜いてレンズを拭き取るため、いつでも拭ける準備をしておく。

1:00 胆嚢摘出

動画

胆嚢を回収袋に入れて、カメラポート創部から摘出する。

胆嚢回収袋を事前に準備しておく。
胆嚢回収袋の摘出後は、再度カメラポートを挿入するので、外筒に内筒を装着し準備をしておく。
胆汁が漏れた場合や出血がかさんだ症例では、洗浄吸引の準備が必要となるため、胆嚢回収前の段階で早めに確認しておく。

1:10 洗浄・止血確認、ポート抜去、閉創

動画

胆嚢摘出後の術野の止血、クリップが外れていないかなどの確認を行う。胆汁での汚染や出血があった場合は、胆嚢摘出後の術野を温生食で洗浄する。必要に応じて、ドレーンを肝床部に向けて挿入する。

準備物

- 壁閉創および皮膚縫合糸
- コッヘル鉗子
- 筋鉤
- 筋創部保護材（ドレッシング材）

閉創前にガーゼカウントを行う。体内遺残がないか、しっかり確認しよう。
皮膚縫合の前に、創部を生食で洗浄するので生食を準備しておく。洗浄の段階で、ドレーン挿入の有無を確認しておくとよい。

こんなときどうする!?

胆嚢炎の炎症が強くて胆嚢が緊満している!

気腹針や穿刺針を用いて経皮的に胆嚢穿刺を行い、胆汁のドレナージをする。これによって胆嚢の緊満がなくなり、胆嚢を把持して展開しやすくなる。穿刺針と延長チューブ、シリンジの準備をして胆汁吸引に備えよう。吸引した胆汁は培養検査に提出することがあるので、併せて確認しよう。

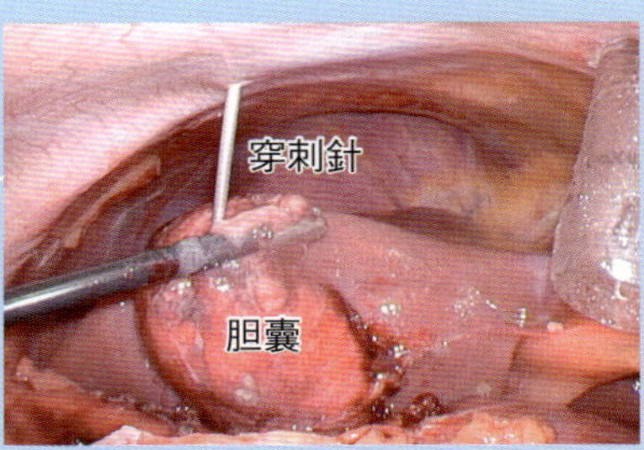

胆嚢穿刺

術野で出血が起こった!

コントロールできないような大量の出血があるときは、速やかに開腹に移行しなければならない。常に、開腹が行えるような準備が必要である。

こんなときどうする!? **総胆管を損傷した!**

Tチューブや C チューブ挿入の準備を行う。開腹に移行する場合もある。胆管空腸吻合の術式が加わることもある。常に緊急事態に備えられる心持ちをしておこう。

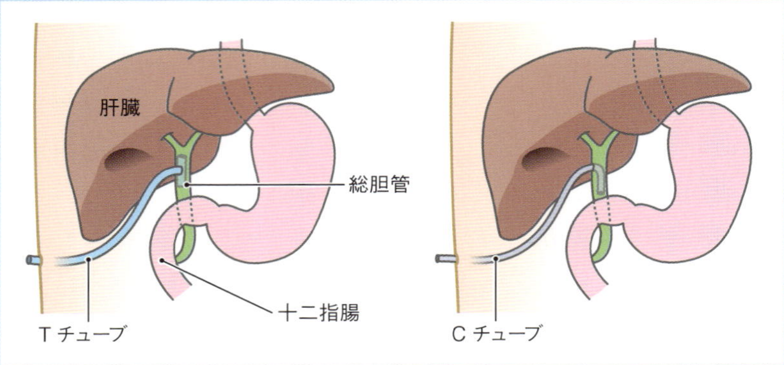

術中胆道造影

解剖学バリエーションや、総胆管結石が遺残している疑いがある場合などに行うことがある。胆嚢管に小切開を加え、造影用チューブを挿入し固定。生理食塩水を注入し漏れがないことを確認したのち、造影剤（60%ウログラフィン®を2倍希釈して用いる）を造影下にX線透視下に注入する。その際には、造影剤やカテーテルを準備する。手術室内のスタッフは全員プロテクターを着用し、透視を行う。造影中の胆道内気泡は、結石との違いがわかりにくいため、カテーテルに造影剤を満たす際には空気が入らないように注意したい。

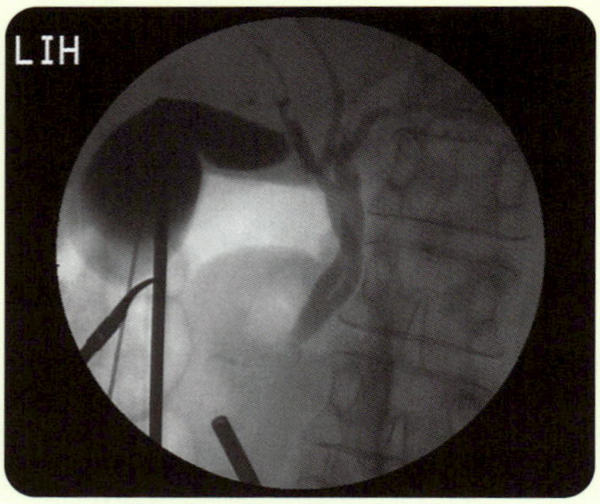

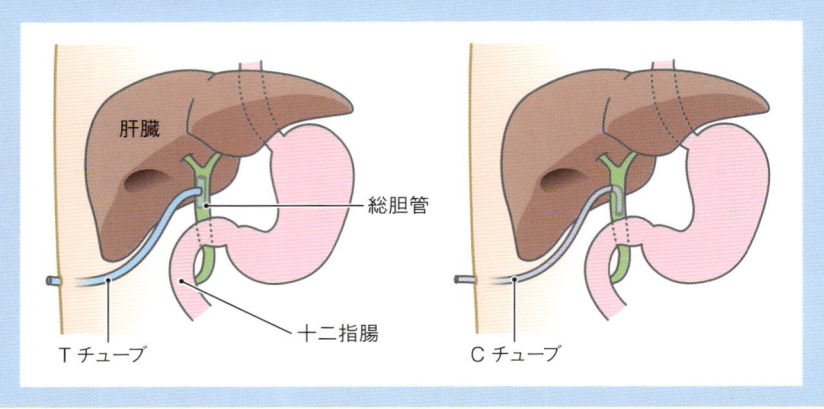

術後はここに注意する

腹腔鏡下胆嚢摘出術は、術後合併症の比較的少ない手術だが、重篤な合併症をきたす可能性があることを常に頭においておかねばならない。

後出血

特に術後２日目あたりは後出血のリスクが高いので注意をする。胆嚢動脈のクリップが外れることもあり、肝床部からの出血が原因となることもある。遅発性の出血では、仮性動脈瘤が原因になることがある。造影 CT や血管撮影で診断し、出血性ショックをきたしている場合は緊急 TAE での治療が必要となる。早期の診断と迅速な治療が、患者の救命につながる。

胆汁漏

胆道損傷が原因となる。術後ドレーンからの胆汁漏出で発見される。最近では一般的にドレーンを留置しないことが多いため、術直後の胆汁漏の診断が遅れる可能性があるが、採血所見や腹部症状で早期診断される。その場合は、術後の CT で診断する。内視鏡的経鼻胆管ドレナージ術（ENBD）や経皮経肝胆道ドレナージ（PTBD）が有効な治療となる。胆汁性腹膜炎に対して、緊急手術が行われることもある。

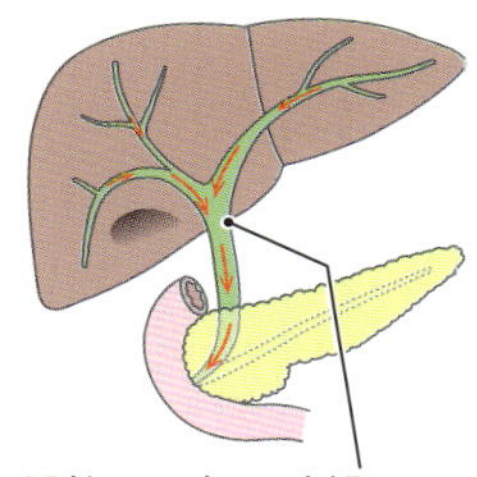
胆管の一部を破損、または肝床部からの胆汁が腹腔内に漏れ出る。

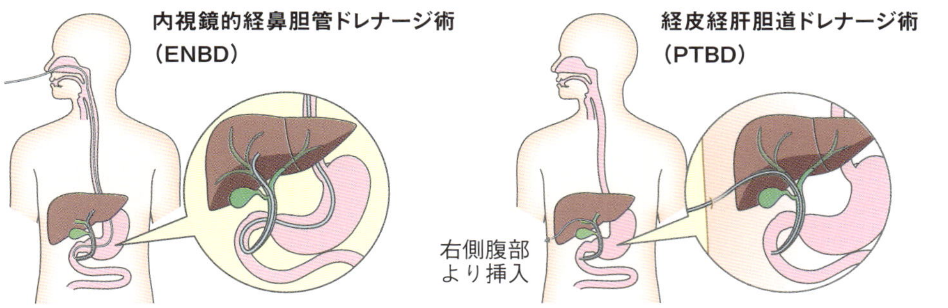

引用・参考文献

1） 本田五郎ほか．腹腔鏡下胆嚢摘出術を安全に行うポイント．胆道．36（2），2022，98-105.
2） 日本胆道学会ホームページ．https://www.tando.gr.jp/qa/qa15/
3） 大目祐介ほか．腹腔鏡下胆嚢摘出術―手術を安全に行うために必要な局所解剖と手技．臨床外科．75（10），2020，1215-26.

（中村真衣・稲垣冬樹）

初級編

03 鼠径ヘルニア修復術（前方切開法・TAPP 法）

鼠径ヘルニア修復術、ここをおさえる

代表的な疾患

- 鼠径ヘルニア（外鼠径ヘルニア＋内鼠径ヘルニア）
- 大腿ヘルニア

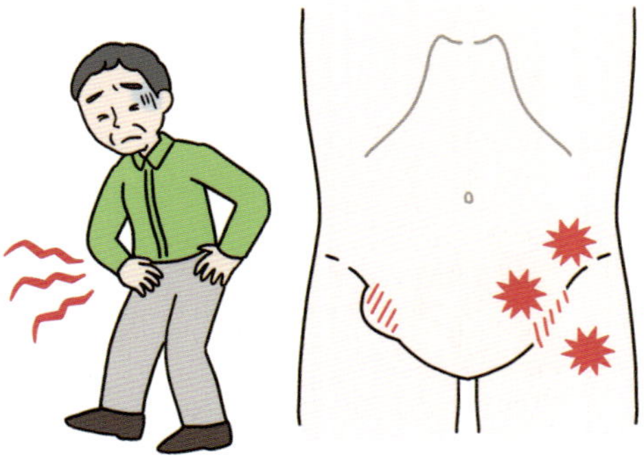

おもな症状

鼠径部の膨らみ、不快感、違和感、痛みなどがある。

- 先天性の原因：腹膜鞘状突起の開存。
- 後天性の原因：慢性的な鼠径部への圧力＋加齢による腹壁の脆弱化が主な原因である。
- 危険因子：高齢、るい痩、経後恥骨的前立腺摘出術の既往、ヘルニアの家族歴、腹圧のかかる仕事や激しい運動、慢性的な咳、便秘、喫煙などがある[1、2)]。

こんな手術

筋肉や靭帯の隙間であるヘルニア門から飛び出してしまったヘルニア嚢を、周囲の組織からヘルニア門の裏側まで十分に剥離する。剥離したヘルニア嚢を切除ないし還納し、ヘルニア門を閉鎖する。閉鎖したヘルニア門を十分に覆うようにメッシュを固定する。

手術の基本データ

	前方切開法	TAPP法
▶ 適応	鼠径ヘルニア（外鼠径ヘルニア＋内鼠径ヘルニア）	鼠径ヘルニア（外鼠径ヘルニア＋内鼠径ヘルニア）、大腿ヘルニア
▶ 麻酔の方法	全身麻酔、脊髄くも膜下麻酔、局所麻酔のいずれも可能	全身麻酔
▶ 手術体位	仰臥位 、両手出し	仰臥位、両手出し又は健側上肢体側
▶ 出血量	5mL 以下	5mL 以下
▶ 傷の大きさ	約 5cm 程度	臍部 0.5～1.0cm、左右腹部 0.5cm
▶ インプラント	あり	あり
▶ 組立器械	なし	なし

準備する器械

前方切開法

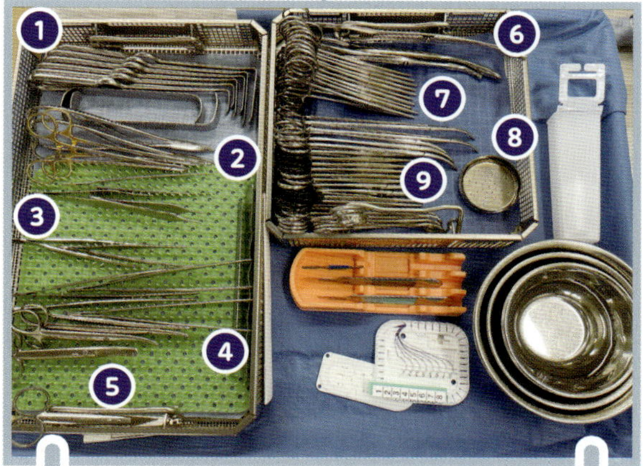

❶ランゲンベック・リンパ管鉤 ❷持針器
❸鑷子 ❹メッツェンバウム ❺クーパー剪刀
❻消毒鉗子・ツッペル鉗子 ❼コッヘル鉗子
❽曲ベック鉗子 ❾ペアン鉗子

TAPP 法

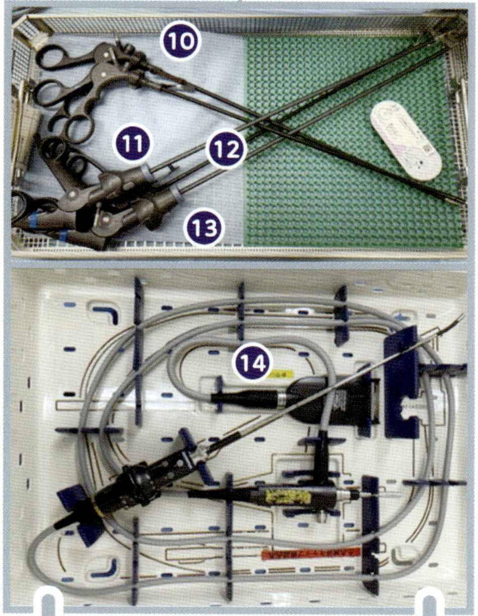

❿剝離鉗子 ⓫カモノハシ把持鉗子
⓬鏡視下手術用剪刀 ⓭無鉤把持鉗子 ⓮ 5mm フレキシブル腹腔鏡

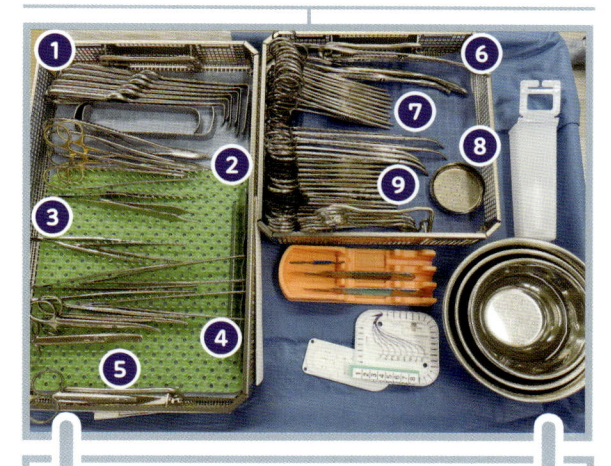

おもに使用する器械

クーパー剪刀（前方切開法）

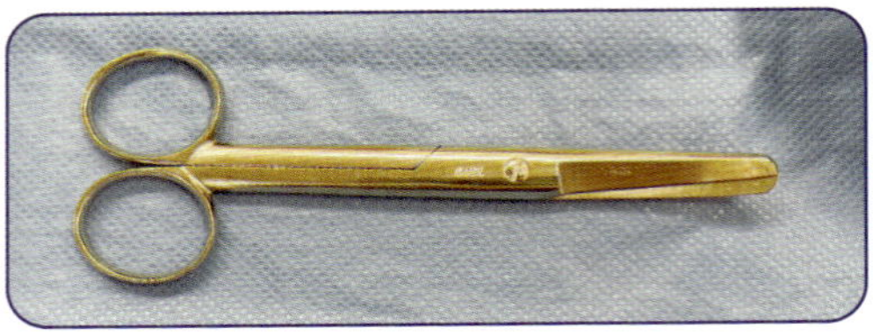

- 剪刀の一種。
- 幅が広く、刃先まで幅が同じ。
- 刃先が丸みを帯びている。

こう使う

- 筋膜や結合組織の鈍的剝離に使用する。
- 精索周囲の剝離、テーピングの際によく使用する。
- ヘルニア嚢の結紮後やメッシュ固定の結紮後の糸切りに使用する。

術者が唸る渡し方

- 刃の彎曲の向きに注意して渡す。
- 基本的には彎曲している側を医師の手のひら向け、刃先の方向が手のひらと反対側の外側に向くようにする。
- 糸切りの際は術者によって刃先の向きに好みがあるため、術者によって渡す方向を分けることもある。

鏡視下手術用剪刀（TAPP 法）

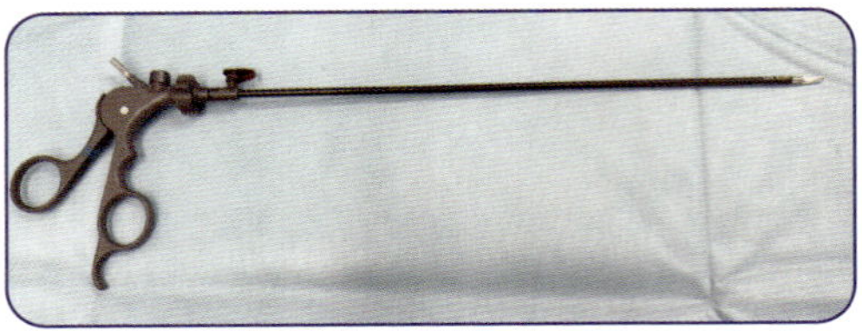

- 彎曲した形状。
- 刃先はややシャープ。
- 通電も可能。

こう使う

- 腹膜切開時に使用する。
- 鈍的／鋭的剝離に使用する。
- 通電し焼灼切離も可能。
- 手元の回転ダイヤルで刃先を回転することができる。

術者が唸る渡し方

- 刃の彎曲の向きに注意して渡す。
- 基本的には彎曲している側を医師の手のひらに向け、刃先の方向が手のひらと反対側の外側に向くようにする。

器械出しにつながる！ 解剖

前方切開法

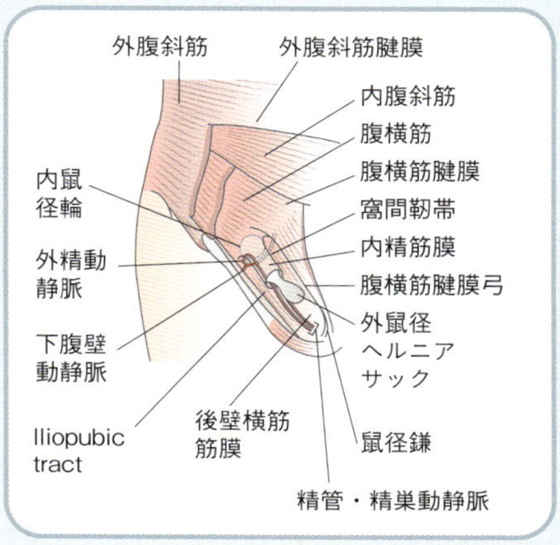

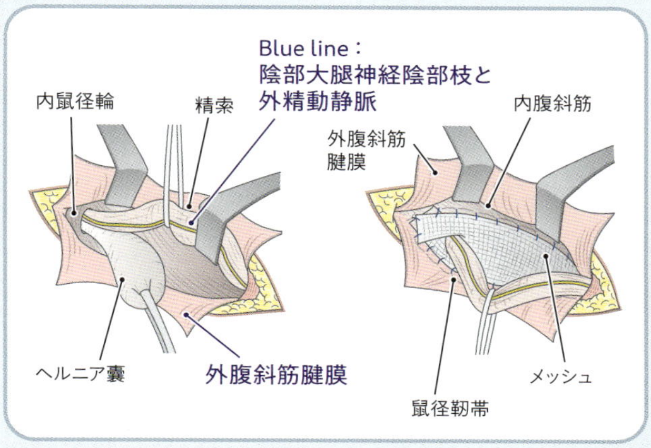

外鼠径ヘルニアは腹膜がヘルニア嚢となり内鼠径輪から脱出し、外鼠径輪へ向かう。内鼠径ヘルニアは腹筋が脆弱な部位から腹膜がヘルニア嚢となり脱出する。

鼠径部切開法では鼠径部を切開し精索とヘルニア嚢を分別する。精索には陰部大腿神経陰部枝と外精動静脈が並走している。これらの神経・動静脈を損傷しないように注意して剝離する。

ヘルニア嚢を処理した後に、メッシュを挿入して固定する。固定は典型的には恥骨・腹直筋前鞘、鼠径靭帯の shelving edge、内腹斜筋腱膜に結紮固定する。大腿動静脈や腸骨鼠径神経、腸骨下腹神経の損傷に注意する。

TAPP 法

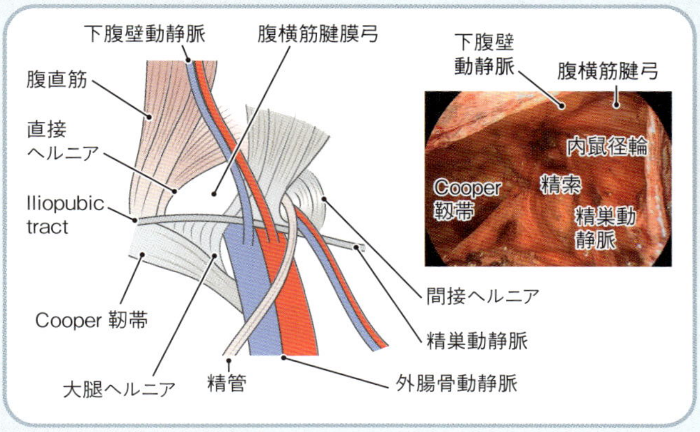

腹腔内から観察した際の解剖である。下腹壁動静脈より外側で内鼠径輪がヘルニア門となっているものを外鼠径ヘルニアといい、下腹壁動静脈より内側にヘルニア門があるものを内鼠径ヘルニアという。腹膜を切開し、精管・精巣動静脈・下腹壁動静脈を損傷しないように剝離を行う。

手術の手順と器械出しのキモ（前方切開法）

00:00 皮膚切開

鼠径部を約 3〜4cm 程度切開する。浅腹筋膜である Camper 筋膜・Scarpa 筋膜を切開する。脂肪組織内に 1〜2 本の浅腹壁動静脈が横切るように走行するため焼灼切離または結紮切離する。

準備物

- メス
- 有鈎鑷子
- 電気メス（3-0 ないし 4-0 結紮糸）

00:10 鼠径管前壁の開放

外腹斜筋腱膜を外鼠径輪まで切開する。腸骨鼠径神経・腸骨下腹神経を確認しておく。切開した外腹斜筋腱膜はコッヘル鉗子で把持していく。

準備物

- クーパー剪刀
- コッヘル鉗子

00:20 精索のテーピング

精巣挙筋腱膜を外精動静脈（Blue line）の外側で切開する。周囲組織と剝離し精索をテトロンテープでテーピングする。

準備物

- 無鈎鑷子
- クーパー剪刀
- 曲ベック鉗子
- テトロンテープ
- ペアン鉗子

00:30 ヘルニア嚢の高位剝離・処理

精索とヘルニア嚢を剝離する。ヘルニア嚢はモスキート鉗子で把持していく。ヘルニア嚢すぐのラインで剝離していく。腹膜前脂肪〜ヘルニア門が視認できるまで、十分に高位剝離を行う。ヘルニア嚢のサイズに応じてヘルニア嚢を開放し内腔を確認後、刺通結紮を加え結紮切離し腹腔側へ還納する。

準備物

- モスキート鉗子
- 電気メス
- クーパー剪刀

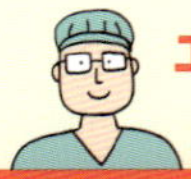

エキスパートのワザ

ヘルニア嚢が大きいと精索の剝離が困難な場合がある。 その際は先にヘルニア嚢を開放し、 内腔から確認しつつ剝離していく方法が有効なことがある。

00:40 メッシュ留置

恥骨結節を超えて 2cm 以上のメッシ

ュ留置のためのスペースが確保されていることを確認する。メッシュの外側端にスリッドを入れ、余分なメッシュをカットする。精索を挟むように、折り目がないようにメッシュを展開する。メッシュの固定を腹直筋前鞘（恥骨）、鼠径靱帯のshelving edge、内腹斜筋腱膜に結紮固定する。

準備物

- メッシュ
- 無鉤鑷子
- 持針器
- クーパー剪刀

こんなときどうする!?

大腿動静脈から出血した!

鼠径靱帯へのメッシュ固定の際に針が深く入ってしまうと大腿動静脈から出血し得る。慌てずにガーゼを用いて圧迫止血しよう。

00:50 閉創

止血確認後に外腹斜筋腱膜を連続縫合閉鎖、Scarpa筋膜を単結節縫合で閉鎖する。真皮埋没縫合を行い手術終了。

準備物

- 持針器
- 有鉤鑷子
- クーパー剪刀

見て 聴いて

先読みの鬼！

ここがSacだね〜、剥離していこう。

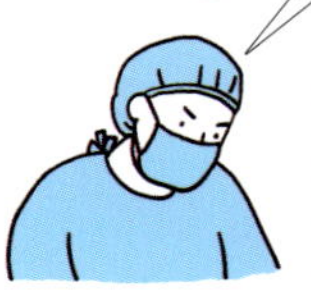

ヘルニア嚢と精索を剥離していくから、モスキート鉗子をたくさん用意しておこう。ヘルニア嚢を処理するかもしれないから結紮の準備も先にしておこうかな。

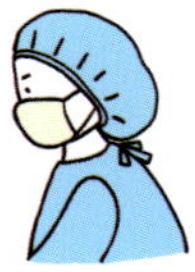

手術の手順と器械出しのキモ（TAPP 法）

00:00 ポート挿入

臍部、右鎖骨中線上、左鎖骨中線上にそれぞれポートを挿入する。

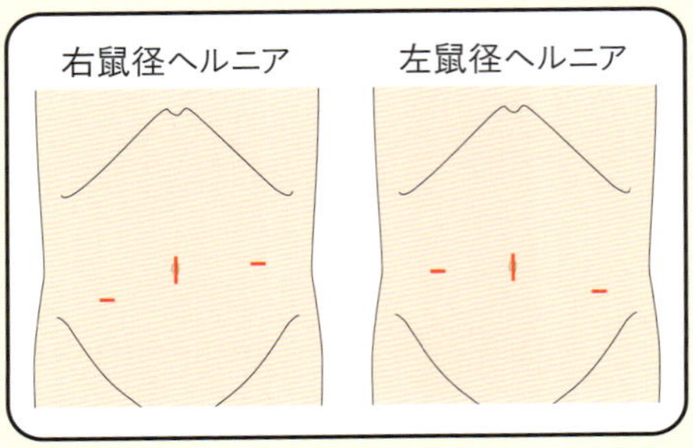

準備物

- コッヘル鉗子
- メス
- 電気メス
- ペアン鉗子
- ポート

00:10 腹膜切開・腹膜剥離

ヘルニア門周囲から腹膜切開を開始する。ヘルニア門を確認し、下腹壁動静脈・精管・精巣動静脈を温存し腹膜下を剥離、メッシュを挿入するための十分なスペースを作製する。

ヘルニアの種類により腹膜切開方法を選択する。 ヘルニア門周囲の環状切開が行われることが多いが、 腹膜高位切開法などのほかの切開方法を選択することもある。

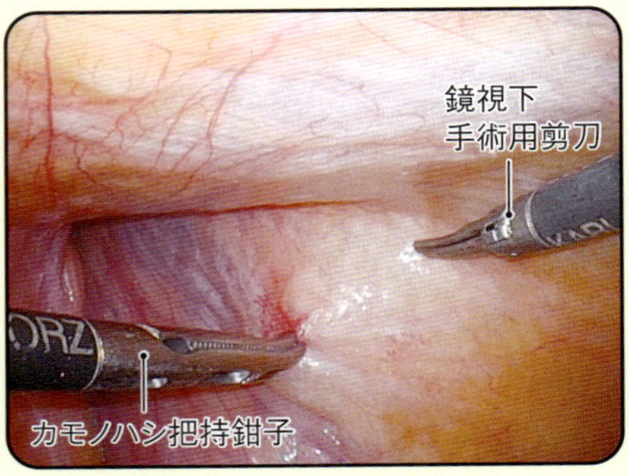

準備物

- 鏡視下手術用剪刀
- カモノハシ把持鉗子

00:50 メッシュ挿入・留置

腹膜下に十分なスペースが作製されたら、メッシュを体腔内に挿入し、折り目がないようにメッシュを展開する。必要に応じてクーパー靭帯、腹直筋、腹横筋腱膜などにメッシュを固定する。

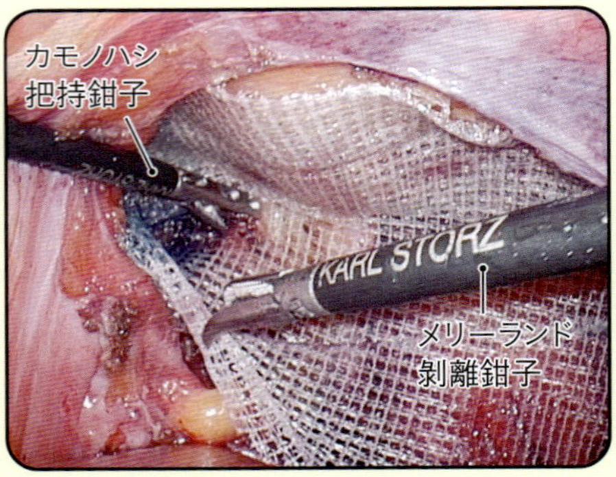

準備物

- メッシュ
- カモノハシ把持鉗子

1:00 腹膜縫合閉鎖

腹膜を連続縫合で閉鎖する。

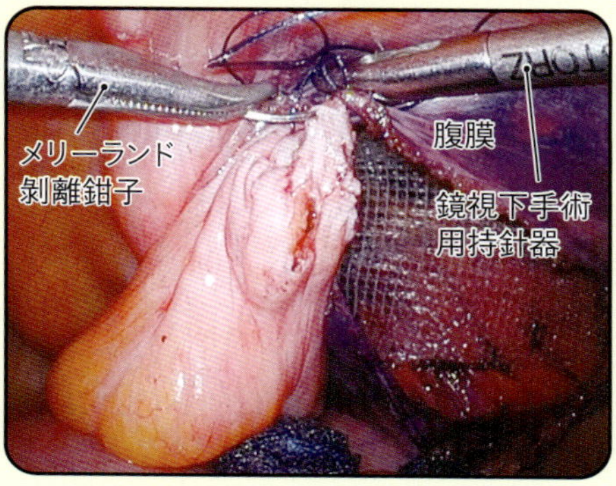

準備物

- 鏡視下手術用持針器
- メリーランド剝離鉗子

こんなときどうする!?

腹膜が裂けた!

メッシュ挿入後の腹膜縫合の際に、腹膜が薄い場合やテンションがかかってしまうと腹膜が裂けてしまうことがある。裂けた部分が小さければ追加針をかけて修復するが、修復困難な場合は内側臍襞をパッチとして用いることがある[3)]。

1:10 閉創

ポートを抜去し閉創する。手術終了。

準備物

- コッヘル鉗子
- 持針器
- 有鉤鑷子
- クーパー剪刀

見て 聴いて 先読みの鬼!

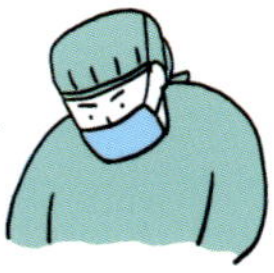

いい感じに剝離できてきたね。そろそろメッシュを入れられるかな？

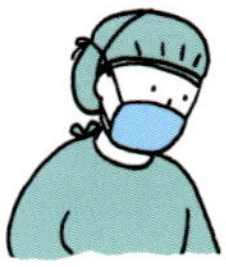

そろそろ腹膜剝離が終わりそうだ。剝離部分の計測に切り糸を使うだろうから準備しよう。メッシュのサイズも数種類用意しておこうかな。腹膜縫合の針糸もスタンバイだね。

術後はここに注意する

＊前方切開法・TAPP 法共通

術後出血

ほかの手術と同様に創部からの出血の有無には注意する。

漿液腫、血腫

術後創部に漿液腫や血腫が生じることがある。個人差はあるが週単位で自然吸収されることがほとんどであるが、まれに穿刺が必要となることもある。創部が膨隆し再発と間違われることもしばしばあるので注意する。

感染

メッシュは人工物であるため感染が致命的となる。創部に発赤や排膿がないか確認する。

慢性疼痛

慢性疼痛は「術後３カ月の時点で存在し、６カ月間持続する疼痛」と定義されている[4]。鼠径管内の知覚神経（腸骨鼠径神経・腸骨下腹神経・陰部大腿神経陰部枝）が関与する。慢性期の合併症であるが注意が必要な合併症の一つである。

引用・参考文献

1） Liem, MS. et al. Risk factors for inguinal hernia in women: a case-control study. The Coala Trial Group. Am J Epidemiol. 146（9）, 1997, 721-6.

2） Stranne, J. et al. Inguinal hernia after radical prostatectomy for prostate cancer: results from a randomized setting and a nonrandomized setting. Eur Urol. 58（5）, 2010, 719-26.

3） 中瀬有遠ほか．腹腔鏡下鼠径ヘルニア根治術（TAPP 法）における内側臍襞パッチ法の手術手技―腹膜縫合困難症例に対するトラブルシューティング．手術．76（10），2022，1625-630.

4） 日本ヘルニア学会ガイドライン委員会編．鼠径部ヘルニア診療ガイドライン．東京，金原出版，2015，144p. https://jhs.gr.jp/pdf/sokeibuhernia_guideline2015.pdf

5） 桑野博行監修．５年でマスター　消化器標準手術：消化器外科専門医への道．改訂第２版．東京，メジカルビュー社，2018，536p.

6） 柵瀬信太郎監修．ヘルニアの外科．東京，南江堂，2017，456p.

（麻生健太・三原史規）

初級編

04 消化管穿孔に対する汎発性腹膜炎手術

消化管穿孔に対する汎発性腹膜炎手術、ここをおさえる

代表的な疾患

「消化管穿孔」とは何らかの原因により、胃、十二指腸、小腸、大腸に穴が空き、消化液や食物残渣が腹腔内に漏れ、その結果、腹膜炎となった状態である。

上部消化管穿孔の場合は保存的加療を行うこともあるが、下部消化管穿孔の場合、治療が遅れると汎発性腹膜炎から敗血症性ショックとなるため迅速な手術治療が必要である。

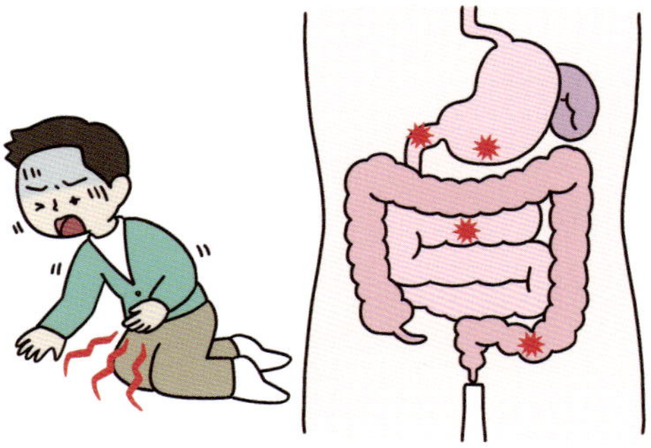

- **上部消化管穿孔（食道、胃、十二指腸）**

原因：嘔吐による内圧上昇、潰瘍、がん、異物（魚骨、電池など） など

- **下部消化管穿孔（小腸、大腸）**

原因：がん、異物（経口、経肛門）、炎症性疾患（虫垂炎、憩室炎）、糞便、腸閉塞 など

おもな症状

急な激しい腹部痛、嘔吐、下痢、便秘などがある。

こんな手術

消化管穿孔は、救命を目的とした緊急手術になる場合が多い。特に下部消化管穿孔の場合は搬送されてきた時点での患者の状態が不良であることも多く、死亡率は高い。手術はできる限り迅速に、原因を除去し、腹膜炎を増悪させないかが重要である。

- **手術で行うこと**

①原因除去：消化液や消化管内容物の速やかな吸引除去、および洗浄。

②上部消化管穿孔など、穿孔部が縫合可能であれば縫合閉鎖（大網充填）を行う。下部消化管であれば基本的にはストーマ造設の方針となる。

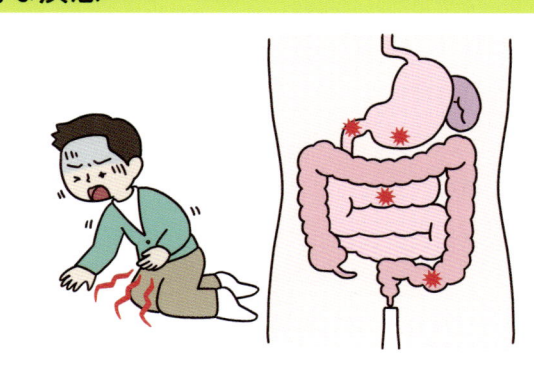

③洗浄とドレナージ：腹腔内に漏れた消化管内容物を回収し、腹腔内を洗浄する。また、腹腔内の溜まりやすい場所にドレーンを留置し、手術後の遺残膿瘍を予防する。

手術の基本データ

▶ **適応**	消化管穿孔の診断、もしくは疑われる場合
▶ **麻酔の方法**	全身麻酔
▶ **手術体位**	仰臥位。下部消化管穿孔では上下腹部正中切開。上部消化管穿孔の場合は腹腔鏡で行う可能性もある。
▶ **出血量**	500mL 程度であるが、腹腔内からの出血、また、凝固能異常から易出血性となっている場合も多い。必要に応じて術中輸血の準備をする。
▶ **傷の大きさ**	上下腹部正中切開など、開腹で行うことが多い。
▶ **インプラント**	インプラントは通常挿入できないが、創部が閉鎖できない場合、セカンドルックが必要な場合、あえて閉腹せず、人工物で創をカバーする場合がある（Open Abdomen Management）。
▶ **組立器械**	特になし

準備する器械

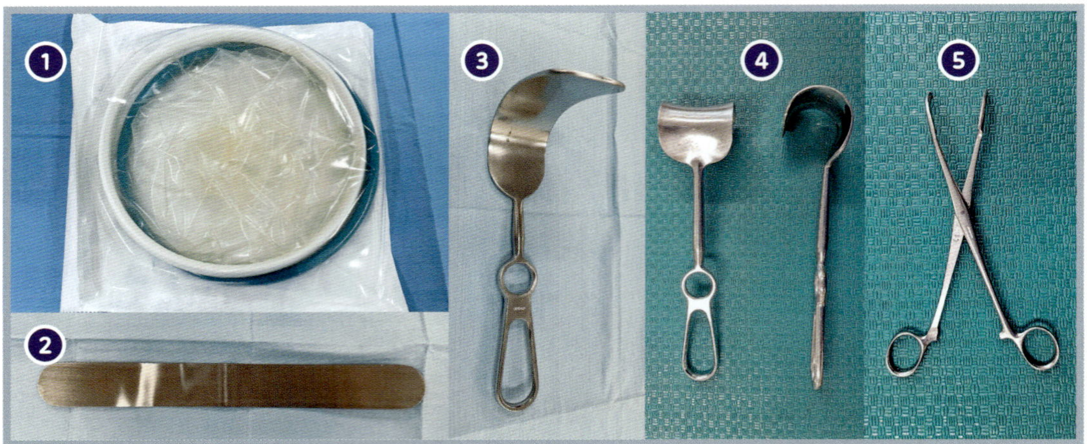

❶開創器（ウンドリトラクター） ❷スパーテル（腸ベラ） ❸肝臓鉤 ❹鞍状鉤（あんじょうこう） ❺ミクリッツ鉗子

おもに使用するもの

生理食塩水

- 洗浄で使用する。腹腔内の菌を減少させる。
- 出血を確認する。澄んだ洗浄水の中で組織を見ることで洗浄水内に漂う出血が目視しやすくなるため、出血部位の同定が容易になる。

> ・何リットル使用したか渡すたびに伝える。
> ・渡す前にお湯の温度を自分で触ってチェックし、熱すぎないか、冷たすぎないかを確認する。
> ・重いので、完全に渡しきるまでサポートする。
> ・吸引に外筒をつけてすぐに渡せるように準備する。

ガーゼ

- 少量の血を拭く。多量の場合はサクションを使用する。
- 出血点を確認する。鑷子とガーゼをうまく使い、少しずつずらすことで出血点を同定する。
- 臓器を持つときに緩衝材にする。
- 臓器を包み保護する。生理食塩水で濡らすことで乾燥による臓器の損傷を予防できる。

> ・裁いたガーゼを常に術野に置いておく。
> ・2つ折り、4つ折りのガーゼをすぐに出せるようにしておく。

サクション

- 大量の消化液や洗浄液を吸引する。腹腔内洗浄時は外筒をつける。
- 腸内容物を吸引する。使用したサクションは外筒を新しくするか消毒を行う。

> ・サクションを持たせる方向は吸引の先が下になるよう「鉛筆持ち」にする。
> ・まれに詰まることがある。その場合はゾンデや細い鑷子などで詰まった組織片をすぐに除去できるように準備する。
> ・外回り看護師と連携して、サクションのボトルが満杯になる前に交換の準備をする。交換中は交換する旨を術者に合図し、また吸引再開できるときに再度合図を送る。

ドレーン

- 閉創に移行する前にドレーンの本数・種類も含めて確認する。
- 挿入したら部位を確認し、外回り看護師と共有する。
- ドレーンの長さを調整するので、ドレーンをカットするハサミを渡す。
- ドレーンの固定をすぐに出せるようにする。

器械出しにつながる！ 解剖

なぜストーマを造るのか

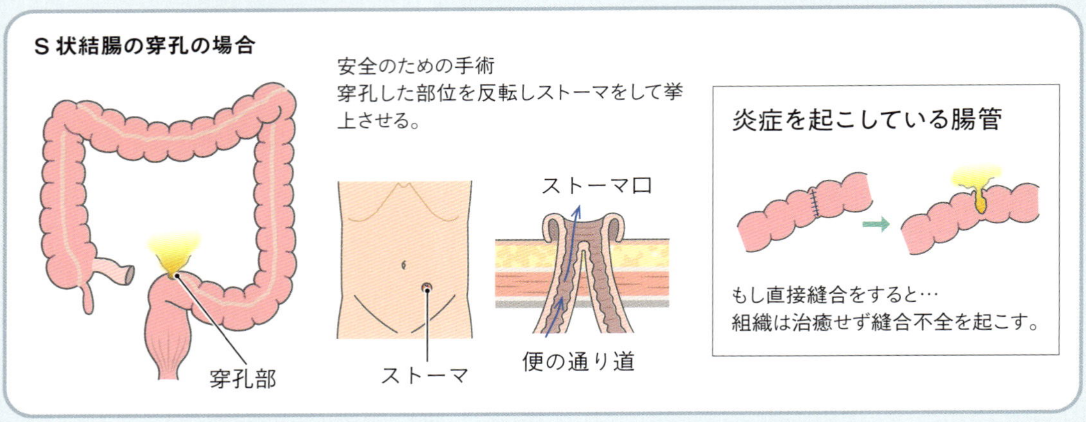

S状結腸の穿孔の場合
安全のための手術
穿孔した部位を反転しストーマをして挙上させる。
炎症を起こしている腸管
ストーマ口
もし直接縫合をすると…
組織は治癒せず縫合不全を起こす。
穿孔部
ストーマ
便の通り道

汎発性腹膜炎を起こした場合、腸管が炎症・浮腫の状態となっており、吻合を行ったとしても縫合不全を起こす可能性が高い。また、全身状態が悪い中で縫合不全が起こると、再度汎発性腹膜炎になって、致命的になる。

全身状態が悪い汎発性腹膜炎の状態では、腸管吻合は行わず、人工肛門や粘液瘻として体外へ挙上し、吻合は行わない。ハルトマン手術のように腫瘍を切除し、その断端が残る場合もあり、全身状態が悪い症例やステロイド使用者は粘液瘻という形で吻合部が腹腔内にこないようにすることもあるが、腸管が挙上できる余裕がある場合でないと作製できないため、症例は限られる。

ストーマ作製部位

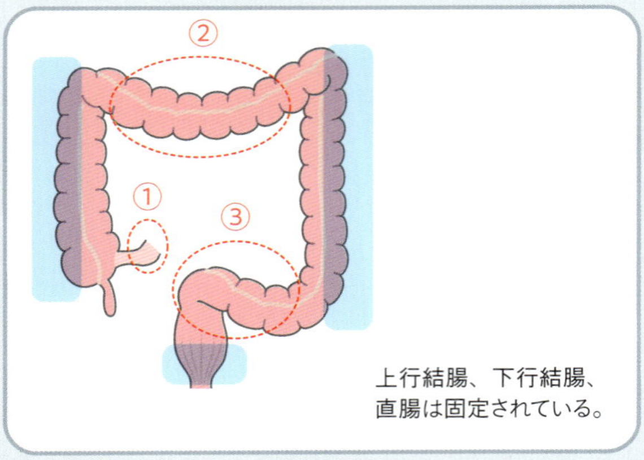

②
①
③
上行結腸、下行結腸、直腸は固定されている。

①回腸、②横行結腸、③S状結腸などが固定されていない場所であり、これら可動性のある腸管がストーマに用いられやすい。穿孔部位によっては、固定されている腸管も授動を行って（後腹膜との固定を剥離して）これ以外の場所でも造られる。

ドレーンを留置する位置（出血がたまりやすいところ）

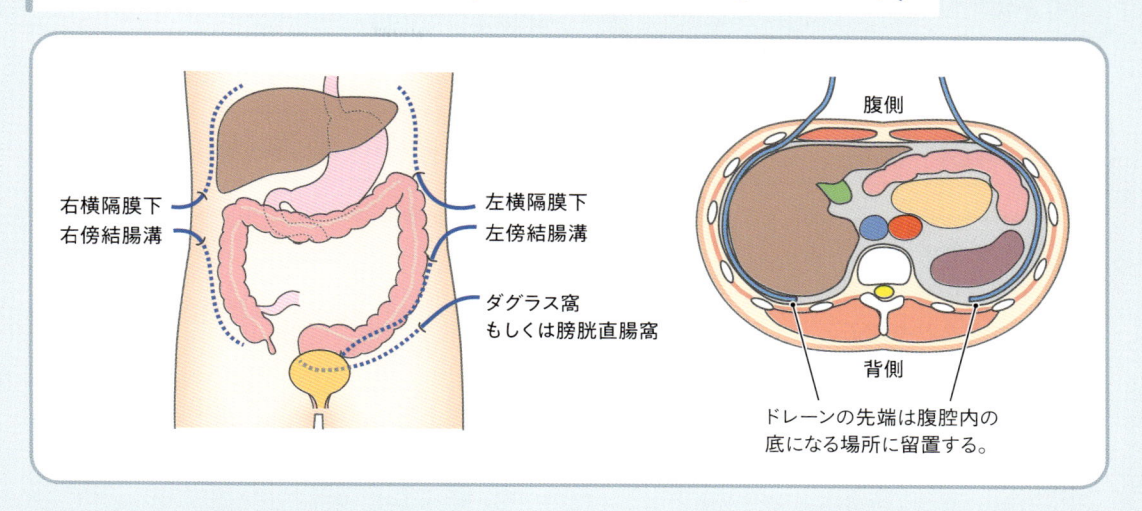

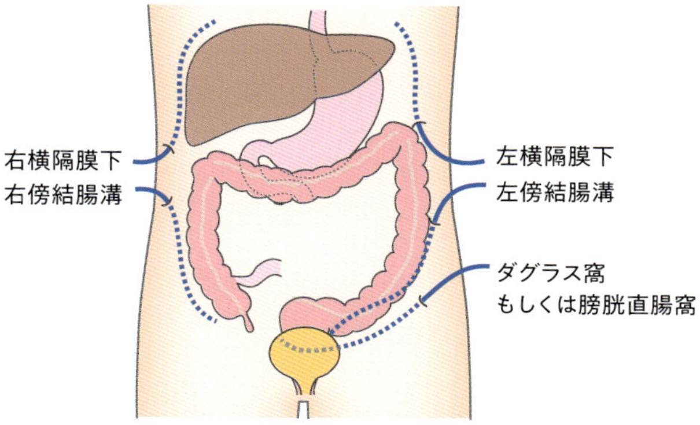

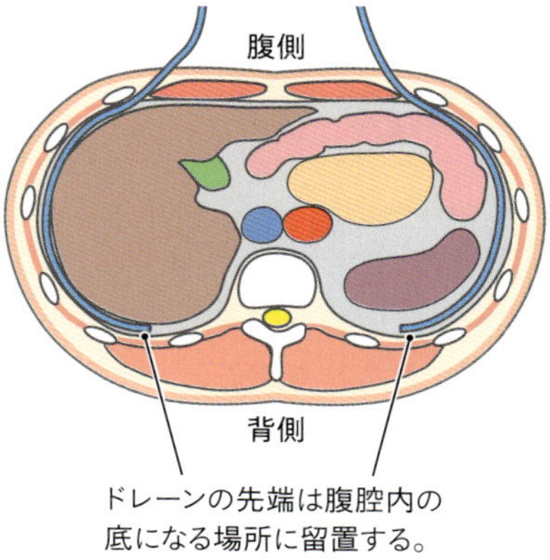

インフォメーションドレーンの目的

術後出血がないか、縫合不全がないか、など吻合部背側など吻合部付近に挿入する。

ドレナージドレーンの目的

遺残膿瘍予防のために、腹腔内の底になる場所に留置する。

＊上記２つは機能を兼ねることも多い。

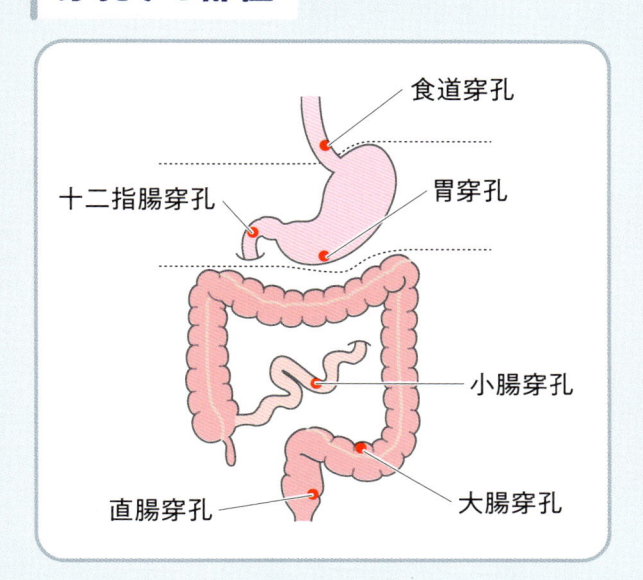

穿孔する部位

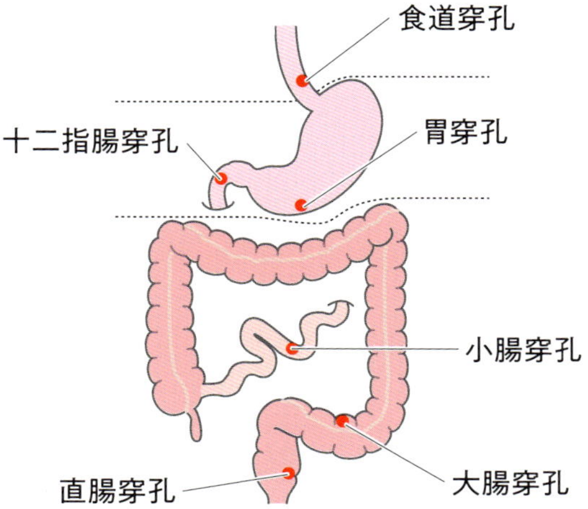

下部消化管の場合、ストーマを作ることが多い。

手術の手順と器械出しのキモ

0:00 開腹

準備物

- 皮膚切開：円刃＋ガーゼ
- 皮膚脂肪を切るとき：電気メス＋有鉤鑷子２本＋ガーゼ
- 腹直筋前鞘：コッヘル鉗子２本追加
- 創縁まで切るとき：筋鉤２本（皮下脂肪が厚い人は深い筋鉤が必要）
- 腹膜カット：有鉤鑷子＋円刃
- 開腹したら：ウーンドリトラクター＋創縁ガーゼ（創縁プロテクター）

バタバタしていることが多いが、術野の状況、穿孔部位、術式、使用デバイスなどを手術室スタッフ皆で情報共有し、方針を確認する。
術野カメラは見える位置に調整しておく。

エキスパートのワザ

時間外手術であることも多く、通常の手術よりも外回り看護師が少なく、出てしまっていることもある。物を取りに行くのは少ない回数で済ませられるように、必要になりそうなものは手術室内に寄せておく。急に準備していなかった器械が必要になる場合は、用意できたら術者に「用意できました!」と声を掛けるとよい。

0:10 吸引・洗浄（仮洗浄） 動画

準備していた生食をピッチャーに入れ、吸引に外筒を付けて準備する。サクションのタンクの容量の確認、腹水培養の提出を行う。

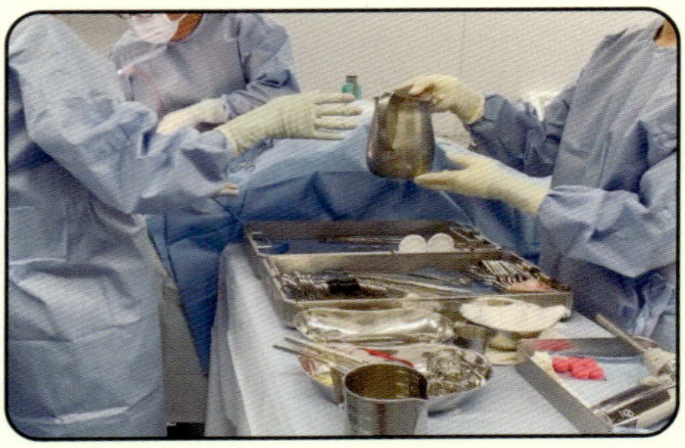

準備物

- 吸引管２本
- 洗浄用の温生食 10L

エキスパートのワザ

生食は重いため両手でしっかりと渡し、渡したら次の生食を準備する。洗うまでの操作はスピーディーに行う。
皆が焦っていることが多いため、「今、生食○○リットル使いました」など復唱するとよい。

0:40 ストーマ孔を開ける 動画

結腸穿孔であった場合はストーマ造設を行う。S 状結腸憩室穿孔の場合、穿孔部をそのままストーマ孔にすることがある。もしくは単純閉鎖したのち、そこよりも口側の挙上しやすい腸管でストーマを作製することもある。

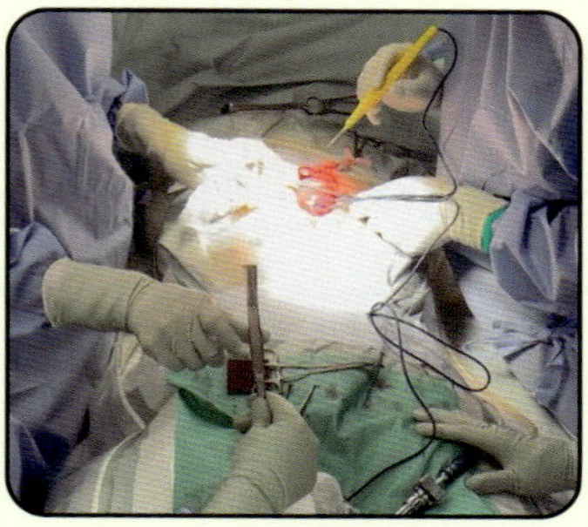

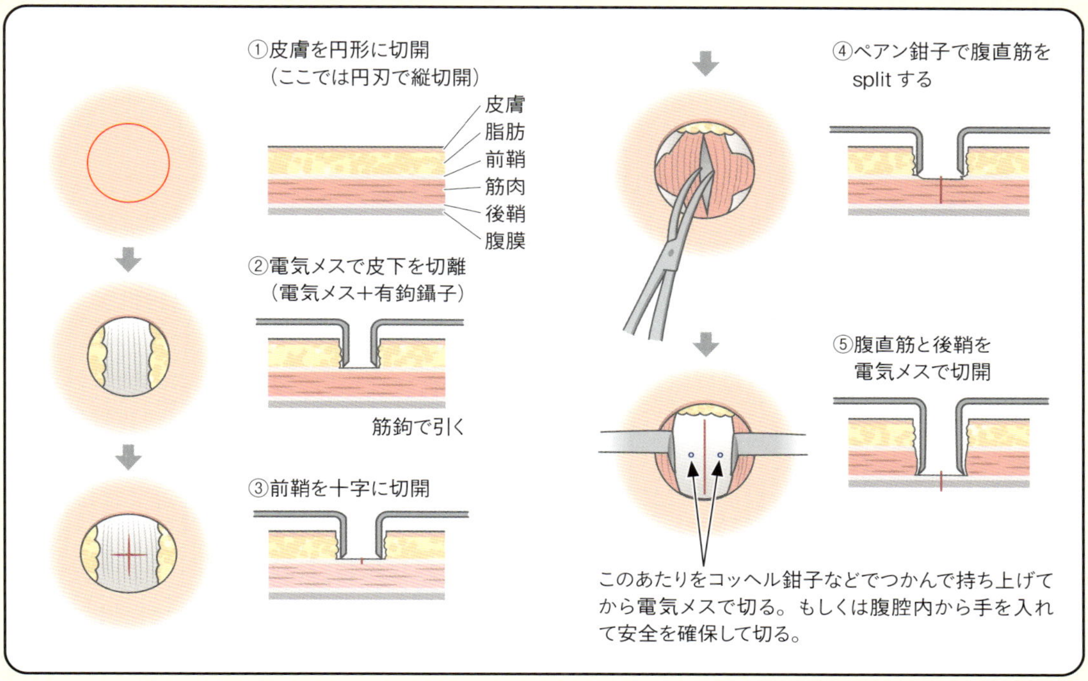

①皮膚を円形に切開
（ここでは円刃で縦切開）
皮膚
脂肪

筋肉
後鞘
腹膜
②電気メスで皮下を切離
（電気メス＋有鉤鑷子）
筋鉤で引く
③前鞘を十字に切開
④ペアン鉗子で腹直筋をsplitする
⑤腹直筋と後鞘を電気メスで切開
このあたりをコッヘル鉗子などでつかんで持ち上げてから電気メスで切る。もしくは腹腔内から手を入れて安全を確保して切る。

0:50 挙上した腸管を固定 動画

ストーマとする腸管を挙上したのち、固定を行う。

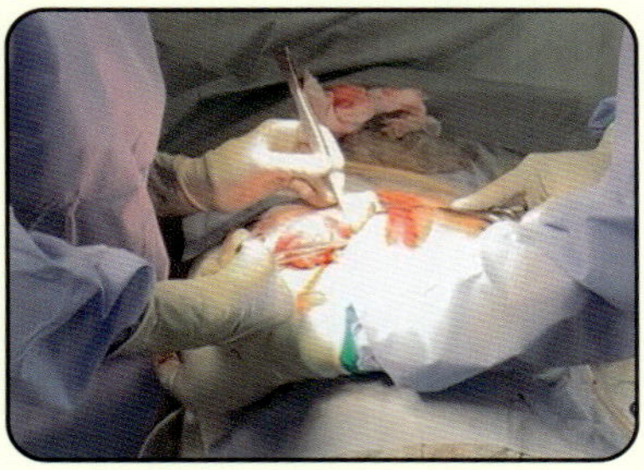

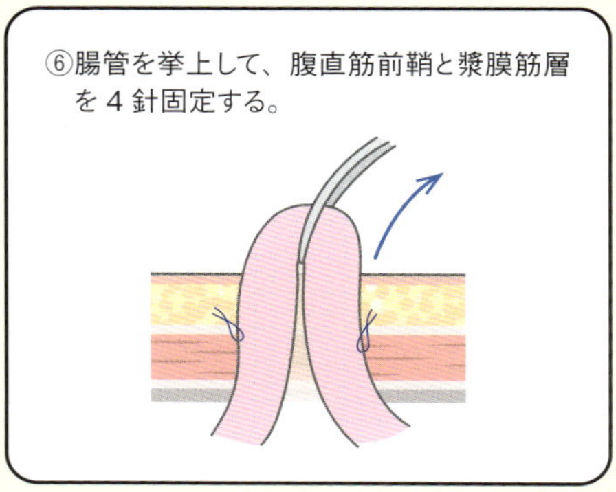

⑥腸管を挙上して、腹直筋前鞘と漿膜筋層を4針固定する。

1:00 閉腹

動画

閉創が進むと腹腔内が見えにくくなるが、かけた糸を結ばずに曲ペアンで糸を挙上すると、安定して視野が出せる。

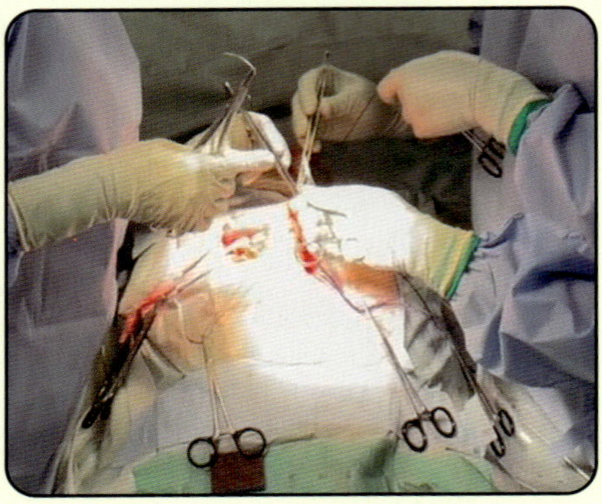

ペアンなどがたくさんあるとよい。

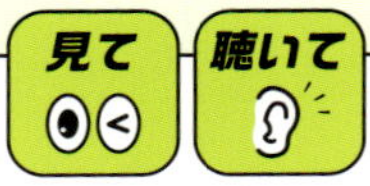

先読みの鬼！

閉創が進んできたら、追加の糸針を出すかどうかを確認する。

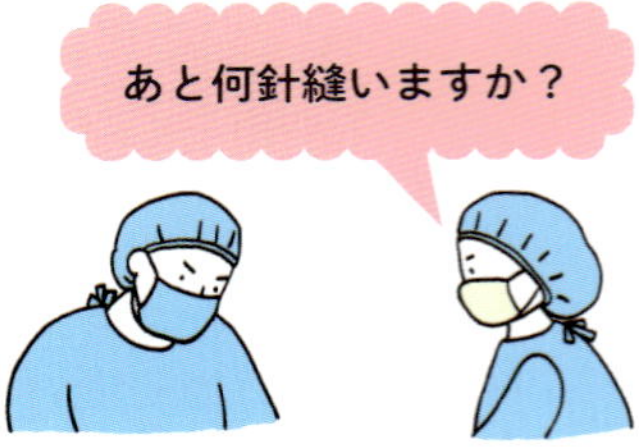

1:10 ストーマの腸管を切開し、開放

動画

閉腹した後、ストーマの腸管を開ける。術者と助手とで無鉤鑷子を持って、電気メスで腸管を切開する。

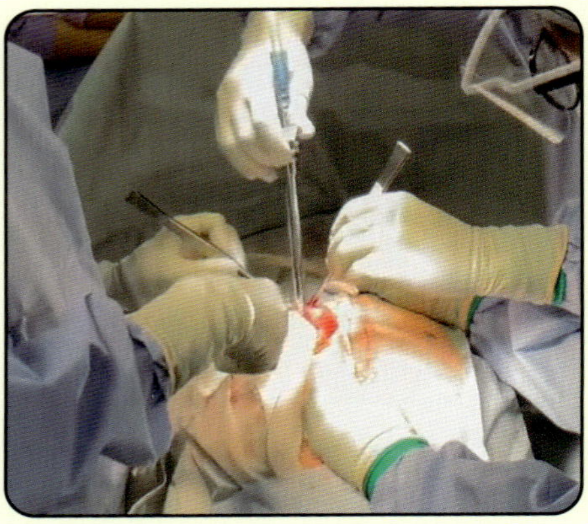

⑦腸管を開ける。内容を吸引する。

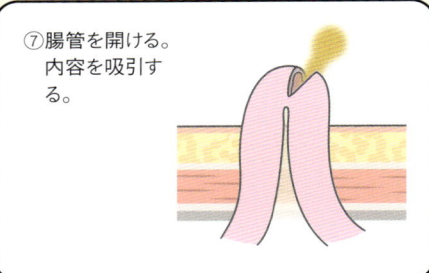

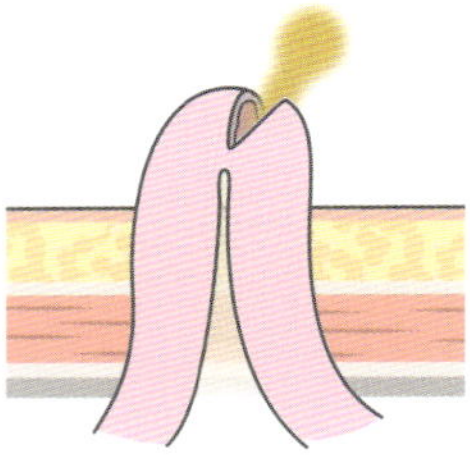

1:11 腸管内容物を吸引

動画

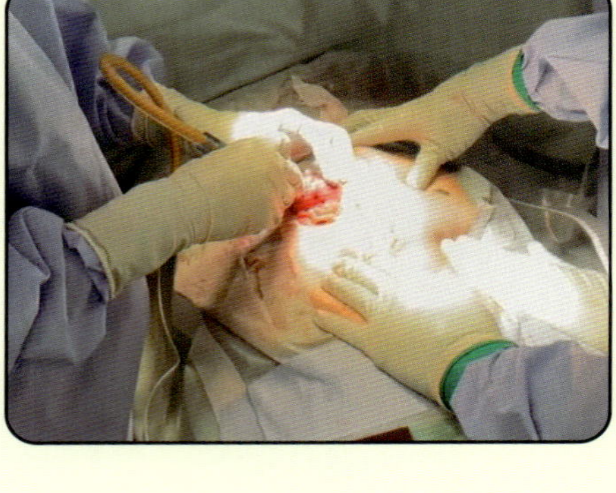

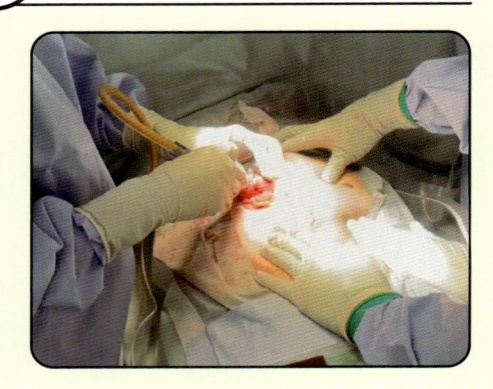

1:15 ストーマ腸管と真皮を縫合して反転固定

動画

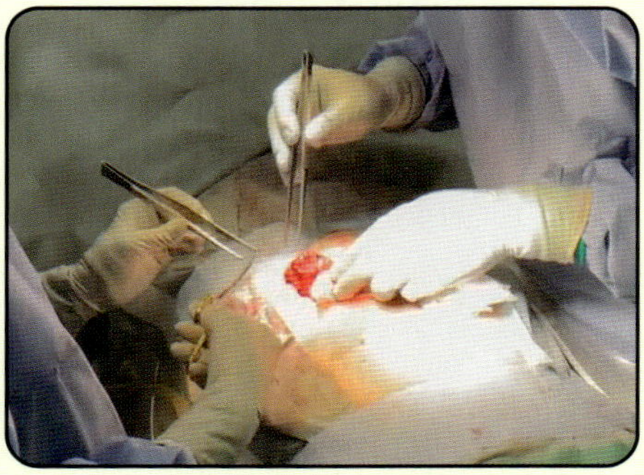

ガーゼがたくさん必要になることがある。カウントが重要。

こんなときどうする!?

術中に血圧低下や VF

心臓マッサージが必要になる場合がある。術野を清潔に保つための覆布を準備しておく。

⑧
真皮→漿膜→全層の順に糸針をかけてモスキート鉗子で把持する。頭側・尾側・左右の4カ所をかける。

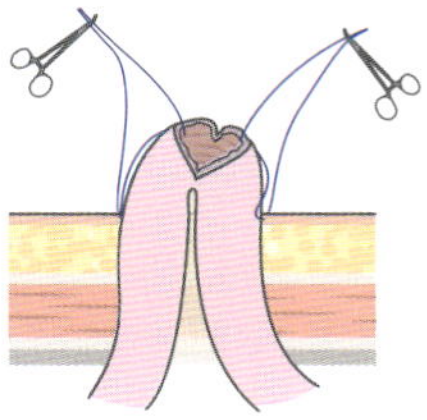

⑨
反転させるようにしながらモスキート鉗子で把持していた糸を順に結んでいく。

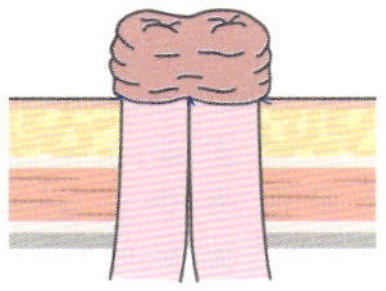

⑩完成図
上から見た図
（双孔式ストーマ）

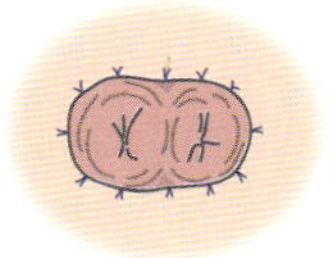

間を2〜3針ずつくらい埋めるように真皮と全層を固定する。全部で12〜16針。

術後はここに注意する

- 覆布を剝がすときは、ドレーンが抜けないように丁寧に剝がす。
- ストーマの色調変化に注意し、血流が問題ないかどうか確認する。
- 排便、排ガスがあるかどうかを確認する。実際に多いのは術後の麻痺性イレウス。腹膜炎の場合はしばらく腸管蠕動がなく、便が出ないことも多い。
- 遺残膿瘍：消化管内容物がたまりやすい場所にドレーンを３本入れるが、それでも起こることがある。
- 術後肺炎、人工呼吸器関連の肺炎：人工呼吸器から離脱ができず、気管切開が必要になる可能性がある。
- 腎機能が低下すると透析管理が必要になる。
- DIC（播種性血管内凝固症候群）増悪：敗血症性ショック、創感染に注意する。
- ADL が低下しないよう早期離床を促す。
- 創閉鎖ができなかった場合は、オープンのままの管理となる。２回目の腹壁の閉鎖の手術までは感染管理にも注意が必要。

（和氣仁美・加藤大貴）

初級編

05 腸閉塞の手術

腸閉塞の手術、ここをおさえる

おもな症状

腹痛、吐き気、腹満感、ガスや便が出なくなる。

腸閉塞は、さまざまな原因によって腸内で消化物の流れが止まってしまい、閉塞を起こした場所より上側（口側）に多量の消化物が溜まる状態のことである。

原因として、術後の腸管癒着、ヘルニア、腫瘍、異物による損傷、捻転、炎症性腸疾患などが挙げられる。腸管の血流が悪くなる絞扼性腸閉塞は、時間が経つと腸管が壊死してしまうため緊急手術が必要となる。

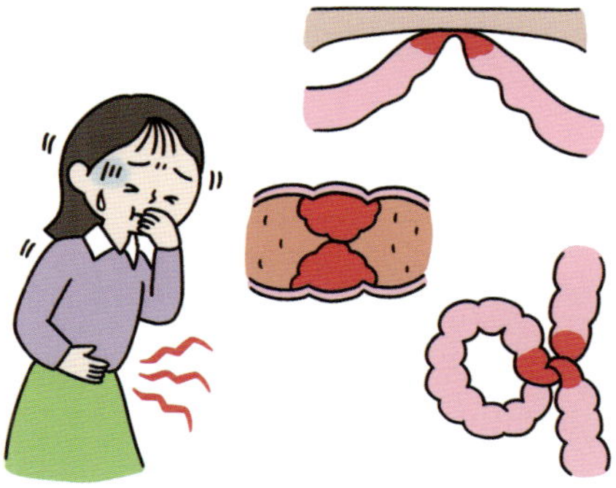

こんな手術

● 絞扼性腸閉塞

捻じれている腸管を解除したり、腸管を締め付けている紐状の組織（バンド）を切除する。すでに腸管が壊死している場合は、その部分を切除・吻合する。

● 癒着性腸閉塞

保存的治療で改善しない場合には癒着剝離の手術を行う。癒着が強固・狭窄がある場合には腸管を切除することもある。

● 腫瘍性腸閉塞

切除が可能であれば、腫瘍を含めた腸管の切除を行う。全身状態が不良な場合や切除困難時には、人工肛門造設やバイパス手術を行うこともある。

＊施設・症例によっては腹腔鏡で手術を施行する場合がある。

＊患者の状態や病態に合わせて術式が決まるため、術中所見によって手術内容が変更になることもあり、対応力が求められる。

術前 CT

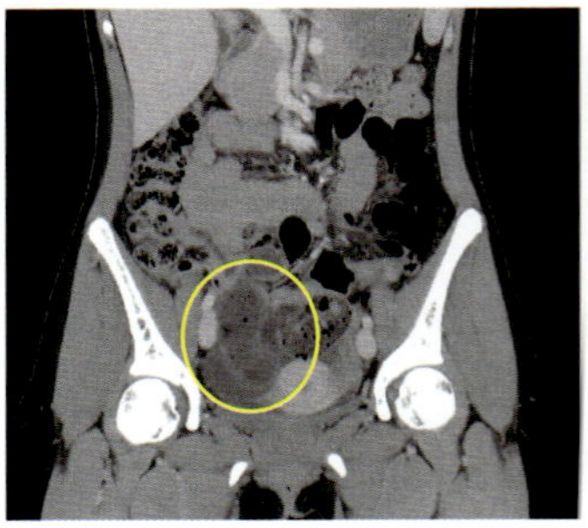

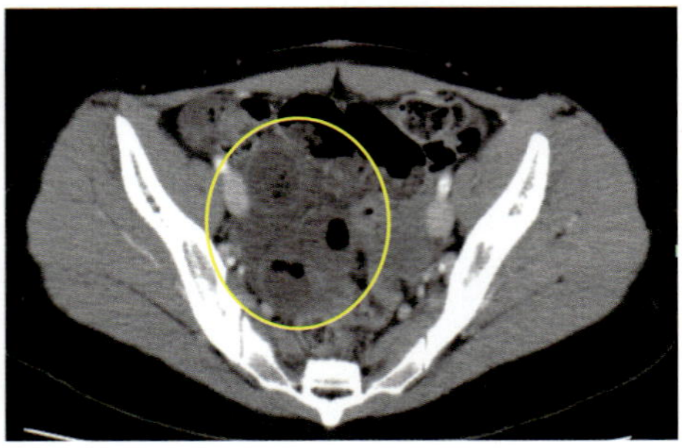

小腸の一部がループ状になっており、造影効果不良である（黄丸部）

手術の基本データ

▶ 適応	絞扼性腸閉塞、保存的治療で改善しない癒着性腸閉塞、腫瘍性腸閉塞
▶ 麻酔の方法	全身麻酔±硬膜外麻酔
▶ 手術体位	腹部正中
▶ 出血量	少量～100mL 程度
▶ 傷の大きさ	傷の大きさ
▶ インプラント	なし

準備する器械

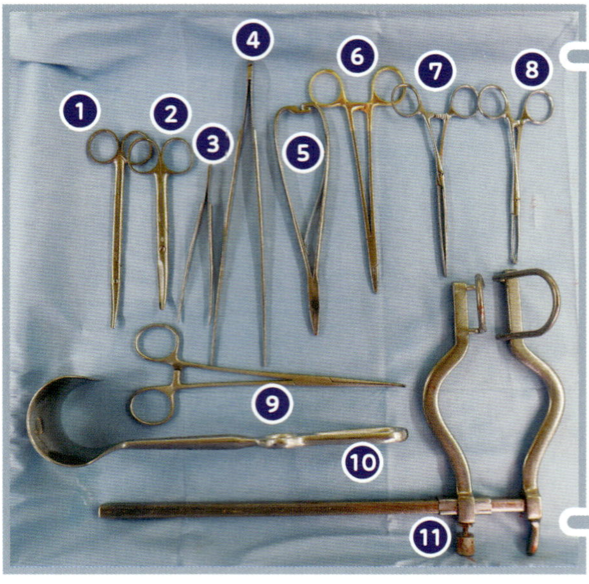

❶ 剪刀：メッツェンバウム
❷ 剪刀：メイヨー
❸ 有鉤鑷子
❹ 腸鑷子
❺ 持針器：マチュー
❻ 持針器：ヘガール
❼ 小児用腸鉗子
❽ 粘膜把持鉗子
❾ ケリー鉗子
❿ 鞍状鉤
⓫ ゴッセ鉤

おもに使用する器械

メッツェンバウム

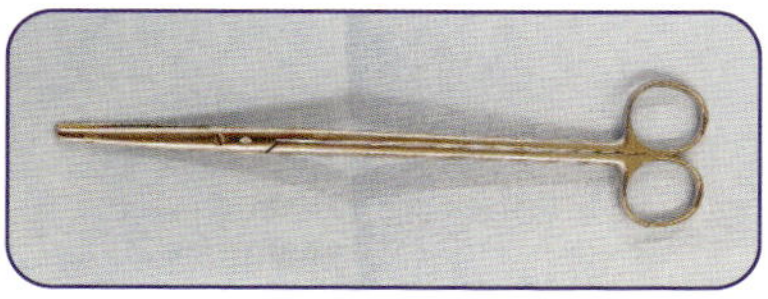

- 全体が細長く、刃先が短くて薄い剪刀。略してメッツェンとよばれる。
- 手からの強い力が伝わりにくいため繊細な操作が可能で、剝離操作に多用される。

こう使う

- 腸管同士の癒着や腹壁との癒着の剝離の際に使用される。
- 腸閉塞は腸管が拡張して腸管壁の状態が悪いことが多く、損傷を防ぐために繊細な操作が可能な剪刀を用いることが多い。

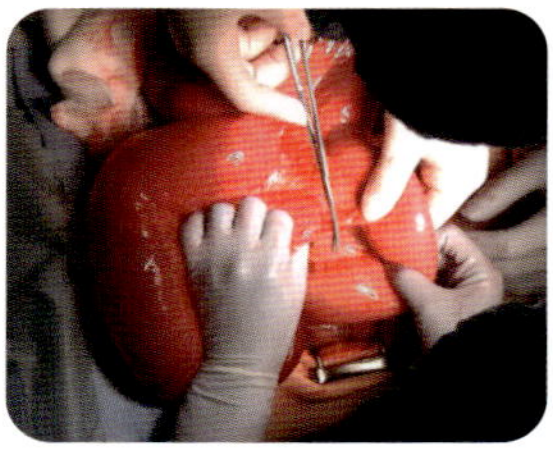

術者が唸る渡し方 動画

- 術者に渡すときには、指を挟んでケガしないように、刃先を閉じて把持部分を術者の手のひらに収まるようにして渡す。
- 剪刀は汚れや血がついたままだと切れ味が落ちてしまう。繊細な処置をすることが多いため、使用後は生食ガーゼで汚れを拭き取っておく。

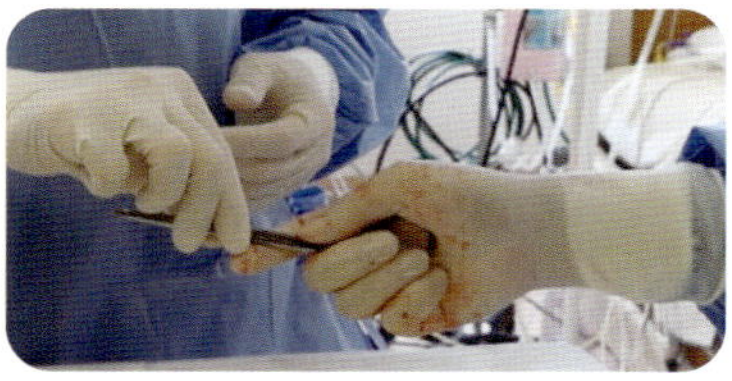

腸鑷子

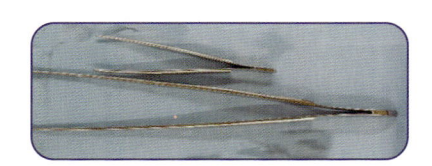

- 鉤がついていない長めの鑷子。手からの強い力が伝わりにくいため、腸管を傷めないように愛護的に把持できる。

こう使う

- 術者、助手が腸管や間膜を把持して術野を展開する際に使用する。

術者が唸る渡し方 動画

- 開いた状態で渡すと手を挟んでしまうため、閉じた状態で渡す。
- 術者はペンを持つ仕草で使用するため、親指と人差し指に鑷子の持ち手部分が収まるように渡す。

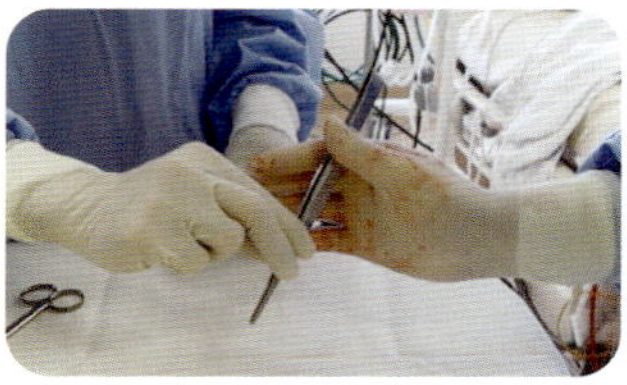

器械出しにつながる！ 解剖

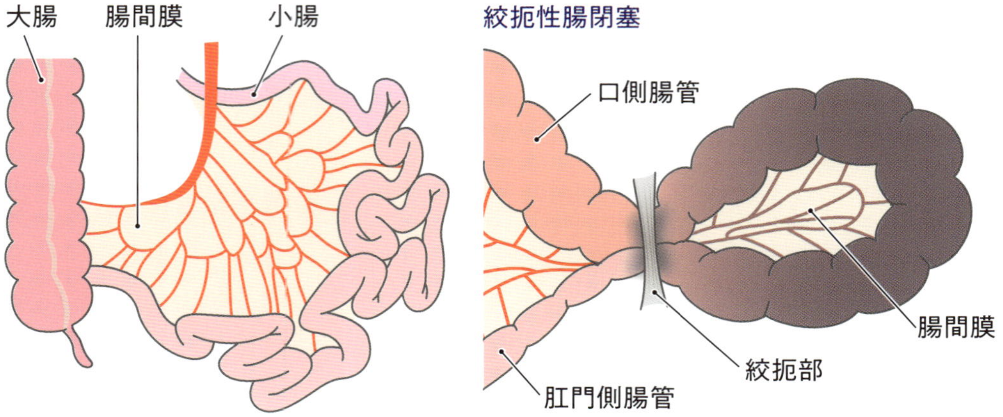

小腸は小腸間膜によって体の後壁から吊り下げられている。小腸間膜は二重層の腹膜で構成され、血管・リンパ管・リンパ節・神経が走行しており、その間を脂肪組織が占めている。間膜部が絞扼してしまうと血管が閉塞してしまい、血管の分布範囲の腸管の血流が途絶えてしまう。

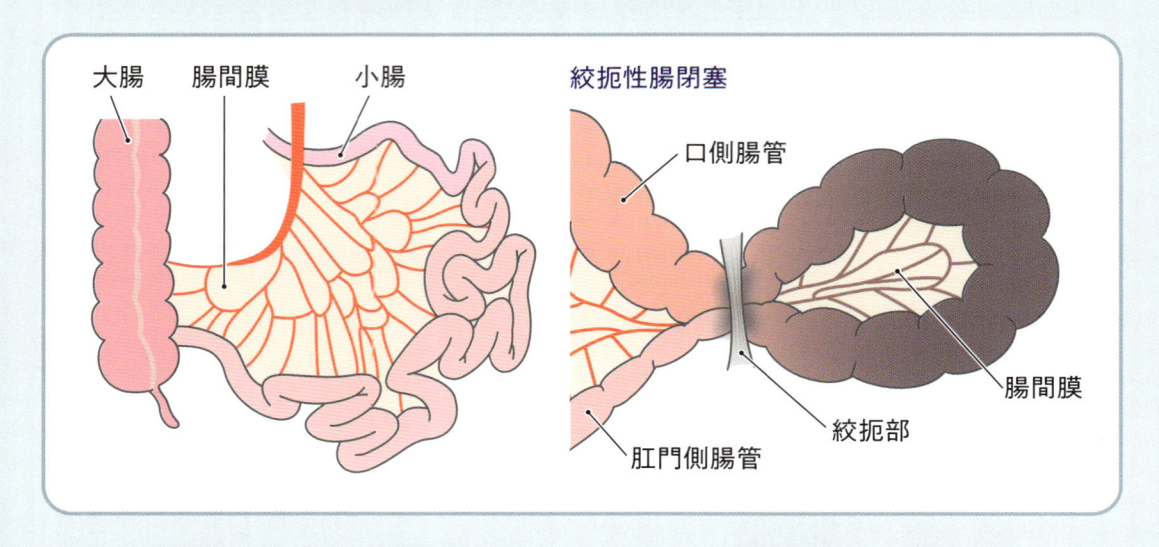

手術の手順と器械出しのキモ

0:10 開腹 動画

皮膚切開後に、皮下組織を切離していく。腹直筋は正中で癒合して白線を形成しており、白線に沿って切開して腹腔内に到達する。

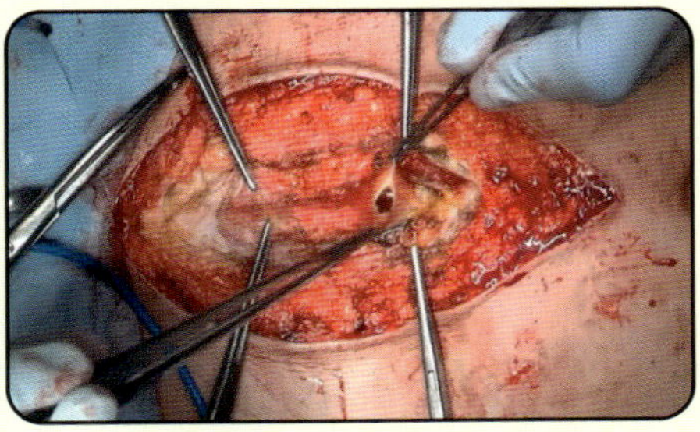

準備物

- メス
- 電気メス
- 鑷子
- メッツェン

腸閉塞は前回手術の影響で腹腔内が強固に癒着していることが多い。腸管も拡張しており損傷の危険性が高いため、開腹操作も通常より慎重に行われる。筋膜を把持するコッヘル鉗子や、剝離操作に使用するメッツェンやケリー鉗子などをテンポ良く渡すことが重要である。

0:30 閉塞解除 動画

腹腔内の癒着を剝離した後に、閉塞した腸管を確認する。絞扼の原因となっている癒着や索状物（バンド）を同定して、閉塞を解除する。

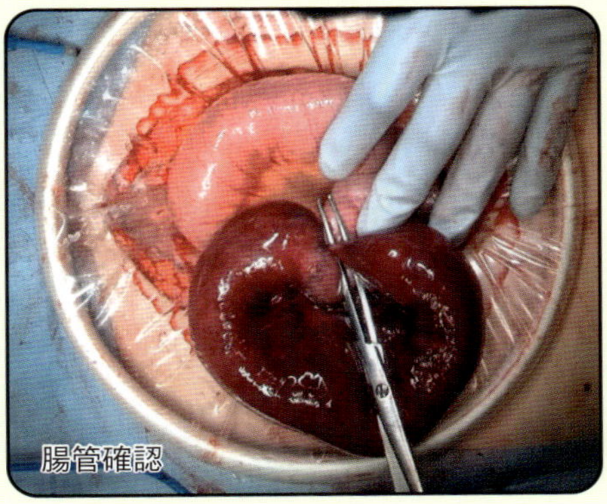

準備物

- 電気メス
- 鑷子
- メッツェン

閉塞解除後に絞扼腸管の血流が戻るか確認するため、温生食で濡らしたガーゼで腸管を包むことがある。温生食をすぐに出せるように準備しておく。

0:45 腸管評価、腸管切除 動画

　絞扼解除後も腸管の血色が悪く、壊死の所見がある場合には腸管切除・吻合を行う。腸間膜を結紮・切離していき、腸管を離断する。吻合は自動縫合器を用いた機能的断端吻合や手縫い吻合が用いられる。

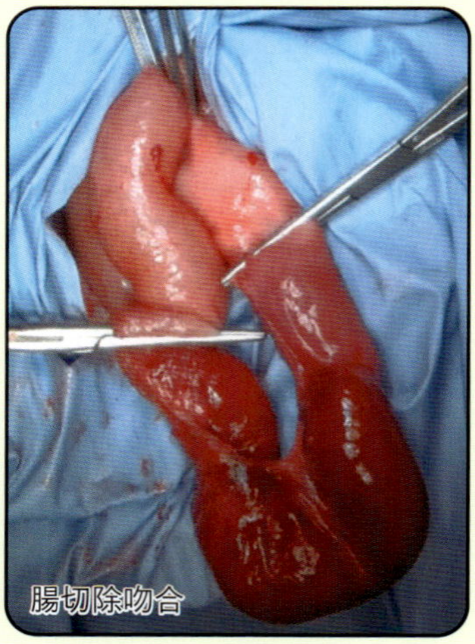

腸切除吻合

準備物

- 電気メス
- 超音波凝固切開装置

術中の判断によって、腸管温存の可否や切除範囲、吻合方法などが大きく変わってしまうことがある。臨機応変な対応が必要となる。

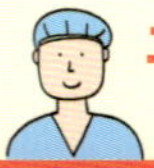

エキスパートのワザ

腸管を温存できた場合には、術後の癒着予防目的で閉腹時に癒着防止剤を使用することが多いので準備をしておく。腸管が壊死している場合には、腸管切除・吻合を要する。超音波凝固切開装置や自動縫合器の準備の確認を行う。

こんなときどうする!?

腸が破れてしまった!

腸閉塞では腸管が緊満して壁が薄くなっている部位があり、剥離操作で破れてしまうことがある。腸管内容物の漏れを最小限に抑えるために、吸引器具や小児用腸鉗子、閉鎖用の針糸をいつでも速やかに渡せるような準備が必要になる。

見て 聴いて

先読みの鬼!

近年、虚血腸管に対してICG（インドシアニングリーン）を用いて術中に血流評価を行う施設が増加している。

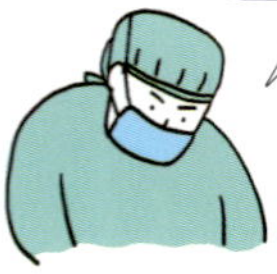

腸の色は少し悪いけど、絞扼解除したら戻るかもしれないな〜。

血流評価の術中ICG蛍光造影の準備をしよう。

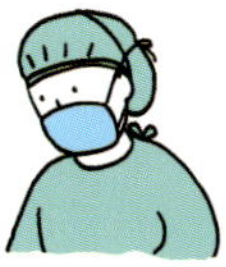

術後はここに注意する

脱水・電解質異常

腸閉塞は経口摂取の不良によって、術前から患者が高度の脱水症になっていることが多い。術中に腸液の排出も多いため、周術期の輸液管理、In-out バランスの管理は重要である。腎機能低下をきたしていることもあり、電解質異常には特に注意が必要である。

腸閉塞の再発

術後に消化管蠕動の改善が悪く、麻痺性腸閉塞をきたすことがある。場合によっては、胃管、イレウス管の留置を継続して保存的に経過をみる。また腸管血流障害により遅発性に腸管狭窄をきたすことがある。

縫合不全

腸閉塞では閉塞部の口側腸管の拡張があり、通常よりも縫合不全の危険性が高まる。発熱や腹痛が起こらないか、ドレーン排液の性状の変化を注意して観察する。

（林　裕樹・合田良政）

初級編

06 痔核・痔瘻の手術

痔核・痔瘻の手術、ここをおさえる

代表的な疾患

● 痔核

肛門管内の粘膜内もしくは肛門上皮下にある血管を含む結合組織が段々と大きくなっていき、出血や脱出をするようになったもの。歯状線より内側では内痔核。外側では外痔核という。

● 痔瘻

肛門陰窩より侵入した細菌により、肛門や直腸周囲に膿瘍が形成される（肛門周囲膿瘍）。膿瘍がさらに進展し、皮膚外へ自壊し排膿される、もしくは切開排膿された後に、そのルートが線維化し瘻管を形成し痔瘻となる。直腸側の瘻孔の入口を一次口、皮膚側の瘻孔の出口を二次口という。痔瘻を長年放置しておくと痔瘻がんが発生することもある。

おもな症状

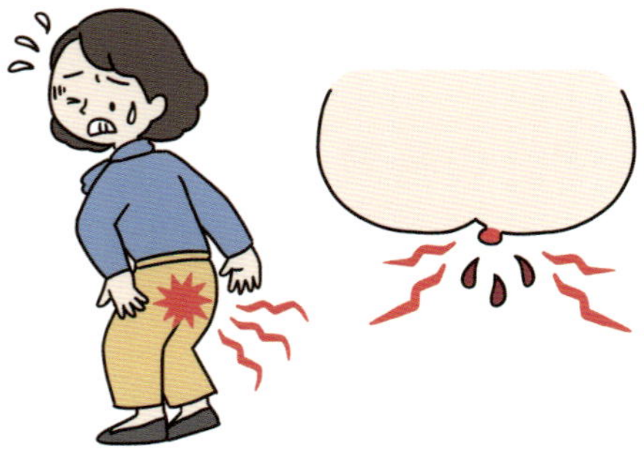

● 痔核

肛門痛、出血、痔核の脱出、掻痒感、粘液漏出

● 痔瘻

疼痛、発熱、出血、瘻孔からの排膿

こんな手術

● 痔核

痔核結紮切除術：痔核を周囲から剝離していき、根本を結紮し痔核を切除する。

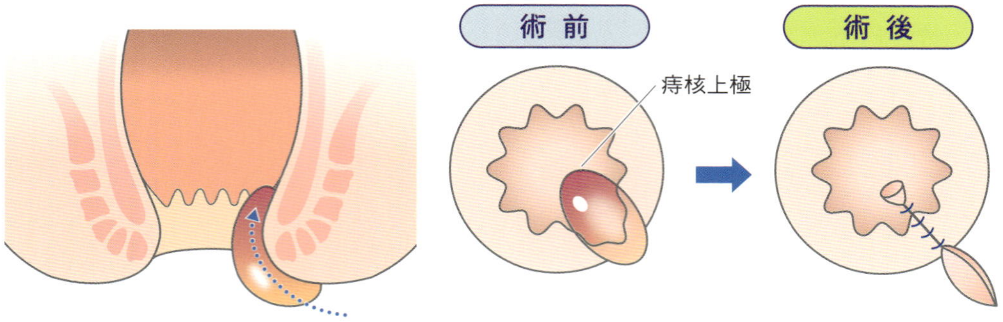

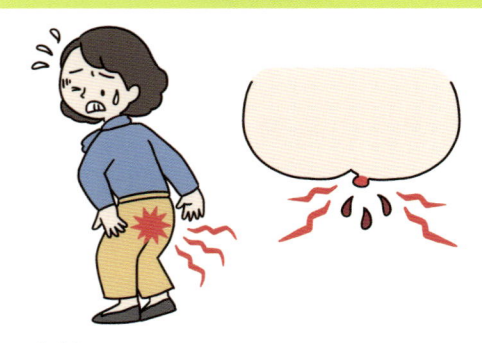

● 痔瘻

- Lay-open 法：浅い瘻管の場合、瘻管を切開し開放する。

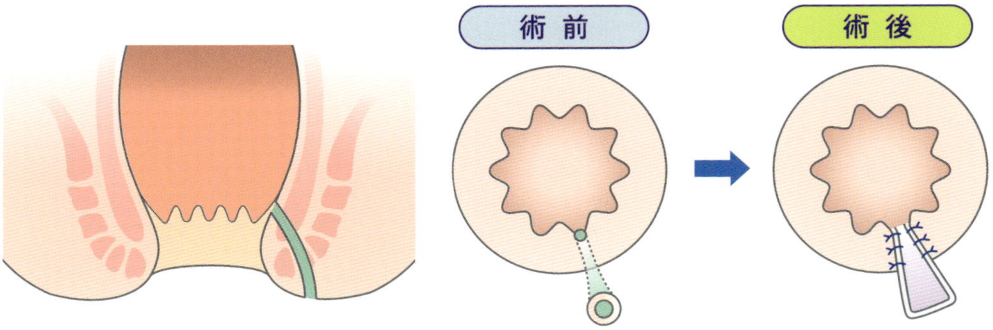

- Seton 法：瘻管内に沿ってゴム輪を通して固定する。徐々に締めていき最終的にはゴム輪を脱落させる。

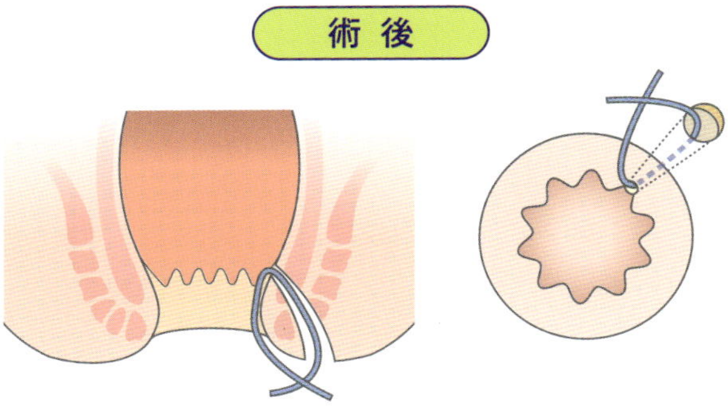

- くりぬき法：瘻管に沿って一次口までトンネル状にくり抜いていき切除する。

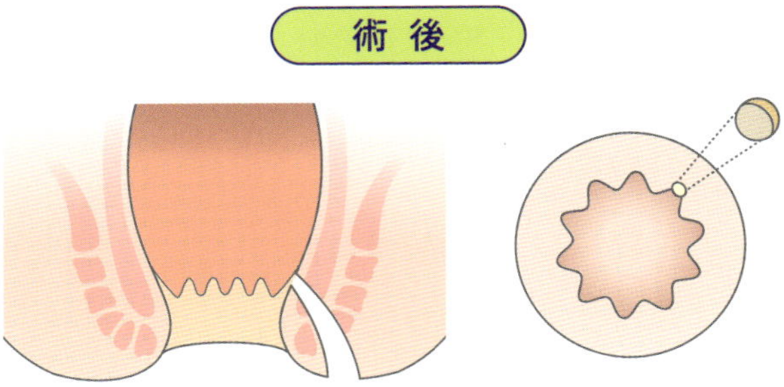

手術の基本データ

適応	Goliger 分類 III 度以上の痔核、痔瘻
麻酔の方法	腰椎麻酔（抗血栓薬の内服中でできない場合は全身麻酔などに変更）
手術体位	ジャックナイフ位
出血量	少量～数十ミリリットル程度
傷の大きさ	痔核の大きさや瘻管の長さによる
インプラント	あり（seton 法のゴム輪）
組立器械	なし

準備する器械

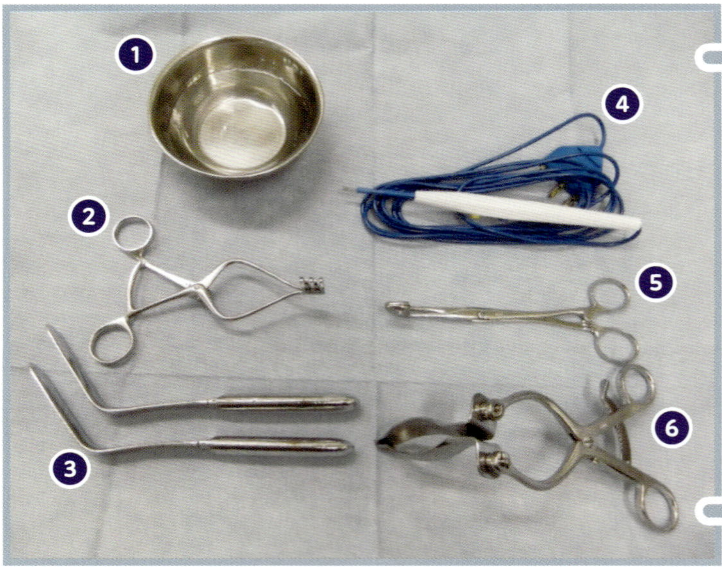

❶痔核：ボスミン入り生理食塩水、痔瘻：過酸化水素水
❷開創器（ウェイトラナー、アドソンなど）
❸有柄式肛門鏡
❹電気メス
❺痔核鉗子
❻肛門開創器

おもに使用する器械

有柄式肛門鏡

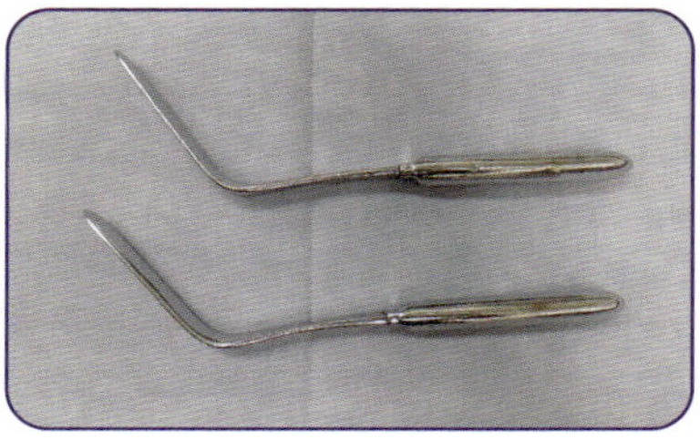

- 手術を始める際に肛門内の状況を確認するために使用する道具。
- への字型になっており、肛門内に挿入し水平方向へ広げやすい形状となっている。

こう使う

- キシロカインゼリーなどの潤滑剤をつけて使用する。
- 片手に一本ずつ把持し任意の方向へ肛門を広げる。

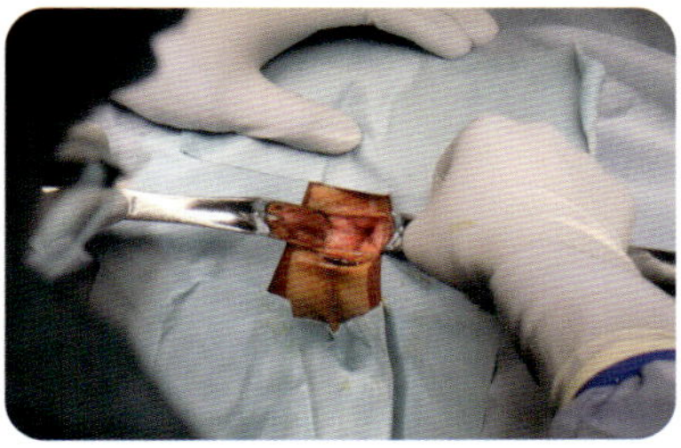

術者が唸る渡し方

- 先端に潤滑剤（ゼリーなど）をつけた状態で２本まとめて渡す。

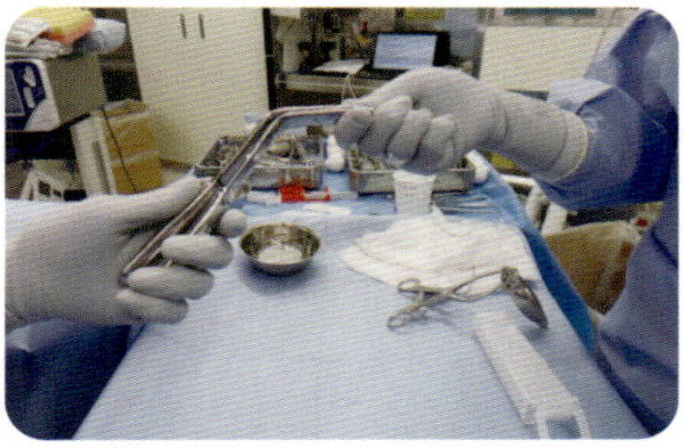

痔核鉗子

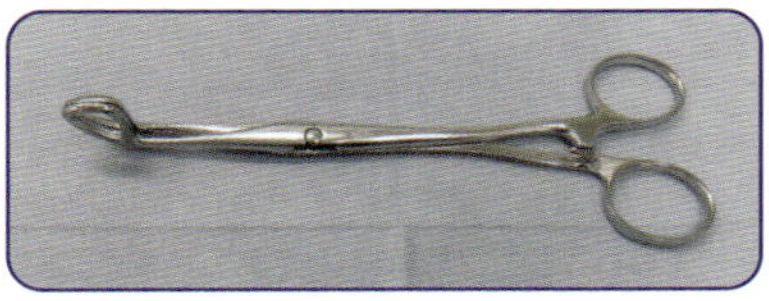

- 把手部を広げると先端が広がる。
- 痔核を非外傷性に把持できるような先端の形状になっている。

こう使う

- 痔核を把持、展開し痔核切除をする。

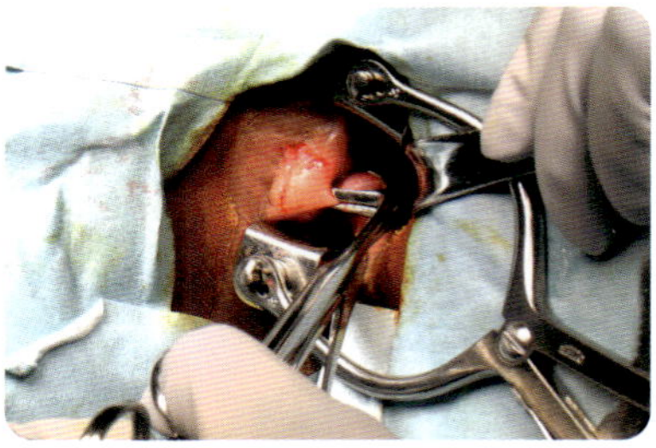

肛門開創器

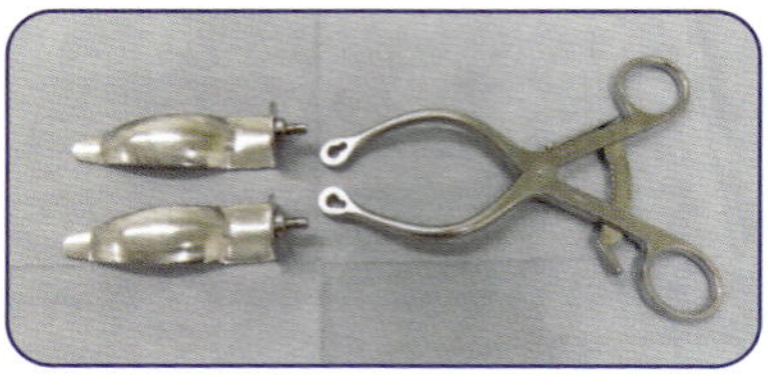
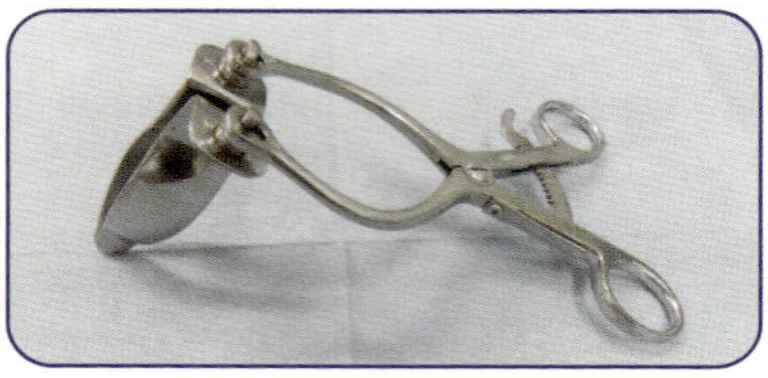

- 開創器に取り付けるブレードが２種類（大・小）あり、取り替えが可能。
- ハンドル部を閉じることで先端が開く形状。
- ハンドル部にラチェットが付いており開いていくことで自然とロックがかかる。

こう使う

- ブレードにゼリーなどの潤滑剤をつけ、ブレードを閉じた状態で挿肛する。挿肛後にハンドルを閉じてブレードを開き、肛門を展開する。
- 抜去する際にはハンドルを広げ、ブレードを閉じてから抜く。

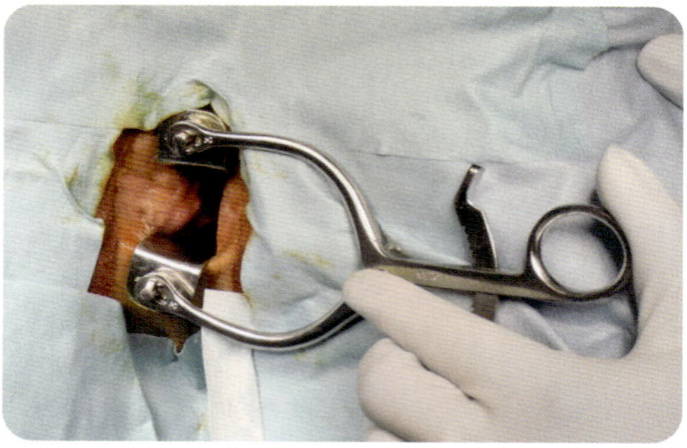

術者が唸る渡し方

- 先端に潤滑剤（ゼリーなど）をつけた状態で、先端を閉じた状態で渡す。

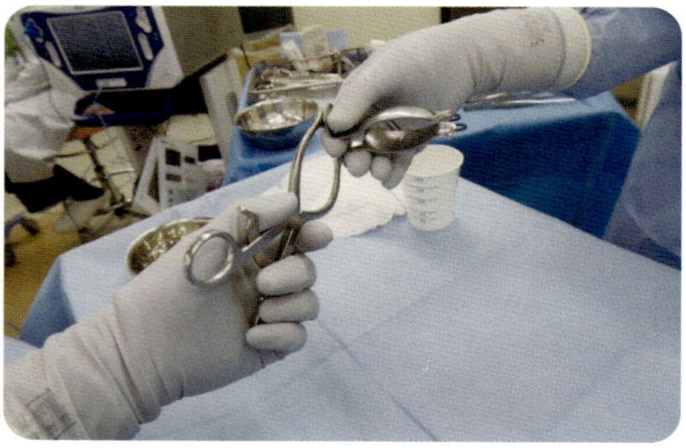

器械出しにつながる！ 解剖

正常直腸断面図

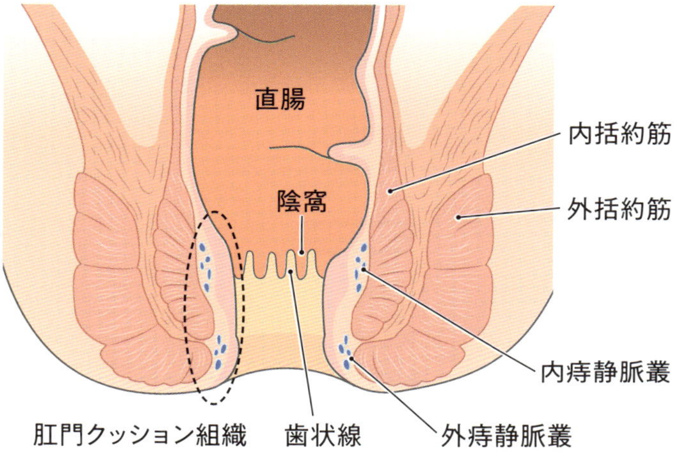

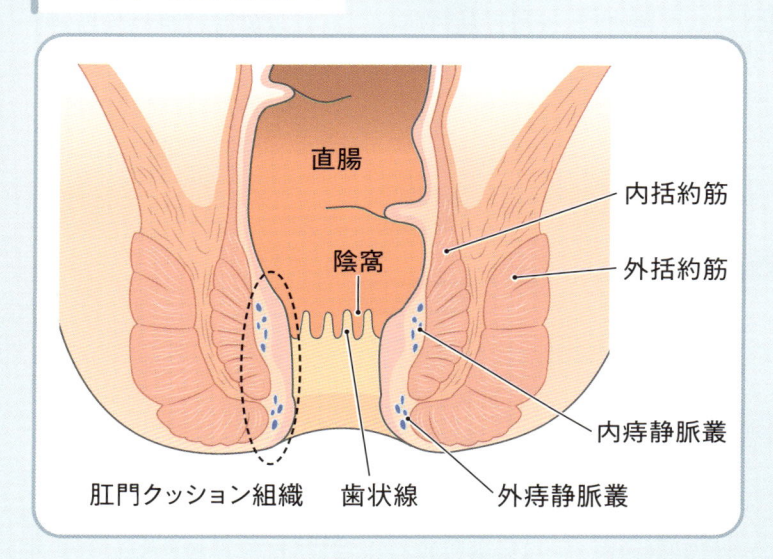

直腸は歯状線まで粘膜構造で、以後は上皮構造となる。歯状線には陰窩を認める。肛門を締める筋肉として内括約筋と外括約筋の二重構造となっている。

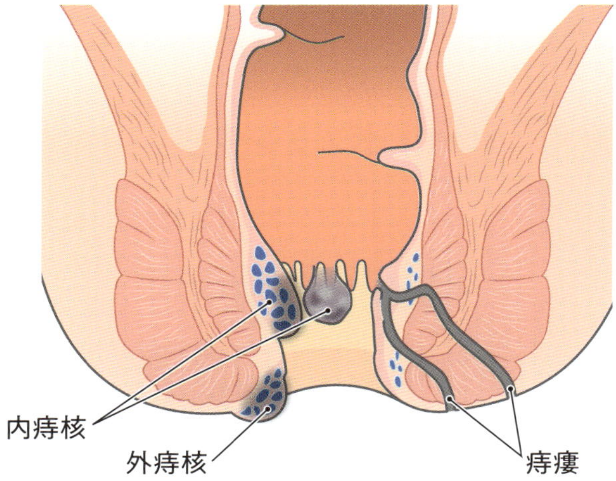

痔核

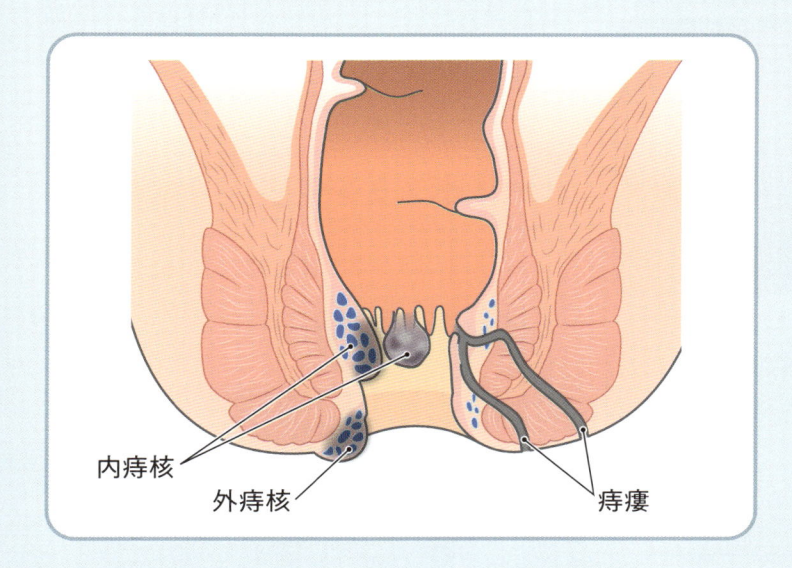

静脈叢を含む周囲結合織の腫脹を呈する。歯状線より内側では内痔核。外側では外痔核となる。

痔瘻

陰窩より侵入した細菌が皮下もしくは括約筋間内で膿瘍形成し、外へ穿破しルートが線維化すると瘻孔となる。

手術の手順と器械出しのキモ（痔核）

0:00 体位の設定：ジャックナイフ位

腰椎麻酔がかかったら肛門が観察しやすいような体位としてジャックナイフ位をとる。

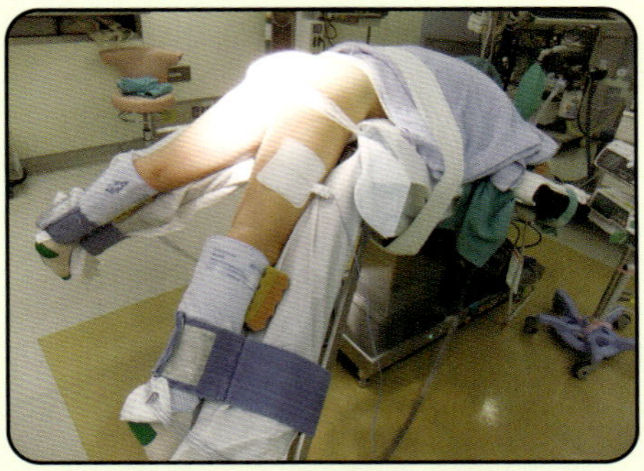

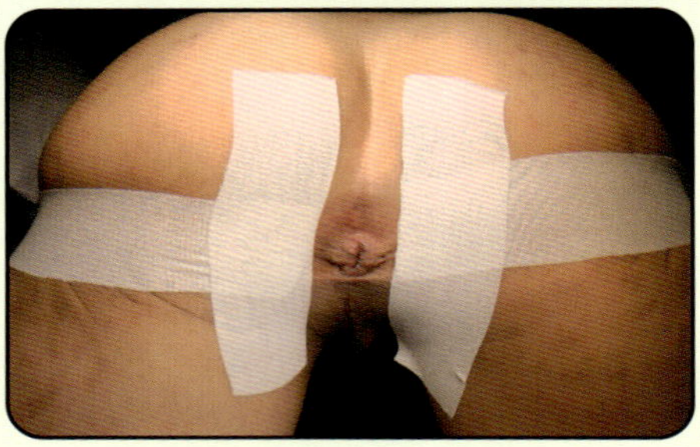

足が台から落ちないようしっかりと固定する。 殿部をテープで左右に広げ術野を見やすくする。

0:00 肛門の観察

有柄式肛門鏡で肛門内を観察。治療する対象（痔核、痔瘻）を確認する。確認できたら肛門開創器で肛門を展開する。

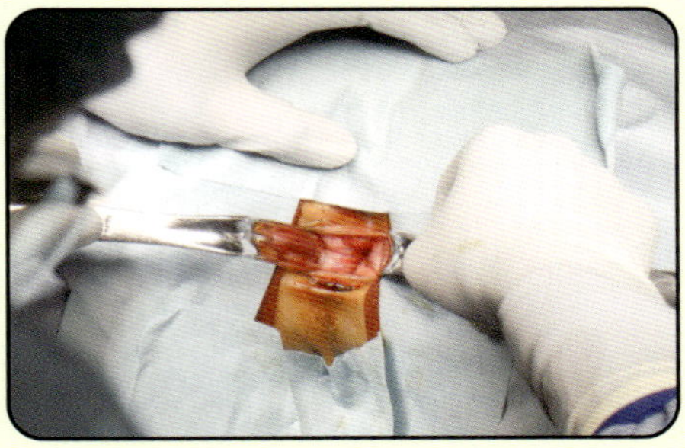

準備物

- 有柄式肛門鏡
- 肛門開創器
- キシロカインゼリー

肛門鏡や開創器にあらかじめ潤滑剤をつけておく。

0:05 ボスミン生食

ボスミン生食を痔核とその下の層との間に打つ。

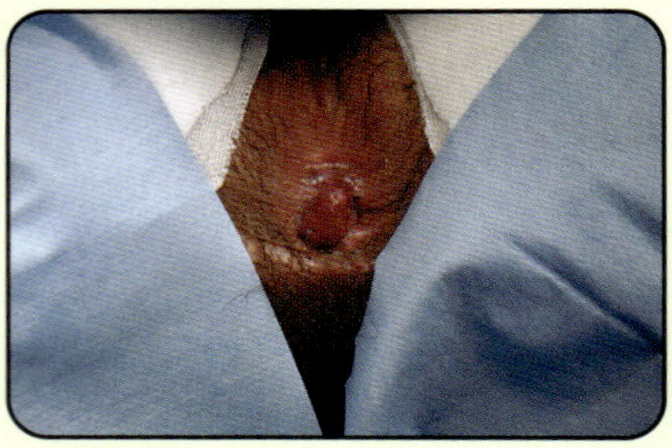

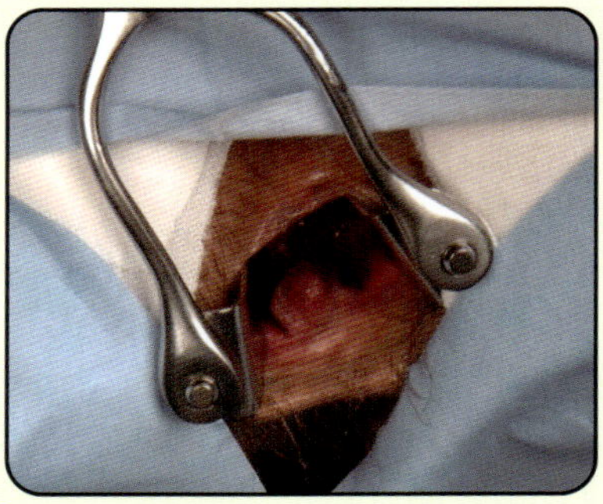

本症例では 11 時方向（ジャックナイフのため真下が 12 時方向）に脱出する内外痔核を認める。

準備物

- ボスミン生食入りシリンジ（23G 針）

針を術者側に向けないように渡す。

0:10 痔核を浮き上がらせる

痔核の外側から皮切をおいて痔核を浮き上がらせる。

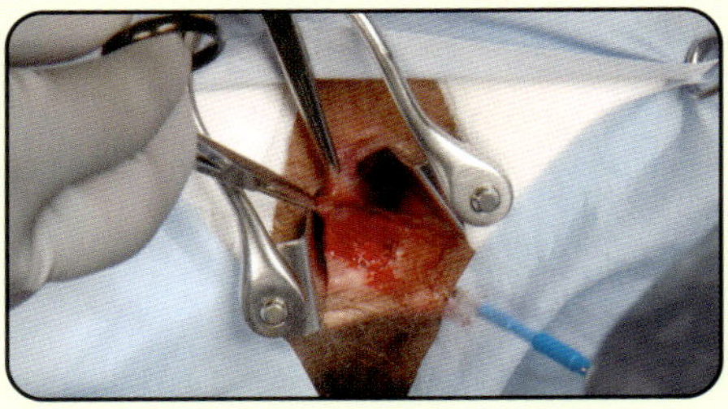

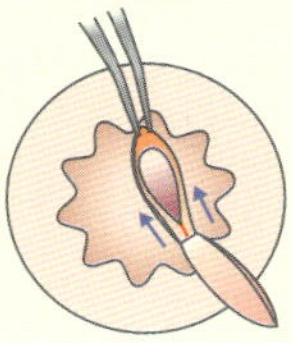

準備物

- メス

0:15 痔核切除

根部で結紮し痔核を切除する。

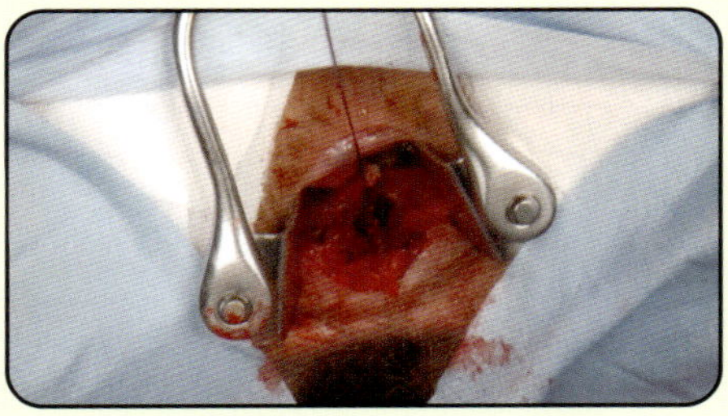

準備物

- 結紮用の吸収糸

0:20 縫合

粘膜を縫合し寄せる。

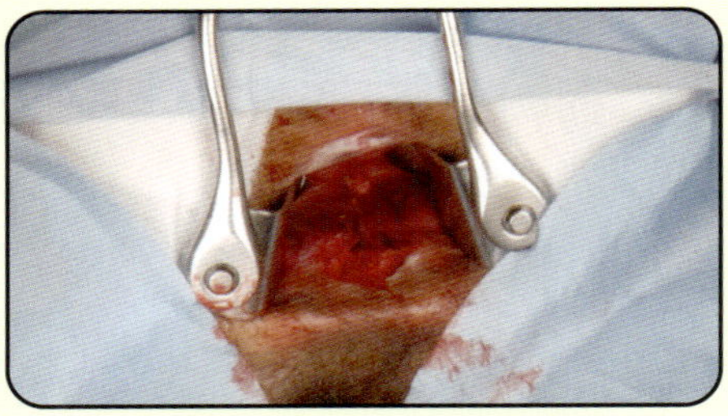

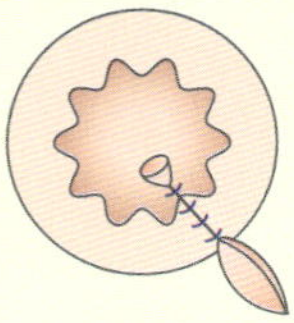

準備物

- 針付きの吸収糸

2章 初級編 06 痔核・痔瘻の手術

手術の手順と器械出しのキモ（痔瘻）

0:00 瘻管の確認

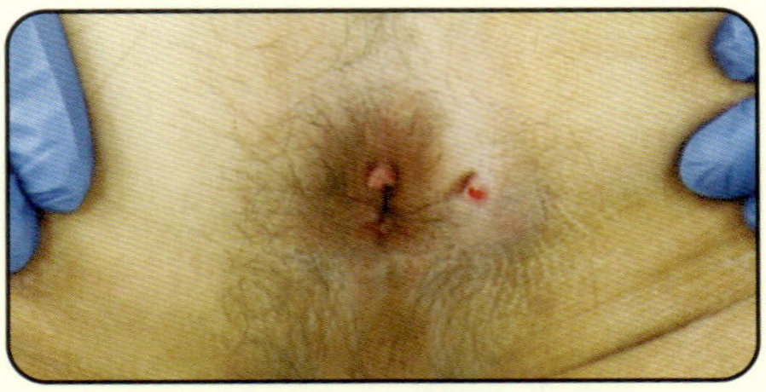

本症例では８時方向に二次口を認め６時方向に向かって瘻管が伸びており、lay-open 法で手術を行った。

0:05 瘻管に器械を通す

ゾンデやモスキート鉗子を用いて、二次口から一次口へ瘻管に器械を通す。

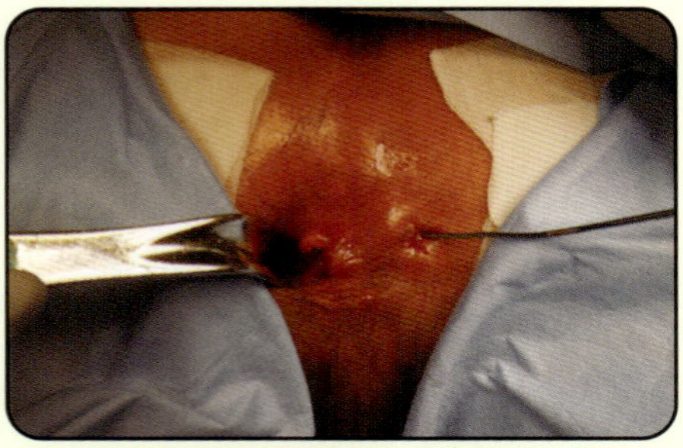

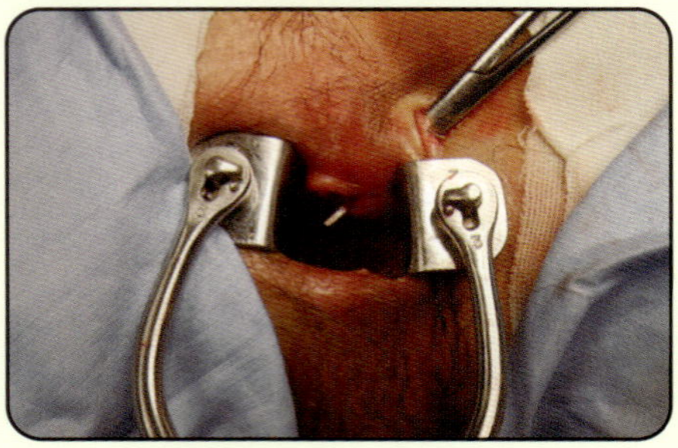

一次口が確認できる場合は、一次口から二次口へ通してもよい。

0:15 瘻管を開放

瘻管に沿って切開し、瘻管を開放する。

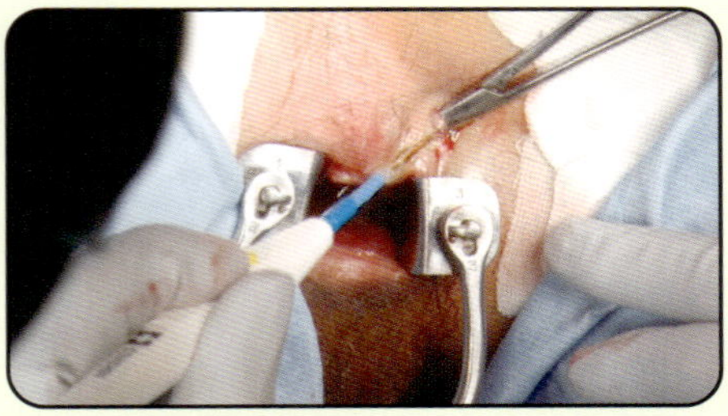

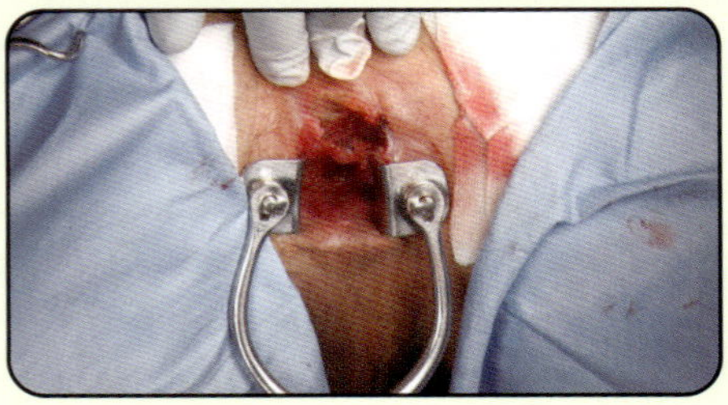

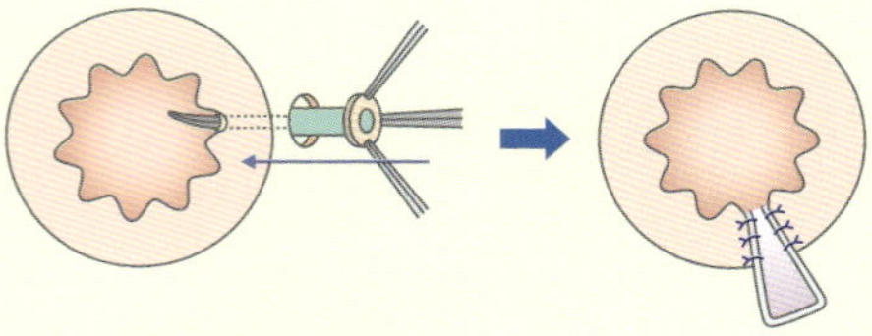

準備物

- ゾンデやモスキート鉗子

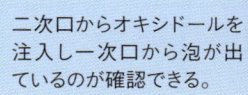

こんなときどうする!? **一次口、二次口が確認できない**

視診・触診で瘻管の一次口、二次口が確認できない場合、確認できる側からオキシドールを注入することで反対側より泡が確認できることがある。

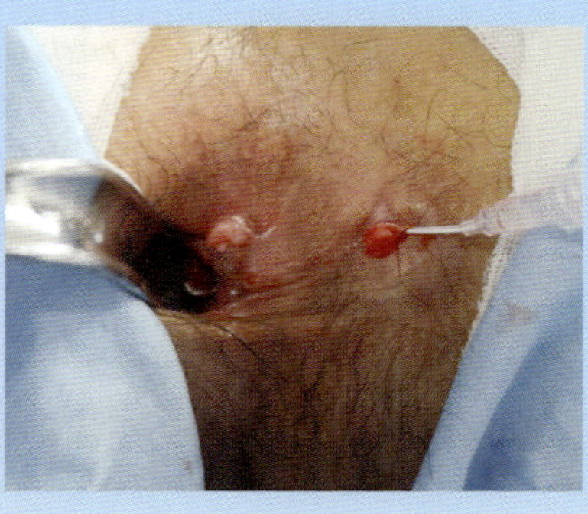

二次口からオキシドールを注入し一次口から泡が出ているのが確認できる。

術後はここに注意する

出血や頭痛に注意

創部が縫合閉鎖されていないため、術後の合併症頻度としては後出血が特に高い。創部に当ててあるガーゼを定期的に観察し、血が滲んでこないか確認する必要がある。排便習慣が便秘気味で、硬便の場合、排出する際に創部と擦れ出血するリスクがあるため、緩下剤などを使用し軟便へ傾けておくとよい。

また、腰椎麻酔を行った場合に頭痛の合併症が起こる場合があるが、なるべく安静臥床にし、水分をよく取ることで大部分は自然に軽快する。

引用・参考文献

1）日本大腸肛門病学会編．肛門疾患（痔核・痔瘻・裂肛）・直腸脱診療ガイドライン 2020 年版（改訂第 2 版）．東京，南江堂，2020，124p．https://www.coloproctology.gr.jp/uploads/files/journal/koumonshikkan_guideline2020.pdf

2）赤木一成ほか．よくわかる肛門外科手術マニュアル．東京，中外医学社，2011，110p.

（石丸和寛・清松知充）

中級・上級編

01 食道悪性腫瘍切除術（開胸・開腹／胸腔鏡・腹腔鏡下）

食道悪性腫瘍切除術、ここをおさえる

代表的な疾患

● **胸部食道悪性腫瘍、食道胃接合部悪性腫瘍**

粘膜筋板を超えて粘膜下層やさらに深層に浸潤する食道悪性腫瘍が食道切除術の対象となる。通常は頸胸腹部の３領域にわたるリンパ節郭清を行うが、頸部郭清を省略することもある。また食道胃接合部悪性腫瘍で食道に長く浸潤している症例は、胸部食道悪性腫瘍と同様に食道切除術の適応となることがある。

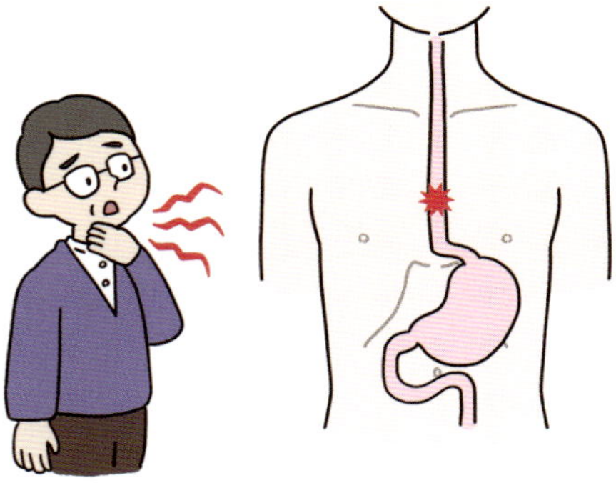

こんな手術

術前イメージ

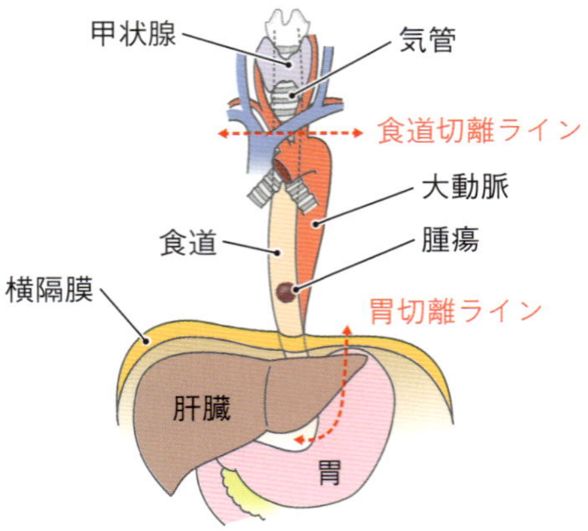

術後イメージ

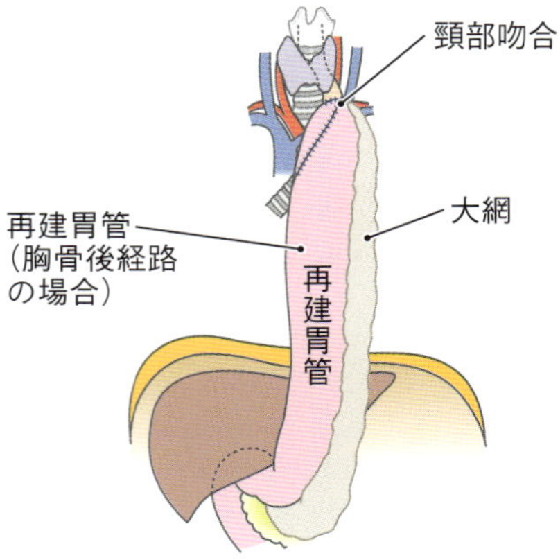

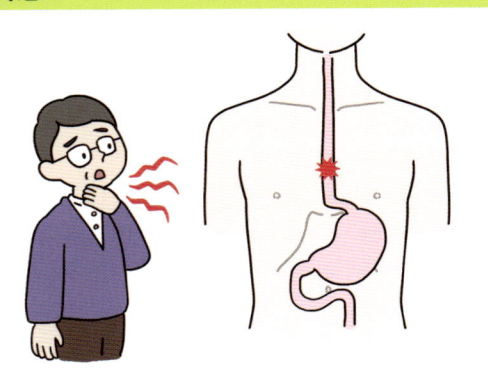

食道は頸部から腹部にわたる細長い臓器であり、手術は頸胸腹部の３領域にわたる。胸部食道悪性腫瘍に対する一般的な食道切除・再建手術の手順は以下の通りである。

- 胸部操作：縦隔のリンパ節を郭清しながら胸部食道を周囲組織より剝離する。胸部食道を途中で離断し、胸腔ドレーンを留置して終了する。
- 腹部操作：胃を周囲の結腸間膜や脾臓・横隔膜より外し、食道断端を腹腔内に引き抜く。胃の小弯側を切離して胃管を作製する。
- 頸部操作：両側の頸部リンパ節を郭清する。食道断端を頸部に引き抜く。
- 再建操作：腹部で作製した胃管を、通常は胸骨後ないし後縦隔経路で頸部まで挙上する。残っている頸部食道と胃管を手縫いまたは器械を用いて吻合する。

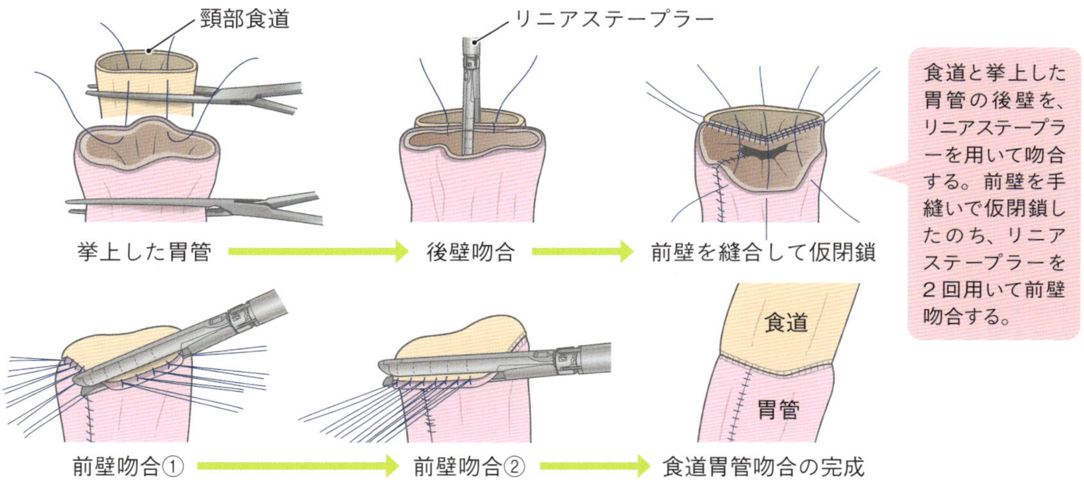

頸部吻合の手順（Collard 変法）

術前 CT

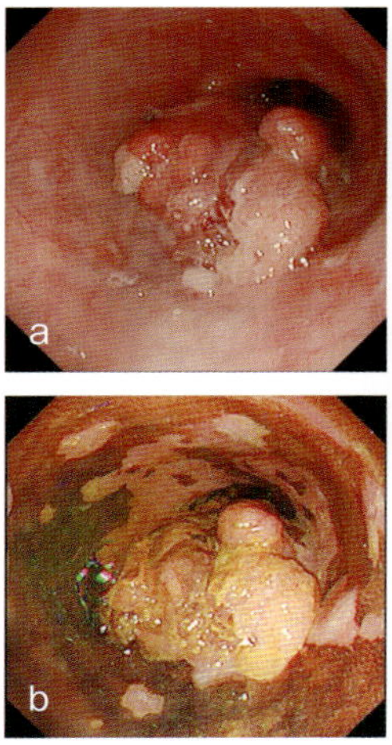

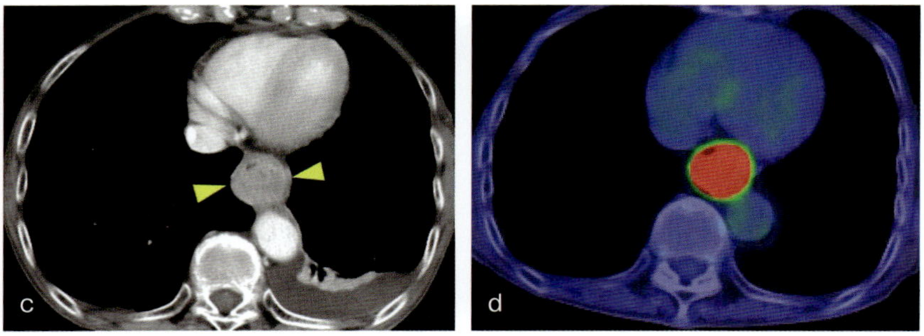

【a・b】上部消化管内視鏡検査（a 通常観察、b ヨード染色）：1/3 周性の隆起性病変を認める。周囲にはヨード不染帯が広がる
【c】胸部造影 CT 検査：胸部下部食道に偏心性の壁肥厚（黄矢印）を認める
【d】PET-CT 検査：胸部下部食道の腫瘍に一致して FDG の集積（赤色部分）を認める

手術の基本データ

▶ 適応	胸部食道がん、食道胃接合部がん
▶ 麻酔の方法	全身麻酔（両肺換気または分離肺換気）＋硬膜外麻酔
▶ 手術体位	▪ 胸部：開胸手術では左側臥位、胸腔鏡手術・ロボット支援下手術では腹臥位ないし左側臥位とする。 ▪ 腹部：体位変換して、開腹手術では仰臥位、腹腔鏡手術では開脚位ないし砕石位とする。 ▪ 頸部：肩枕を挿入して頸部伸展位とする。
▶ 出血量	100～300mL
▶ 傷の大きさ	▪ 胸部：開胸であれば 15cm 程度の創となる。胸腔鏡・ロボット支援下であれば 5～12mm のポート創を 5～6 カ所作製する。 ▪ 腹部：開腹であれば剣状突起から臍部まで 15cm 程度の創となる。腹腔鏡手術であれば 5～12mm のポート創を 4～5 カ所作製する。5cm 程度の小切開を追加し、胃を体外に挙上して胃管を作製することが多い。 ▪ 頸部：鎖骨上縁に沿って 10cm 程度の襟状切開を置く。 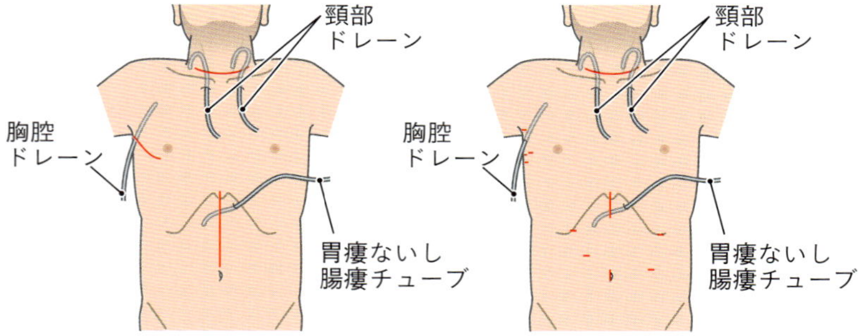 開胸＋開腹手術　胸腔鏡＋腹腔鏡手術
▶ インプラント	あり（腸瘻ないし胃瘻を作製する場合）
▶ 組立器械	なし

準備する器械

胸腔鏡セット

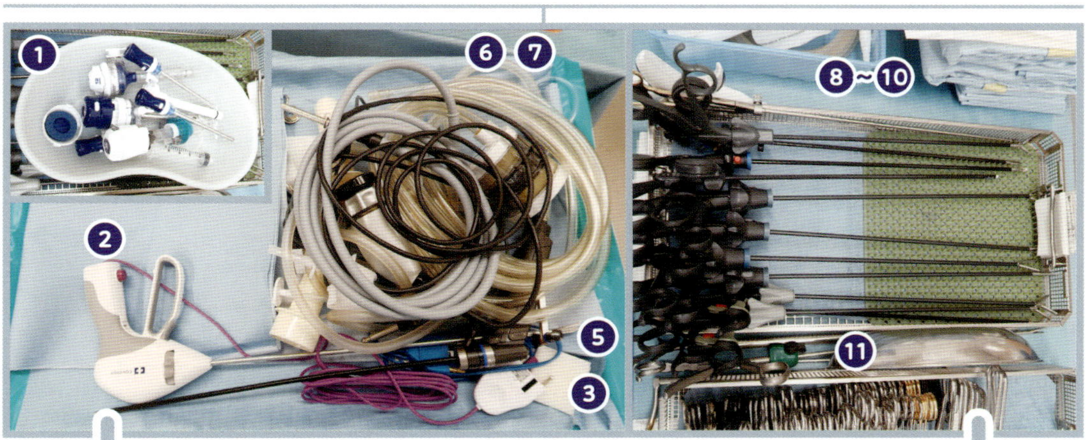

❶トロッカー ❷超音波凝固切開装置またはシーリングデバイス ❸送水・吸引管 ❹スコープ
❺電気メス ❻ライトケーブル ❼送気・送水・吸引チューブ
❽剥離鉗子（メリーランド型、ナターシャ） ❾把持鉗子（ドベーキー、波型、マンチーナ）
❿鋏鉗子（メッツェンバウム型：リユース・ディスポーザブル） ⓫クリップ

胸部操作	
開胸手術	胸腔鏡手術
● ラスパトリウム、エレバトリウム、ドワイヤン骨膜剥離子、骨ヤスリ、肋骨剪刀 ● ウィスカー鉤、リンパ節鉤、ランゲンベック鉤、肝臓鉤（肩甲骨を挙上） ● 開胸器（中・大） ● 持針器 ● 肺把持鉗子 ● リスター／ケリー鉗子 ● 直角剥離鉗子 ● ドベーキー鑷子 ● メイヨー／メッツェンバウム剪刀 ● 電気メス・バイポーラーメッツェン ● 吸引	● 鏡視下手術用鉗子：剥離鉗子、鋏鉗子、把持鉗子、クリップ ● エネルギーデバイス：電気メス、LigaSure™（メリーランド） ● 硬性スコープ（30°斜視）または軟性スコープ ● 送気チューブ、送水チューブ、吸引チューブ ● 自動縫合器 ● トロッカー

腹部操作	
開腹手術	腹腔鏡手術
● 直剪刀、クーパー／メイヨー／メッツェンバウム剪刀 ● 有鉤鑷子、無鉤鑷子 ● リスター／ケリー鉗子 ● ペアン（直・曲）鉗子 ● コッヘル（直・曲）鉗子 ● 剝離鉗子 ● 大杉鉤、リンパ節鉤、ランゲンベック鉤・肝臓鉤	● 鏡視下手術用鉗子：剝離鉗子、鋏鉗子、把持鉗子、クリップ ● エネルギーデバイス：電気メス、LigaSure™（メリーランド） ● 硬性スコープ（30°斜視）または軟性スコープ ● 送気チューブ、送水チューブ、吸引チューブ ● トロッカー
● マチュー／ヘガール持針器 ● 自動縫合器	

頸部操作

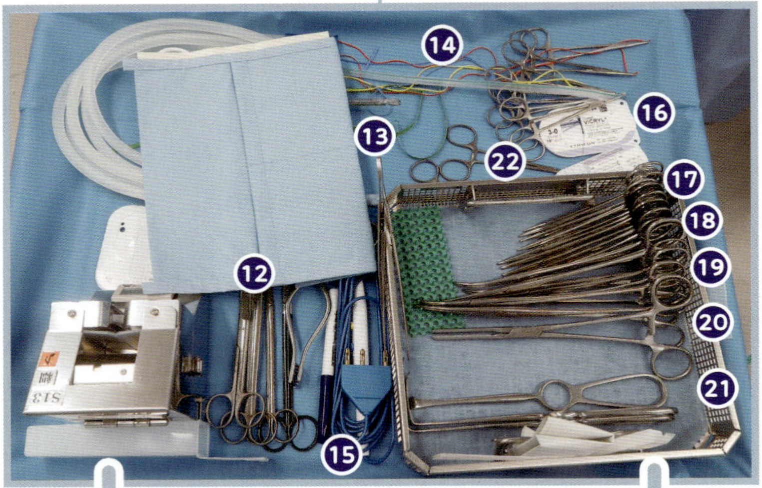

⑫クーパー／メッツェンバウム剪刀 ⑬マッカンドー／ドベーキー鑷子
⑭ベッセルテープ、ペンローズドレーン、テトロンテープ ⑮電気メス、吸引、クリップ
⑯針糸 ⑰モスキート／ペアン鉗子 ⑱剝離鉗子、直角剝離鉗子 ⑲リスター／ケリー鉗子
⑳秋山式食道鉗子 ㉑ランゲンベック筋鉤、リンパ節鉤 ㉒ヘガール持針器 ㉓小児用腸鉗子

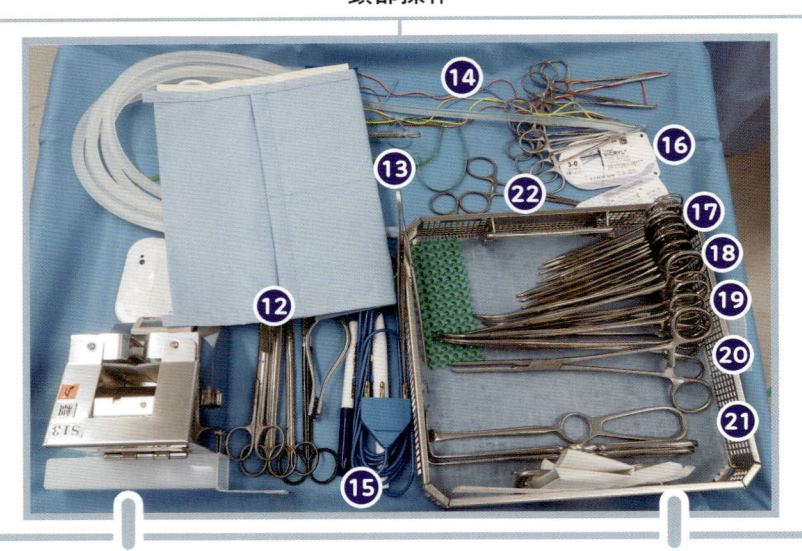

おもに使用する器械

剝離鉗子

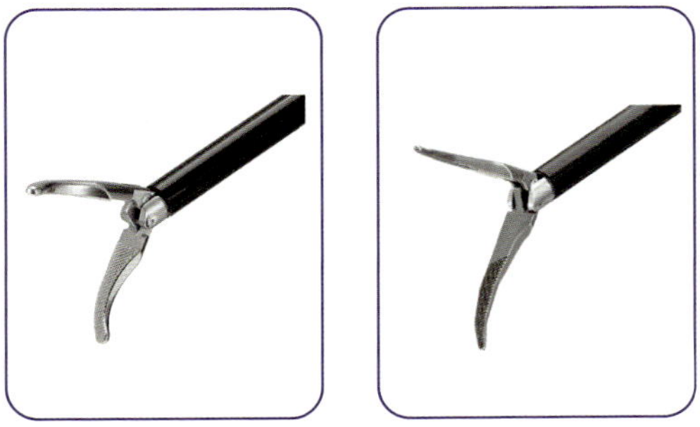

（オリンパスマーケティング株式会社）

- 膜や神経に沿って、組織と組織の隙間を鈍的に広げるために用いる。
- 鉗子先端の角度や鋭さによって複数の剝離鉗子を使い分けることもある。

こう使う

- 左反回神経リンパ節郭清の序盤で用いる。
- 剝離鉗子を用いて気管に沿って剝離し、左反回神経リンパ節を含んだ脂肪を気管より分離している。

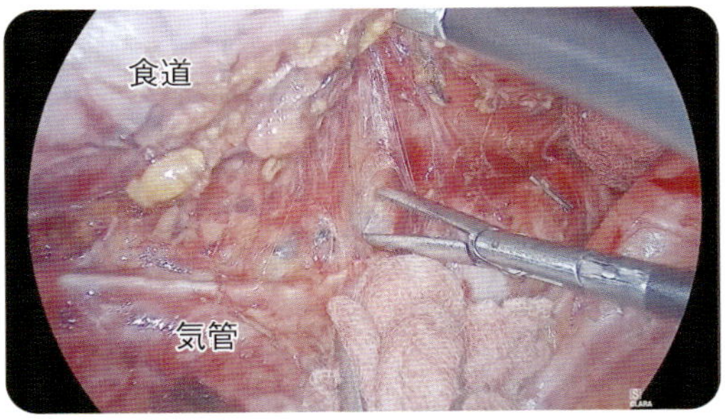

術者が唸る渡し方

- 術者の右手から鉗子を受け取り、術者の目線をずらさないように右手の形に合わせて鉗子を渡す。
- 複数の剝離鉗子を使い分ける場合は、術者に確認してから渡す。

ヘラ型電気メス

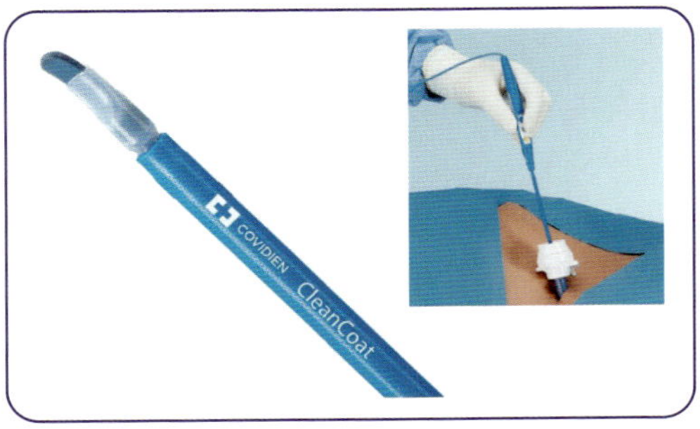

（コヴィディエンジャパン株式会社）

- 膜状の組織を切開したり、温存する臓器や膜に沿って組織を鋭的に切離したりするために用いる。
- 止血は凝固モードで行うが、出血予防のために切開を凝固モードで行うこともある。
- ヘラをうまく使うことで鈍的剝離も可能である。

こう使う

- 胸部大動脈周囲リンパ節郭清の序盤で用いる。
- ヘラ型電気メスを用いて、食道に沿って胸膜を鋭的に切開している。

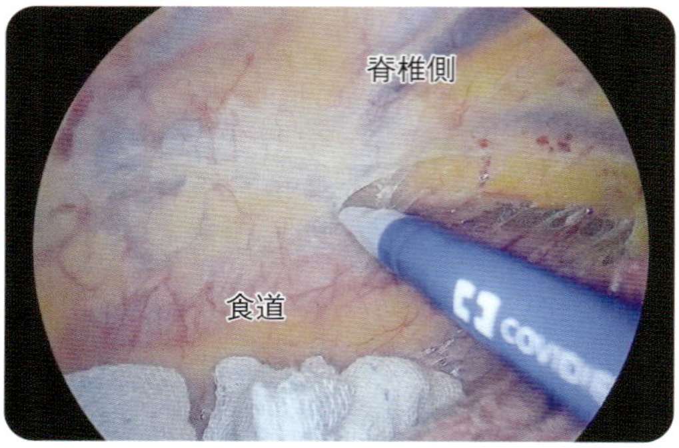

術者が唸る渡し方

- ポート挿入が完了して胸腔内操作が始まったら、内視鏡用の長い電極に差し替えておく。
- ハンドピースの切開・凝固ボタンが術者の人差し指に合うように角度を考えて渡す。
- ヘラの向きは基本的には切開する膜に垂直に当たるようにする。

鋏鉗子

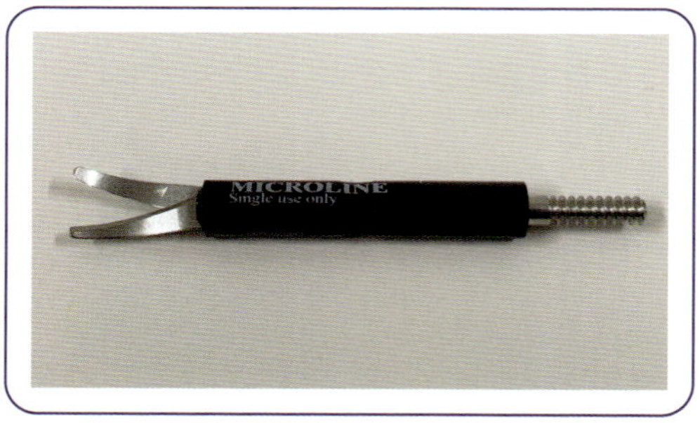

(Microline Surgical 社)

- 反回神経の枝や細い血管を選択的に切離する。
- 刃先の部分がディスポーザブルの鋏鉗子は切れ味が良いため、上縦隔郭清で頻用される。

こう使う

- 右反回神経から食道に出る細い枝を鋏鉗子で切離している。

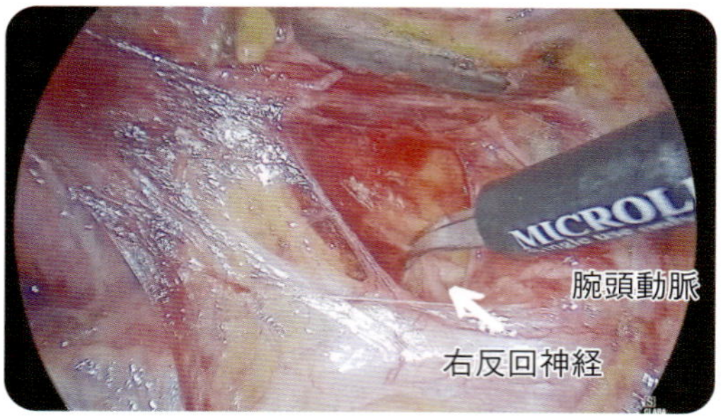

術者が唸る渡し方

- 糸や太い血管など硬いものを切る場合はリユースの鋏鉗子を用いるようにして、ディスポーザブルの鋏鉗子は反回神経周囲に限定して使用することが多い。
- 鋏鉗子を求められた場合は、どの鋏か術者に確認するとよい。

シーリングデバイス

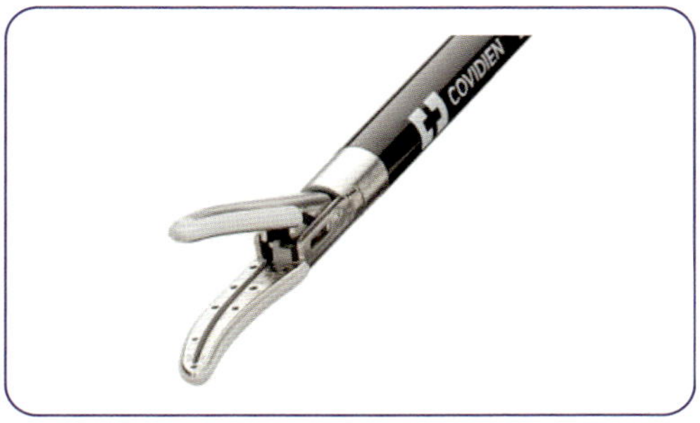

（コヴィディエンジャパン株式会社）

- 血管やリンパ管をシーリングした後に切離するエネルギーデバイスである。
- 鈍的な剝離も可能である。
- 脈管のシーリング効果が高いが、気管や反回神経周囲で使用する場合には熱が伝わらないように距離を離して使用することが大事である。

こう使う

- 大動脈から食道に出る固有食道動脈を LigaSure™ でシーリング・切離している。

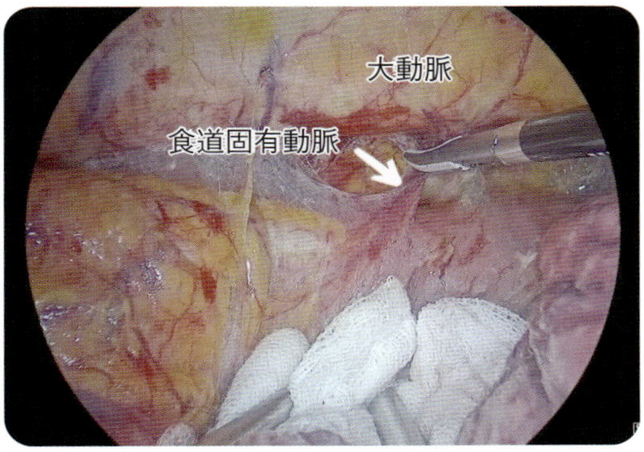

術者が唸る渡し方

- 超音波凝固切開装置にもいえることだが、ハンドル部分にコードが絡まないように術者の利き手に渡すとよい。

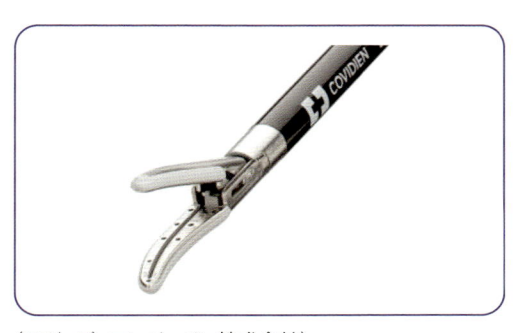

器械出しにつながる！　解剖

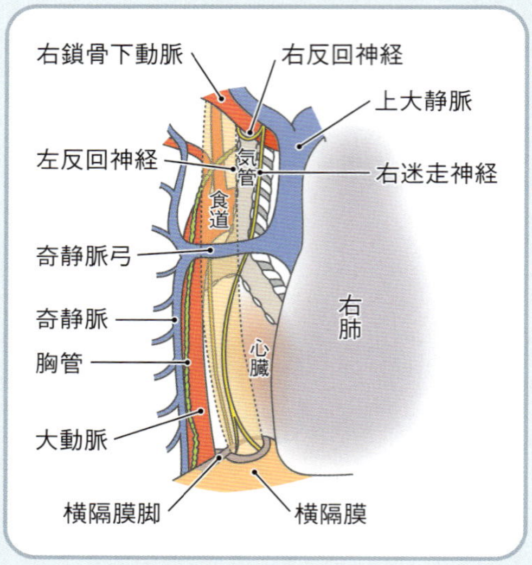

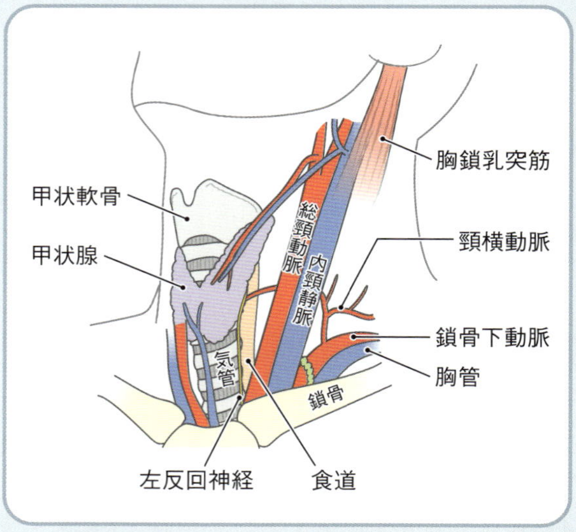

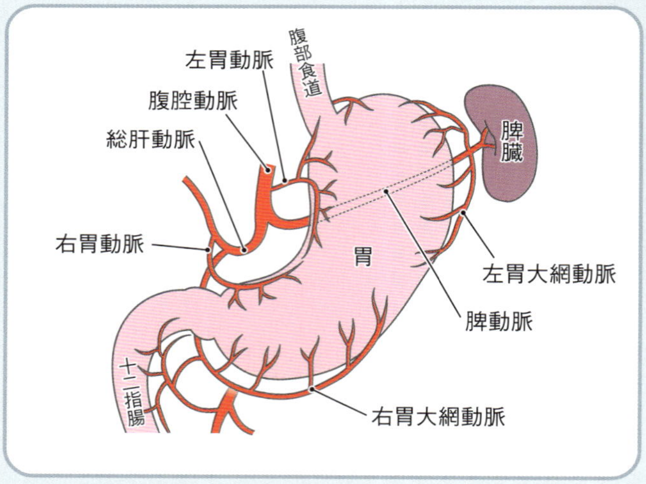

胸部食道がん手術で郭清される頻度が高いリンパ節部位の番号と名称（文献1を参考に作成）

頸部リンパ節	No.101	頸部食道傍リンパ節（左右あり）
	No.104	鎖骨上リンパ節（左右あり）
胸部リンパ節	No.105	胸部上部食道傍リンパ節
	No.106rec	反回神経リンパ節（左右あり）
	No.106tb	気管気管支リンパ節（左右あり）
	No.107	気管分岐部リンパ節
	No.108	胸部中部食道傍リンパ節
	No.109	主気管支下リンパ節（左右あり）
	No.110	胸部下部食道傍リンパ節
	No.111	横隔上リンパ節
	No.112aoA	腹側胸部大動脈周囲リンパ節
	No.112pul	肺間膜リンパ節（左右あり）
腹部リンパ節	No.1	右噴門リンパ節
	No.2	左噴門リンパ節
	No.3a/b	胃小彎リンパ節
	No.7	左胃動脈幹リンパ節
	No.8a	総肝動脈幹前上部リンパ節
	No.9	腹腔動脈周囲リンパ節
	No.11p	脾動脈幹近位リンパ節
	No.19	横隔下リンパ節
	No.20	食道裂孔部リンパ節

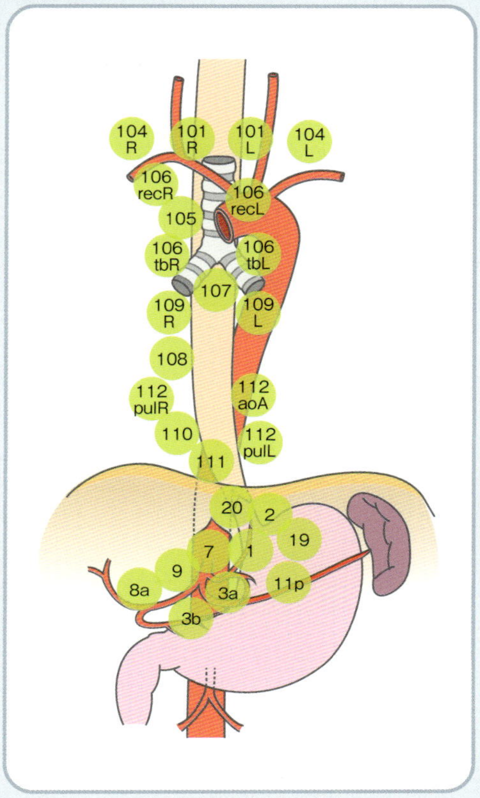

各再建経路の長所と短所

経路	胸壁前（皮下）	胸骨後	後縦隔（胸腔内）
	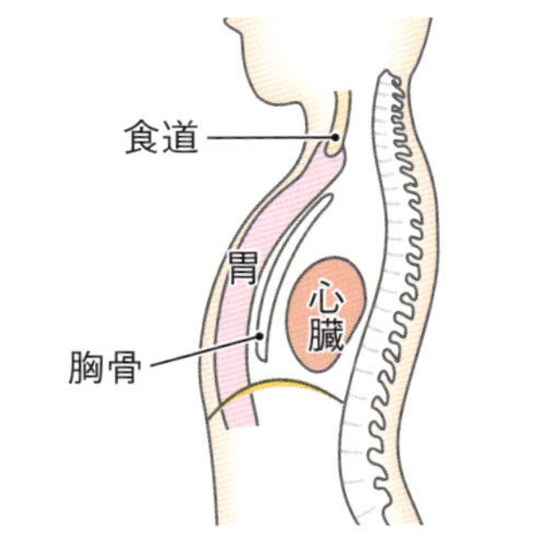	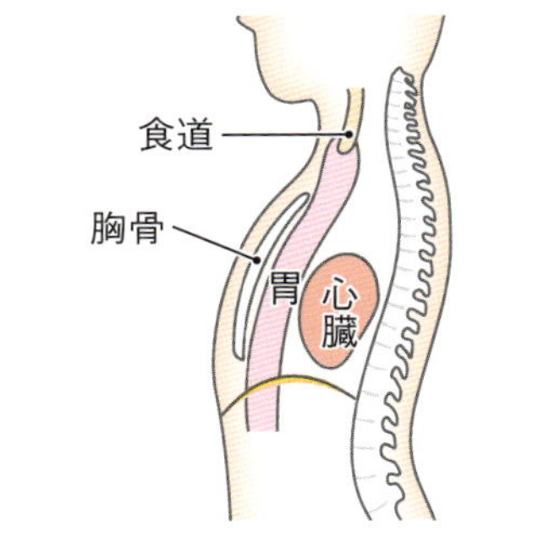	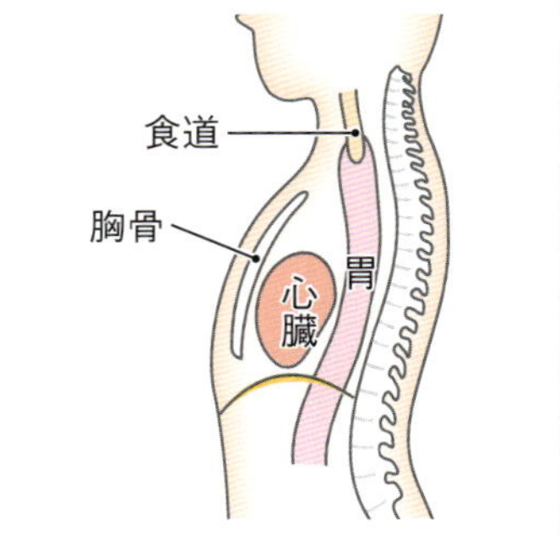
長所	● 縫合不全が起こっても重症化しにくい。 ● 再建臓器にがんが発生した場合に切除しやすい。	● 縫合不全が起こっても重症化しにくい。 ● 後縦隔に再発が起こっても影響を受けにくい。	● 経路が最短であり、吻合部に緊張がかかりにくい。 ● 生理的な経路であり、嚥下障害が起こりにくい。
短所	● 経路が最長であり、吻合が難しくなることがある。 ● 皮下が膨隆し整容面が損なわれる。	● 心臓を圧迫するため不整脈の原因となる。	● 再建臓器にがんが発生した場合の手術が困難である。 ● 縫合不全が起こると縦隔炎や膿胸を起こし重症化することがある。

手術の手順と器械出しのキモ

胸部食道がんに対するわが国の標準術式は食道亜全摘、胃管再建、3領域リンパ節郭清、頸部吻合術である。低侵襲手術が浸透した現在では、胸部操作は胸腔鏡下、腹部操作は腹腔鏡下に行われることが多く、近年ではロボット支援下手術の導入も進んでいる。本稿では、胸腔鏡下食道亜全摘、腹腔鏡下胃管作製、頸部吻合術の手順と器械出しについて説明する。

事前に

使用するトロッカーの種類と数、エネルギーデバイスについて担当医師に確認しておく。右肺術後など胸腔内癒着が予想される症例では、開胸移行の可能性についても確認しておくとよい。

体位設定

胸腔鏡下食道切除では腹臥位、左側臥位、その中間の半腹臥位として体位をとることが多い。腹臥位では顔面、特に眼球の圧迫がないように注意する。側臥位では下側の上肢の圧迫、上側の上肢伸展により腕神経叢損傷が起こることがあり気をつける。

【①胸部操作】

0:00 皮膚切開、トロッカー挿入

皮膚切開後、トロッカーの挿入を行う。胸腔内の癒着がないことを確認して、送気を開始し人工気胸とする。追加のトロッカーを挿入する。

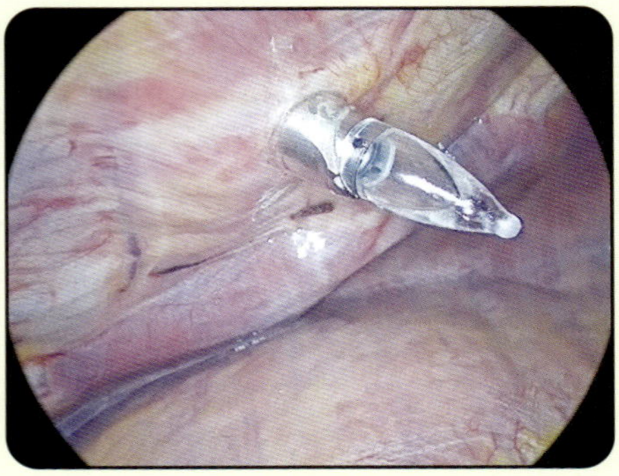

準備物

- メス（尖刃）
- 電気メス（短）
- 直ペアンまたはリスター鉗子
- トロッカー

0:10 中下縦隔：胸部大動脈周囲リンパ節郭清

動画

背側の胸膜を切開し、下行大動脈に沿って剥離してリンパ節郭清を行う。胸管合併切除の場合は、胸管を切除する食道側につけて郭清を行い、クリッピングの後に胸管を切離する。

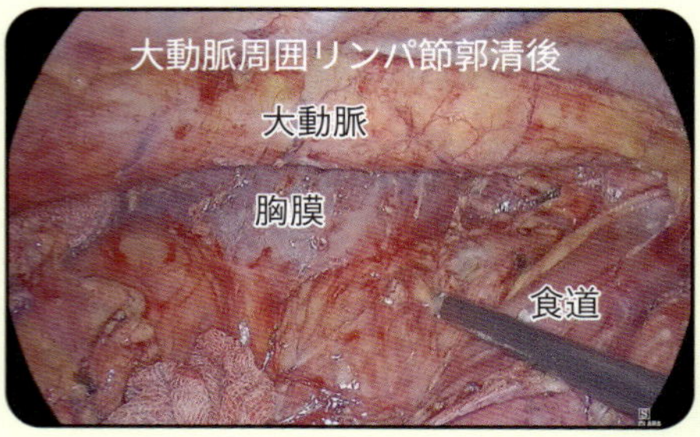

症例によっては胸管を合併切除する。施設によっては上縦隔から操作を開始する。腫瘍が気管や大動脈に浸潤している可能性がある場合は、根治切除できるか判断するために、その部分から操作を開始することもある。

準備物

- 電気メス（ヘラ型）
- 把持鉗子
- 剝離鉗子
- 超音波凝固切開装置またはシーリングデバイス

こんなときどうする!?

胸管を損傷してしまってリンパ液が漏れている!

損傷部の周囲の胸管を剝離して、その頭側・尾側で胸管をクリップないし結紮する。リンパ液は血液のように凝固しないので、漏れ出すとなかなか止まらない。胸管は2~3回クリップないし結紮して確実にリンパ液の漏出を止める。

0:30 中下縦隔：横隔膜上・肺間膜リンパ節郭清

動画

腹側の胸膜を切開し、心外膜・横隔膜に沿って剝離してリンパ節郭清を行う。

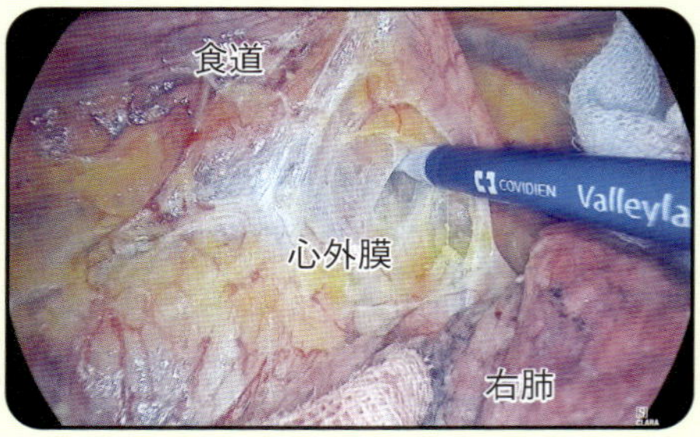

準備物

- 電気メス（ヘラ型）
- 把持鉗子
- 剝離鉗子
- 超音波凝固切開装置またはシーリングデバイス

エキスパートのワザ

ヘラ型電気メスを渡すときは、術者の利き手で凝固や切開ボタンがストレスなく押せるように、本体の向きを術者の手に合わせるとよい。電極のヘラの向きは術者によって好みがあるので、渡す前に術者に確認する。

0:45 中下縦隔：気管分岐部リンパ節郭清

動画

気管分岐部リンパ節と左右主気管支下リンパ節を食道・気管より外し、リンパ節郭清する。

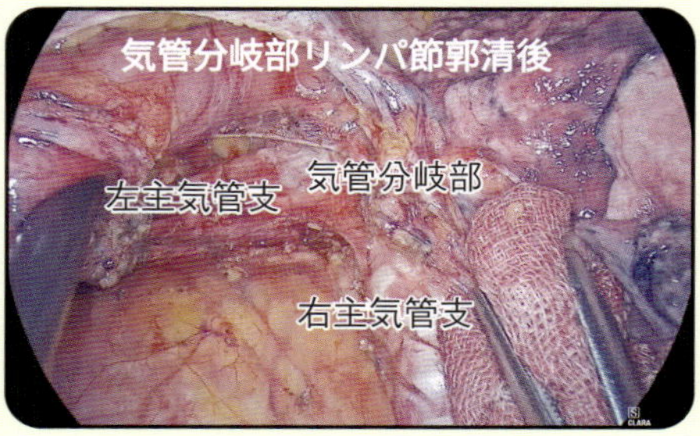

準備物

- 電気メス（ヘラ型）
- 把持鉗子
- 剝離鉗子

- 超音波凝固切開装置またはシーリングデバイス

1:00 奇静脈弓・右気管支動脈の切離

動画

胸部上部食道を背側から授動する。奇静脈弓を周囲組織より剥離し、自動縫合器（リニアステープラー）で切離する。施設によっては糸による結紮とクリップを組み合わせて切離することもある。右気管支動脈はクリッピング後に切離する。

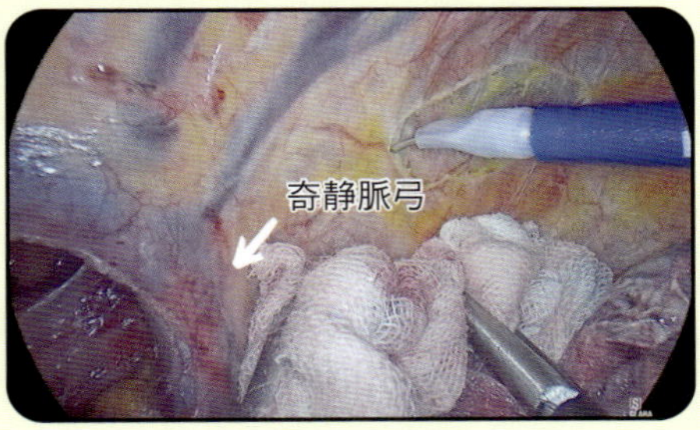

症例によっては奇静脈弓・気管支動脈を温存する。また手術の序盤に奇静脈弓・気管支動脈を切離することもある。

準備物

- 電気メス（ヘラ型）
- 把持鉗子
- 剥離鉗子
- 自動縫合器

1:15 上縦隔：右反回神経リンパ節郭清

動画

右迷走神経に沿って腹側の胸膜を切開する。右迷走神経をテーピングすることもある。食道と気管膜様部の間を剥離し、食道・気管を分離する。右迷走神経より分岐する右反回神経に沿って右反回神経リンパ節を郭清する。

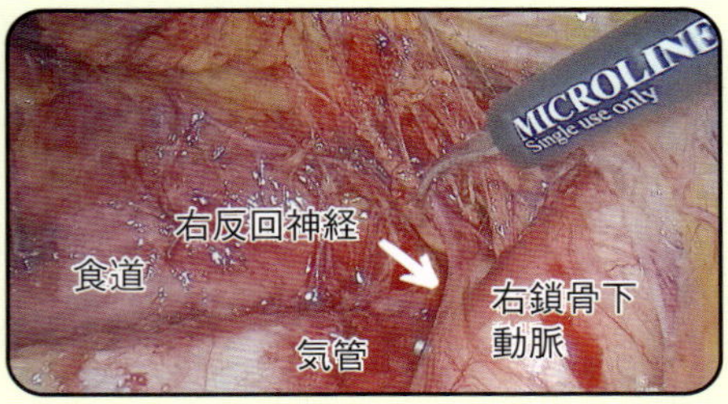

見て 聴いて

先読みの鬼！

今日の症例は胸部中部に病変があるし、腫瘍も大きいから奇静脈弓を切ろう。

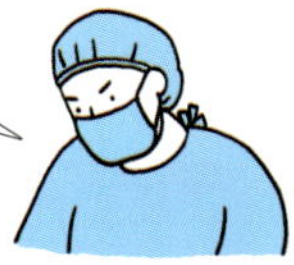

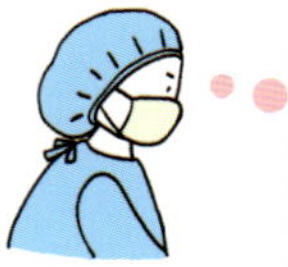

今日は奇静脈弓を切離するのか。そうすると自動縫合器が必要になる。血管だからカートリッジはホワイト（Powered Echelon の場合）かグレー（Signia の場合）を使いそうだね。多分、右気管支動脈も切離するだろうからクリップも準備しておこう。

準備物

- 電気メス（ヘラ型）
- 把持鉗子
- 剝離鉗子
- 鋏鉗子
- クリップ
- 超音波凝固切開装置またはシーリングデバイス

こんなときどうする!?

反回神経リンパ節郭清の際に出血して術野が真っ赤に!

反回神経は熱や引っ張りに弱いので、出血が起きても迂闊に電気メスや超音波凝固切開装置で止血できない。まずはガーゼで優しく圧迫して止血することが大事。出血が落ち着いたら慎重にリンパ節郭清を再開する。

2:00 上縦隔：左反回神経リンパ節郭清

動画

気管を転がしながら気管膜様部・軟骨に沿って剝離を行い、左反回神経リンパ節を含んだ脂肪組織を脱転する。術野を整えるためにテープやオーガンリトラクターを用いて食道を吊り上げることが多い。左反回神経を周囲より剝離し、この神経を温存して左反回神経リンパ節郭清を行う。右反回神経リンパ節郭清とともに胸部食道がん手術の山場である。

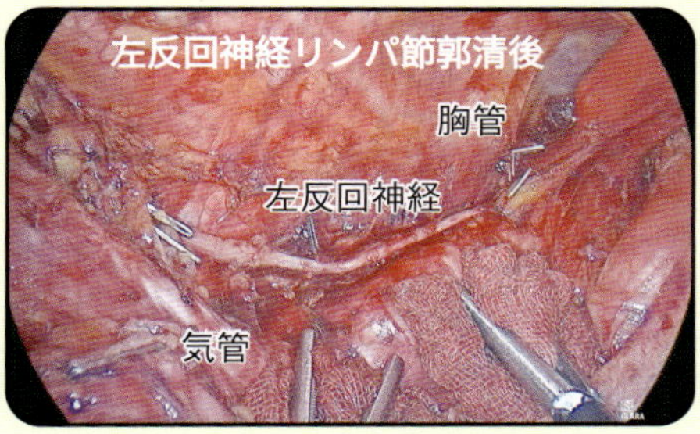

準備物

- 電気メス（ヘラ型）
- 把持鉗子
- 剝離鉗子
- 鋏鉗子
- クリップ
- 超音波凝固切開装置またはシーリングデバイス
- ガーゼ

見て 聴いて 先読みの鬼！

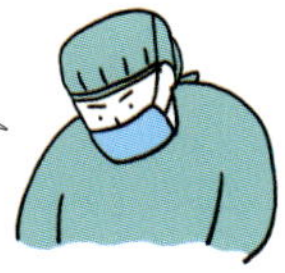

中下縦隔は終わったね。さあて、これからがいよいよ上縦隔だ。気合い入れるぞ！

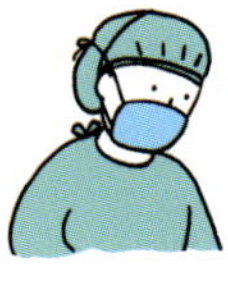

上縦隔は反回神経を温存しながらリンパ節郭清しなければならないから、いよいよ山場ね。今日の先生は迷走神経をテーピングするから血管テープをすぐ出せるように準備しておこう。

見て 聴いて

先読みの鬼！

右反回神経リンパ節（106recR）の郭清は終わった！ 次は左反回神経リンパ節郭清（106recL）だな。

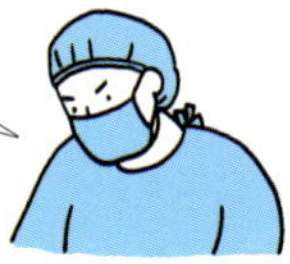

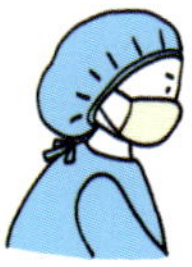

食道を吊り上げるのでテープ（またはオーガンリトラクターやネラトンカテーテル）が必要になるから用意しておこう。食道離断もするからカートリッジはブルー（Powered Echelon の場合）かパープル（Signia の場合）を使いそう。

3:00 食道離断

動画

自動縫合器を用いて、腫瘍がないところで食道を離断する。左反回神経リンパ節郭清の前に食道を離断して術野を広くすることもある。

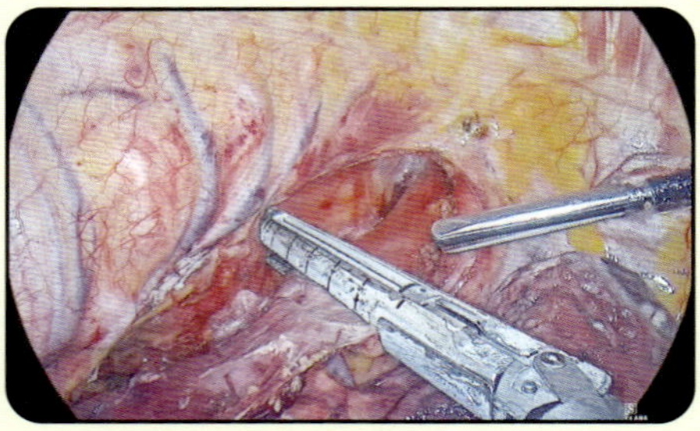

準備物

- 把持鉗子
- 自動縫合器

3:10 胸腔内洗浄、ドレーン留置

食道と対側胸膜との付着部を切離すると食道が全長にわたり遊離される。胸腔内を生理食塩水で洗浄し、止血を確認する。ドレーンを胸腔内に留置して胸腔内操作を終了する。

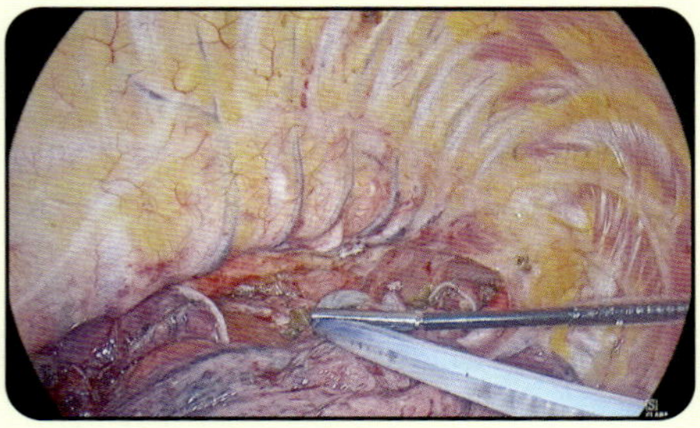

準備物

- 把持鉗子
- 超音波凝固切開装置またはシーリングデバイス
- 送水・吸引管
- ドレーン

3:20 閉創

トロッカーを抜去する。麻酔科医師に両肺換気してもらい、肺を膨張させる。閉創して胸部操作終了とする。

準備物

- 電気メス（短）
- 針糸

3:30 体位変換

側臥位ないし腹臥位の固定器を解除し、仰臥位とする。腹部操作を開腹で行う場合は閉脚で、腹腔鏡で行う場合は開脚ないし砕石位とする。頸部操作のために肩枕を背部に配置し、頸部を伸展させる。

モニターを患者頭側に配置する。腹腔鏡の場合は、スコープ・光源・送気チューブ・排気チューブ・エネルギーデバイスは引き続いて使用するため、これらが不潔とならないように慎重に保持する。

手術時間の短縮のため、頸部操作と腹部操作は同時に行うことが多い。しかし十分な医師数が揃えられない場合や、横隔膜に腫瘍が浸潤しているなど腹部操作が困難であることが予想される症例では腹部操作の後に頸部操作を連続して行うこともある。

ここでは、腹部と頸部操作を同時に行っているものとして時間経過を記載する。

【②腹部操作】

3:50 皮膚切開、トロッカー挿入

臍部を小切開し、スコープ挿入用トロッカー（カメラポート）を挿入、気腹を開始する。追加のトロッカーを挿入する。

用手補助腹腔鏡下手術（hand-assisted laparoscopic surgery；HALS）で行う場合は、上腹部正中に7～8cmの切開を置き小開腹し、リング状開創器を装着する。術者の左手を腹腔内に挿入し、気腹漏れがないように蓋を閉める。

準備物

- メス（尖刃）
- 電気メス（短）
- トロッカー
- リング状開創器

4:00 大網切離、胃脾間膜切離

胃と横行結腸の間にある大網を切離して網嚢を開放する。左胃大網動静脈をクリッピングした後に切離する。胃と脾臓の間にある胃脾間膜を切離して、腹部食道左側・横隔膜左脚に到達する。

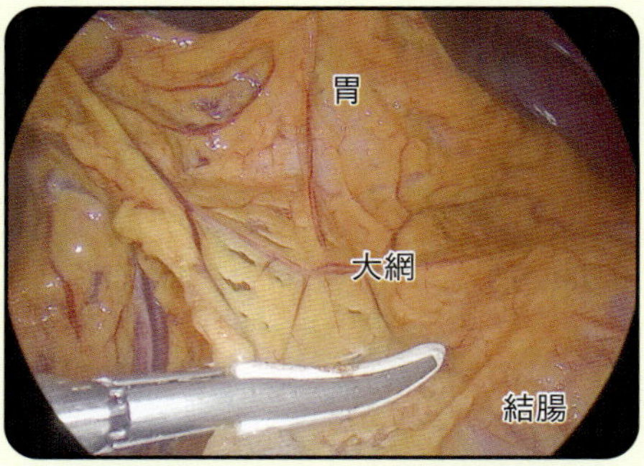

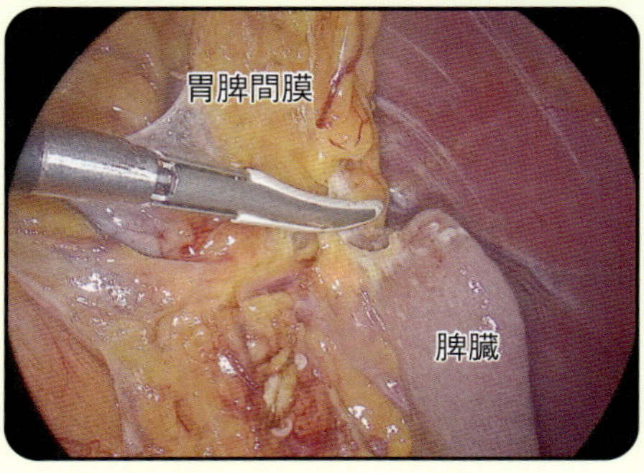

準備物

- 把持鉗子
- 剝離鉗子
- 超音波凝固切開装置またはシーリングデバイス
- クリップ

4:30 膵上縁リンパ節郭清

胃を頭側方向に挙上し、膵臓の上縁に沿って腹膜切開後、膵上縁リンパ節郭清を行う。腫瘍の位置により郭清範囲は異なるが、少なくとも腹腔動脈周囲リンパ節は郭清することが多い。左胃静脈・左胃動脈をそれぞれクリッピング後に切離する。

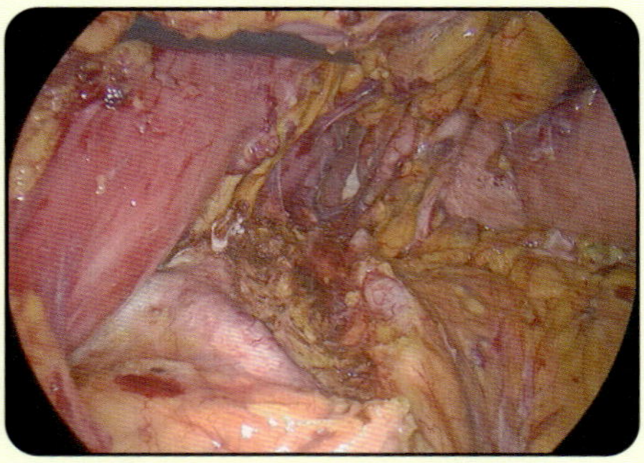

準備物

- 把持鉗子
- 剝離鉗子
- 超音波凝固切開装置またはシーリングデバイス
- クリップ

5:30 食道抜去、食道裂孔閉鎖

胃上部背側と腹部食道を横隔膜より剝離する。食道裂孔（食道が横隔膜を貫通する孔）から食道断端を胸腔内から腹腔内へ引き抜く。後縦隔経路以外の経路（胸骨後・胸壁前）を用いる場合は、術後の内ヘルニア予防のために食道裂孔を縫合閉鎖する。

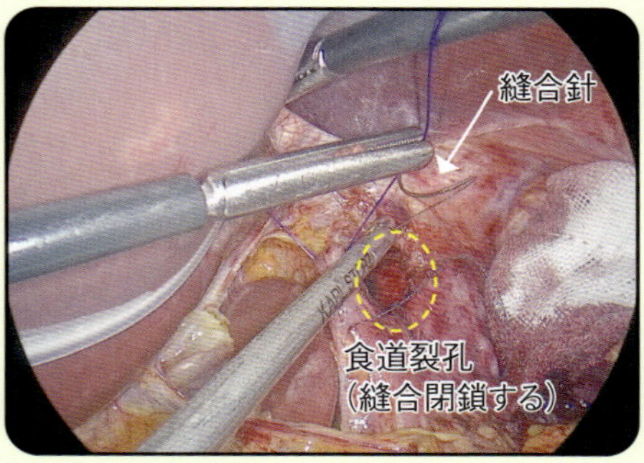

見て 聴いて

先読みの鬼！

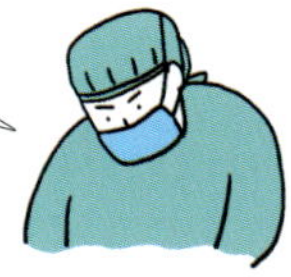

左胃動脈の処理も終わった。
後は食道を引き抜くだけだな。

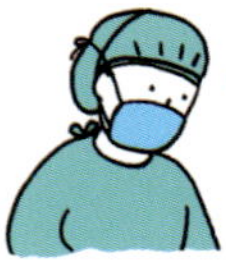

いつもは胸骨後経路で胃管を挙上しているから、多分、食道裂孔は縫合閉鎖するだろうな。先生に裂孔閉じるか確認しよう。ついでに使う針糸の種類も確認しよう。ラパロ用持針器も用意しないと。

準備物

- 把持鉗子
- 超音波凝固切開装置またはシーリングデバイス
- 持針器
- 鋏鉗子
- 針糸

5:45 小開腹、胃管作製、血流評価

気腹を終了し、上腹部正中で5cm程度の小開腹を置く。HALSの場合はすでに小開腹創があるのでそのまま利用する。胃を体外に挙上し、胃の小弯側の脂肪を胃壁から外したのち、小弯側から穹窿部にかけて自動縫合器を用いて胃切離を行い、胃管を作製する。なお、胃管の太さは施設によって異なるため、用いる自動縫合器のカートリッジの数は2〜5本とさまざまである。縫合不全の予防のため、Staple lineは吸収糸を用いて埋没することが多い。

ICG蛍光造影・サーモグラフィー・組織酸素飽和度計などを用いて、胃管の血流を直接的ないし間接的に評価する。胃管の血流の良いところで吻合予定とする。

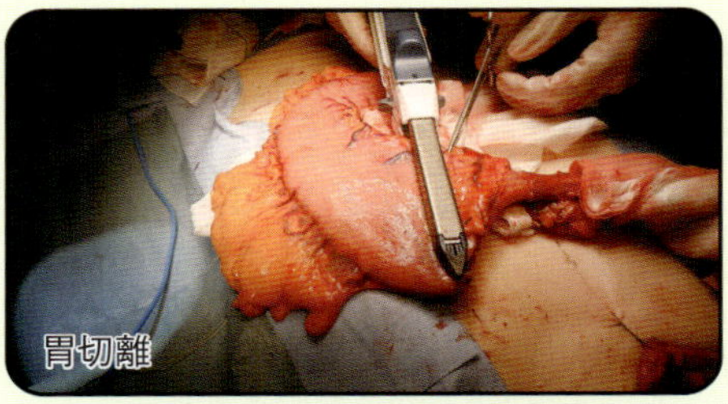
胃切離

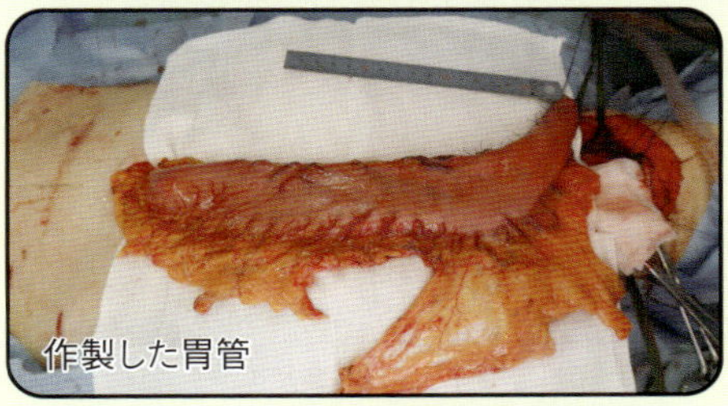
作製した胃管

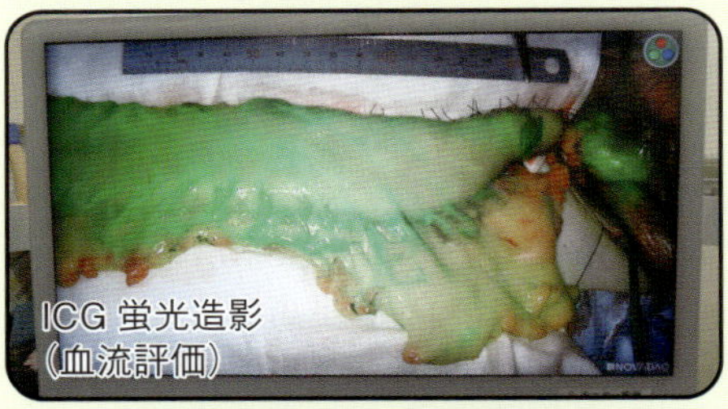
ICG蛍光造影（血流評価）

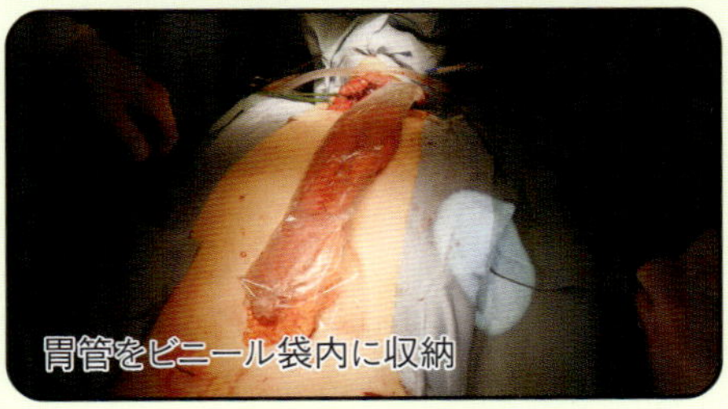
胃管をビニール袋内に収納

見て **聴いて**

先読みの鬼！

（腹腔鏡の操作が終わって）
よし、これから小開腹するよ。気腹終了！

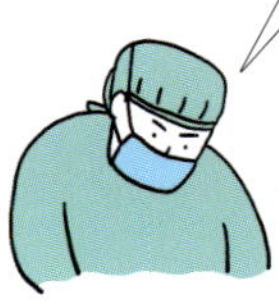

これから胃を体外に挙上して胃管作製をするから自動縫合器とカートリッジの準備をしておこう。いつもICG蛍光造影をしているから先生に確認してICGカメラの用意もしよう。

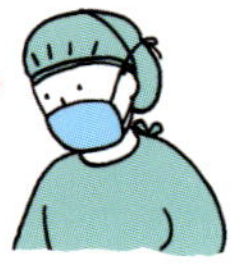

準備物

- 電気メス（短）
- 鑷子
- 剝離鉗子
- 自動縫合器
- 針糸

【③頸部操作】

*頸部操作と腹部操作は同時並行で行う。

3:50 皮膚切開・胸鎖乳突筋のテーピング

皮下を広く剝離し、両側胸鎖乳突筋をテーピングする。

準備物

- 電気メス
- 鑷子
- 剝離鉗子
- 筋鉤
- テープ

3:40 頸部リンパ節郭清（両側）

内頸静脈外側の鎖骨上リンパ節郭清を行う。気管外側でそれぞれ反回神経を確認しテーピングする。反回神経を温存して頸部食道傍リンパ節郭清を行う。反回神経周囲ではエネルギーデバイスの使用を避け、小血管を切離するためにクリップを多用することが多い。

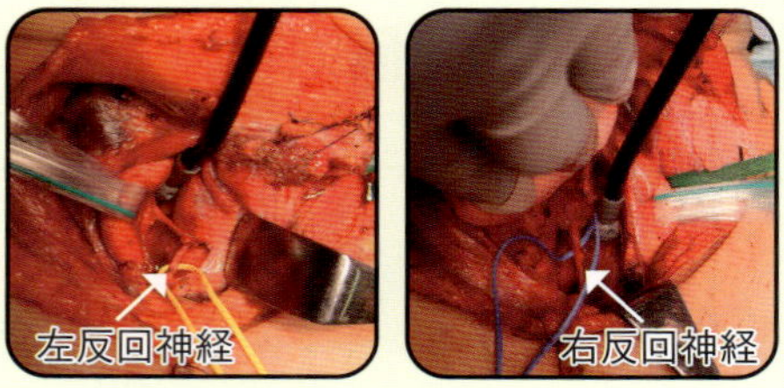

左右頸部食道傍リンパ節郭清後

準備物

- 電気メス
- 鑷子
- 剝離鉗子
- 筋鉤
- ベッセルテープ
- クリップ

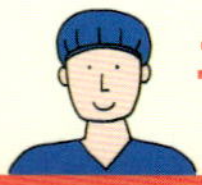

エキスパートのワザ

反回神経周囲のリンパ節郭清は、神経に損傷を与えないように慎重に剝離や脈管の切離を行う場面であり、頸部操作の山場である。基本的なことではあるが、術者にクリップや剪刀などを渡すときは、利き手のてのひらの向きにしっかり合わせて道具を渡すとストレスなく手術が継続できる。

5:00 食道挙上

気管左側より食道断端を胸腔内から引き出し、挙上する。頸部食道を反回神経や甲状腺より遊離して吻合に備える。

準備物

- 鑷子
- 剥離鉗子
- 剪刀

【④再建・吻合】

5:50 再建経路の作製

腹部の胃管作製、頸部のリンパ節郭清と食道挙上が終了した後、再建経路を作製する。定型的な食道切除手術においては、胸骨後経路ないし後縦隔経路が選択されることが多い。胸骨後経路では胸骨背側のスペースを電気メスによる鋭的剝離とスパーテルによる鈍的剝離により作製する。後縦隔経路では食道裂孔から頸部まで胸腔内を経由してテープを通しておく。

準備物

- 電気メス
- スパーテル（胸骨後経路の場合）

6:00 胃管挙上

腹部操作で作製した胃管を細長いビニール袋の中に収納し、胃管先端と挙上用のテープをつなげる。このテープをそれぞれの経路で頭側に牽引することにより、頸部まで胃管が挙上される。

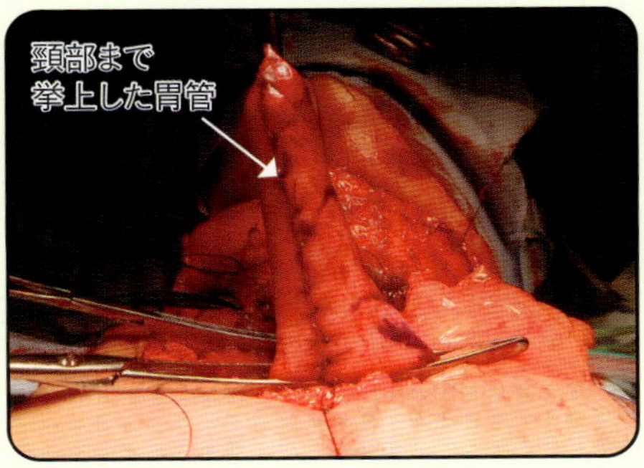

胸骨後経路で頸部まで胃管を挙上した。

準備物

- 細長いビニール袋
- テープ

こんなときどうする!?

胃管を作製したが、胃が小さく頸部まで挙上できない!

まずは以下の方法で胃の挙上性を上げる。
①胃前庭部周囲の癒着を剝離する、十二指腸を後腹膜より授動する（Kocher授動）。
②右胃動静脈を切離する。
③全胃管ないし亜全胃管を作製している場合は、細径胃管に作り直す。
それでも胃管が頸部に届かない場合は、右胃大網動脈の血流を温存したまま胃前庭部を切除する方法などが知られている[2、3]。

6:15 頸部吻合

挙上した胃管の血流が良い部位で頸部食道と吻合する。吻合方法は、大きく分けて器械吻合と手縫い吻合に分類される。器械吻合では、直線状の自動縫合器（リニアステープラー）を３回用いて吻合する三角吻合法またはCollard変法、円環状の自動吻合器（サーキュラーステープラー）を用いて吻合する方法が代表的である。

施設によって再建経路と吻合方法は定形化されていることがほとんどなので、あらかじめ確認しておく。腫瘍が頸部に近い症例では残食道が短いため、手縫いやサーキュラーステープラーを用いることが多くなる。

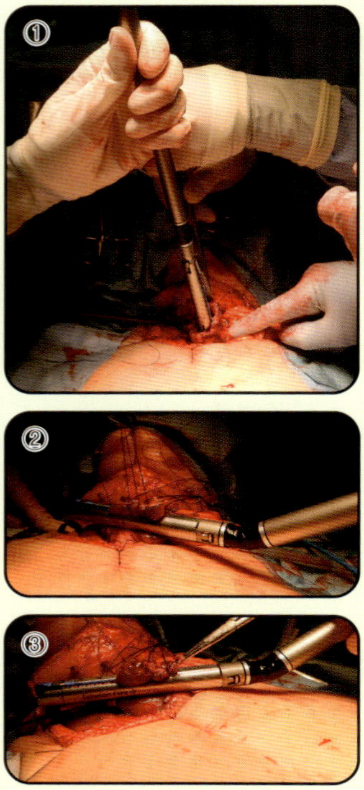

リニアステープラーを３回用いて
食道胃管吻合を行うCollard変法

準備物

- 電気メス
- 鑷子
- 剪刀
- 腸把持鉗子または食道把持鉗子
- 自動縫合器または自動吻合器
- 針糸

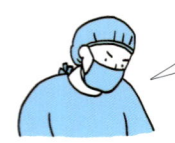

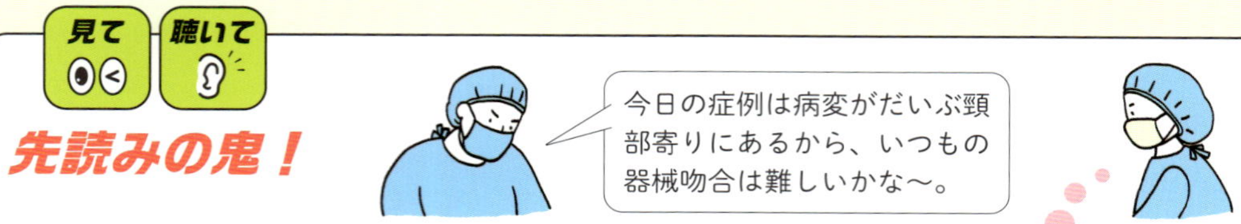

見て
聴いて
先読みの鬼！
今日の症例は病変がだいぶ頸部寄りにあるから、いつもの器械吻合は難しいかな～。

口側寄りで食道を切らなきゃいけないから残った食道が短くなり、リニアステープラーを使ったいつもの器械吻合が難しいということね。ということは、残食道が短くても吻合が可能な、自動吻合器（サーキュラーステープラー）を使った方法になるかもしれないね。それでも吻合が難しい場合は手縫いになるかもしれないね。

7:00 胃瘻または腸瘻造設

術後の経腸栄養のために胃瘻または小腸瘻などの栄養瘻を造設する施設が多いが、ルーチンでは栄養瘻を造設しない施設もあるため、あらかじめ医師に確認しておくとよい。腹部操作として、胃前庭部ないし空腸より栄養チューブを挿入する。胃腸管への刺入部は埋没ないし巾着縫合をかけて漏出予防とする。胃壁ないし小腸壁を腹壁に縫合固定する。

準備物

- 電気メス
- 鑷子
- 針糸

7:15 洗浄・ドレーン挿入・閉創

頸部および腹腔内を生理食塩水で洗浄し、止血を確認する。頸部では、ドレーンを1〜2本挿入し、吻合部とリンパ節郭清部に留置することが多い。腹部では通常、ドレーン留置を省略する。頸部の閉創、腹部の閉腹・閉創をそれぞれ行い、これで手術の全工程が終了する。

準備物

- 電気メス
- 鑷子、ドレーン
- 針糸

術後はここに注意する

肺炎（発生頻度：15%前後[3)]）

発熱、酸素需要の増大、喀痰の増加があれば術後肺炎を疑う。

X線ないしCT画像で肺浸潤影が確認できれば確定診断となる。治療は抗菌薬と酸素投与が基本であるが、重症肺炎では気管挿管による人工呼吸が必要になることもある。

縫合不全（発生頻度：12%前後[3)]）

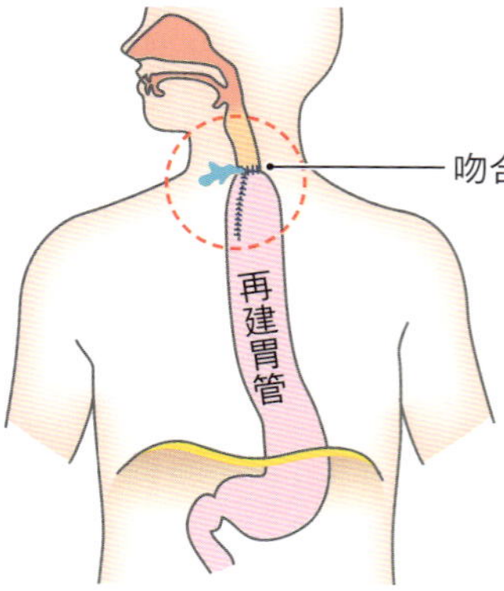

発熱の遷延、炎症反応の上昇、頸部創の発赤や腫脹があれば縫合不全を疑う。

頸部創からの唾液の漏出、透視検査で造影剤の漏出が確認できれば確定診断となる。治療は禁食、経鼻胃管による減圧などによる保存治療が基本であるが、ドレナージ不良による縦隔炎が生じた場合は緊急ドレナージ手術を必要とすることがある。

反回神経麻痺（発生頻度：8〜10%前後[3)]）

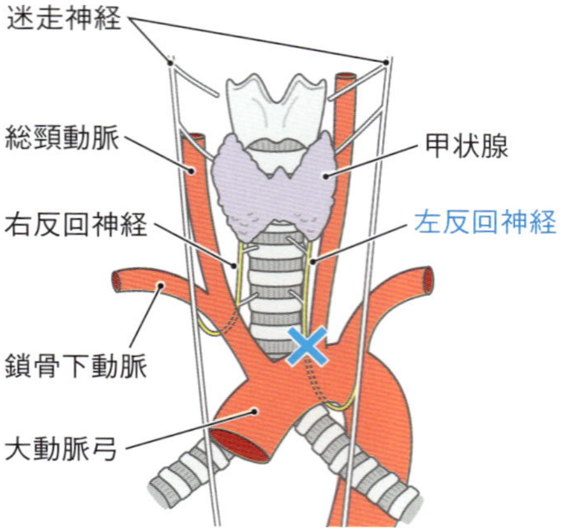

この図では左反回神経がダメージを受けている。

胸部上縦隔リンパ節郭清や頸部リンパ節郭清において、反回神経の伸展や熱刺激によって神経損傷が起こることが原因となる。声帯の可動性が失われることで嗄声が生じたり、嚥下障害によって誤嚥性肺炎が引き起こされる。

左側の反回神経麻痺が多いが、両側麻痺では気道狭窄により緊急気管切開が必要になることがある。

乳び胸（発生頻度：2%前後[3]）

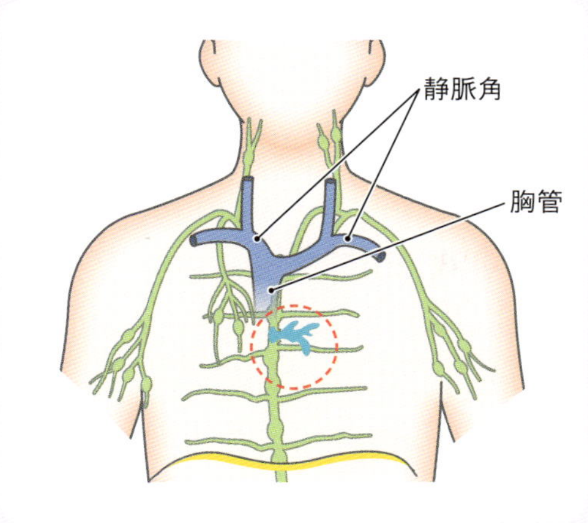

胸腔ドレーンの排液性状が白濁することから疑われ、排液中のトリグリセリド高値により診断される。脂肪成分を含む食事ないし経腸栄養剤の投与で顕在化し、絶食により改善する。高度な乳び瘻では胸腔ドレーン排液量が1日1L以上に及び、体液バランス異常や栄養障害を続発する。保存的治療で治癒しない場合は、放射線画像下治療（Interventional Radiology）による胸管塞栓術や手術による胸管結紮術を考慮する。

引用・参考文献

1） 日本食道学会編. 臨床・病理 食道癌取扱い規約. 第12版. 東京, 金原出版, 2022.
2） Yamagishi, M. et al. An isoperistaltic gastric tube. New method of esophageal replacement. Arch Surg. 100（6）, 1970, 689-92.
3） Takeuchi, H. et al. Comparison of Short-Term Outcomes Between Open and Minimally Invasive Esophagectomy for Esophageal Cancer Using a Nationwide Database in Japan. Ann Surg Oncol. 24（7）, 2017, 1821-7.
4） Kosumi, K. et al. Pedunculated gastric conduit interposition with duodenal transection after salvage esophagectomy: an option for increasing the flexibility of the gastric conduit. J Am Coll Surg. 214（5）, 2012, e31-3.
5） Clemente, CD. Anatomy, International Edition: A Regional Atlas of the Human Body. Lippincott Williams & Wilkins, 2010.
6） 日本胃癌学会編. 胃癌取扱い規約. 第15版. 東京, 金原出版, 2017.

（榎本直記・山田和彦）

中級・上級編

02 胃悪性腫瘍手術（開腹・腹腔鏡下・ロボット支援下）

胃悪性腫瘍手術、ここをおさえる

代表的な疾患

● **胃がん**

胃に発生する上皮性の悪性腫瘍。胃がんはリンパ節や腹膜播種などの転移を起こす進行性の疾患である。早期がんの中には手術ではなく内視鏡的粘膜下層剥離術（Endoscopic Submucosal Dissection；ESD）で根治を望める場合もあるが、腫瘍が胃粘膜下層より深く浸潤している場合は手術が適応となる。

● **胃粘膜下腫瘍**

胃粘膜の下に発生する非上皮性の腫瘍。胃粘膜下腫瘍の中には、GIST や神経原性腫瘍などのさまざまな種類がある。サイズが大きいものや、増大傾向があるものは手術適応となる。

おもな症状

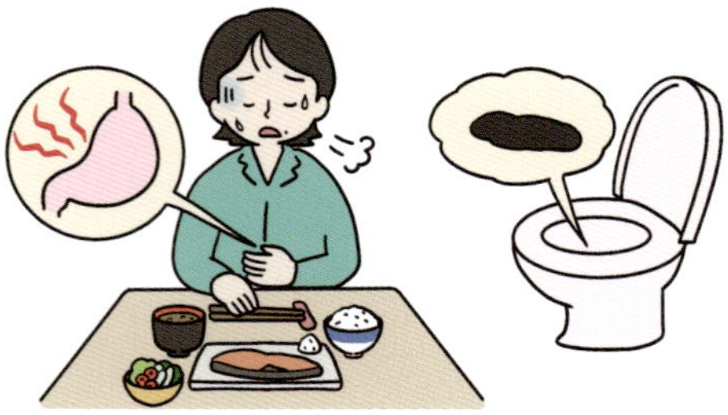

胃がんや胃粘膜下腫瘍は、早期のうちは症状が出にくく発見が遅れることがある。進行すると、腫瘍から出血したり、狭窄を生じて通過障害の原因となったりすることがある。

こんな手術

周囲のリンパ節と一緒に胃を切除し、残った胃や食道と小腸をつないで再建する。腫瘍の位置や深達度によって、胃全摘術、幽門側胃切除術、噴門側胃切除術などが選択される。

術後は胃が小さくなることにより、ダンピング症候群（胃切除術後症候群）が起こりやすいことが知られている。食後の消化器症状（下痢、腹痛など）、低血糖症状などが典型的である。予防のためには、少量ずつゆっくりと食べることが大切であり、適切な栄養指導が必要とされる。

手術の基本データ

適応	手術によって根治切除可能な症例（腹膜播種・遠隔転移がない）
麻酔の方法	全身麻酔、場合により硬膜外麻酔を併用
手術体位	仰臥位（開腹・ロボット支援下）、開脚位（腹腔鏡下）
出血量	10mL 以下（ロボット支援下・腹腔鏡下）、約 50mL（開腹）
傷の大きさ	5〜12mm × 4 カ所、30mm × 1 カ所（ロボット支援下・腹腔鏡下）、約 15cm（開腹）
インプラント	なし
組立器械	自動縫合器、超音波凝固切開装置など

準備する器械

開腹

- メス
- 鑷子
- 剪刀
- コッヘル
- ペアン
- モスキート
- 持針器
- 粘膜把持鉗子
- 腸把持鉗子

など

腹腔鏡下

- 超音波凝固切開装置
- 腹腔鏡鉗子：鑷子、剪刀、 持針器 など
- 自動縫合器
- ソフト凝固吸引管

など

ロボット支援下

- ロボット鉗子：カディエールフォーセプス、フェネストレイテッドグラスパ、メリーランド、シュアフォーム など

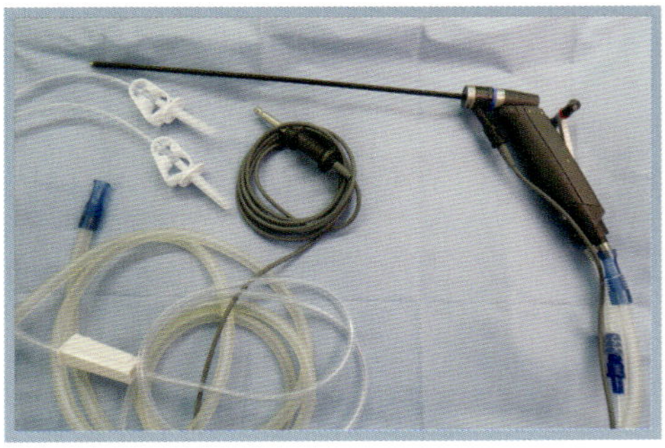

ソフト凝固吸引管

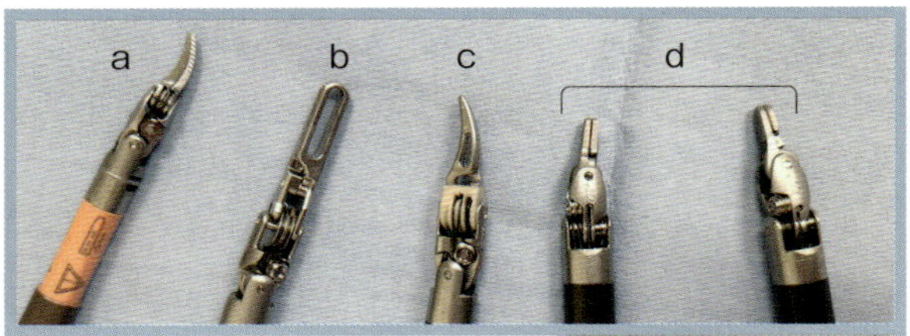

ロボット鉗子
a：モノポーラカーブドシザーズ
b：ProGrasp フォーセプス
c：メリーランドバイポーラ
d：ラージニードルドライバー

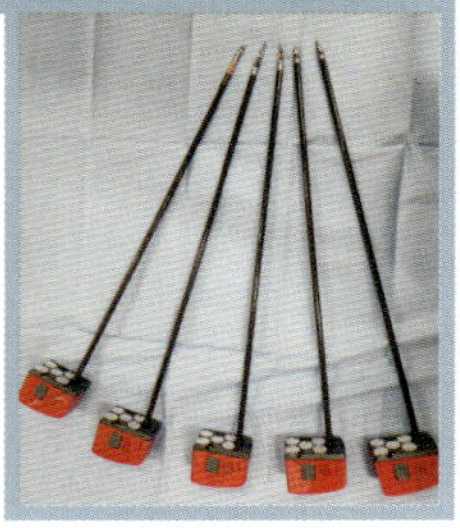

*デモ用鉗子

おもに使用する器械

エネルギーデバイス：超音波凝固切開装置、ベッセルシーリングシステム

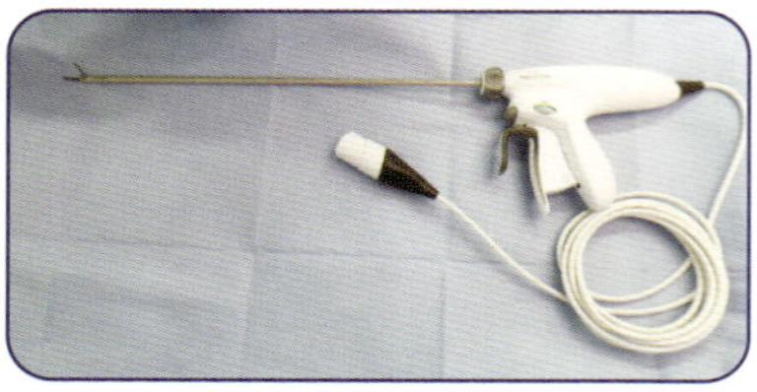

超音波凝固切開装置（HARMONIC®1100）

- 超音波凝固切開装置：メスの先端を超高速に振動させることにより組織を切開し、コラーゲンの変性と小血管内腔を圧縮することにより凝固させる。主に、小血管や間膜の切離やリンパ節郭清時に使用する。
- ベッセルシーリングシステム：熱によって血管のコラーゲンやたんぱく質を変性させ、癒合することにより血管をシールしながら切離することができる。

こう使う 動画

● 看護師の準備

- 本体を包装から無菌的に取り出す。
- 本体を直接ジェネレーターに取り付け、ジェネレーターの電源をオンにする。
- ジェネレーターのデイスプレイ上で出力レベルを設定する。

● 術者

- リンパ節郭清
- 血管の切離

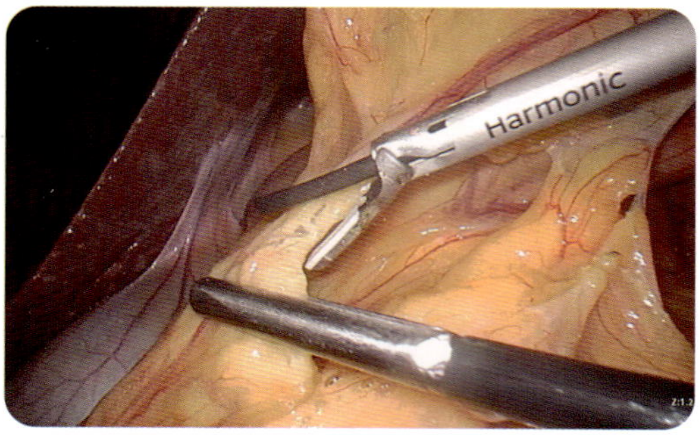

術者が唸る渡し方 動画

- 術者が使用する前に出力準備が完了していることを確認する。
- 本体が長いため先端が胸より上に向かないように配慮して渡す。
- ジェネレーターに接続するコードが長いため、ほかの有線器材と絡まないように配置し、適宜絡みを外しておく。
- アクティブブレードやシャフト先端についた組織は適宜除去しておく。
- 先端に組織が蓄積している場合は、先端を生理食塩液に浸して作動させ、アクティブブレードを洗浄する。

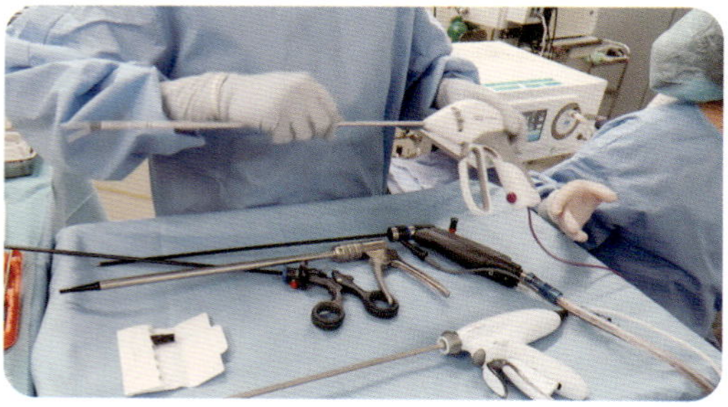

持針器

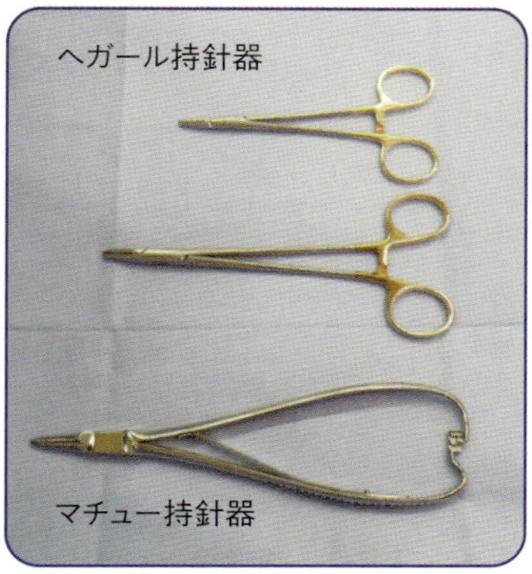

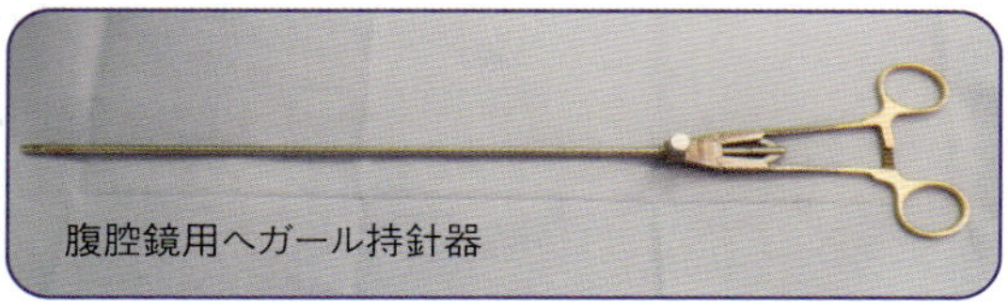

- 針を把持して、縫合する際に使用する。
- 開腹用と腹腔鏡用では仕様が異なる。

こう使う 動画

- 食道空腸吻合
- 小腸―小腸
- 残胃空腸吻合　など

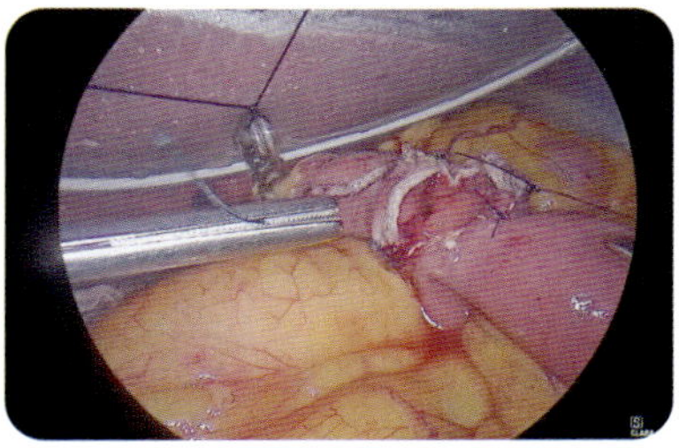

術者が唸る渡し方

- 針と縫合糸の種類を把握し、目的による使い分けを理解する。
- 針の弯曲の約 1/3 の位置を垂直に把持する。
- そのまま運針ができるように針の向きに注意をして術者に渡す。
- 術者から針が返ってきたら必ず針の有無を確認する。
- 針のカウントは適切なタイミングで行い、数が合わない場合はすぐに報告する。

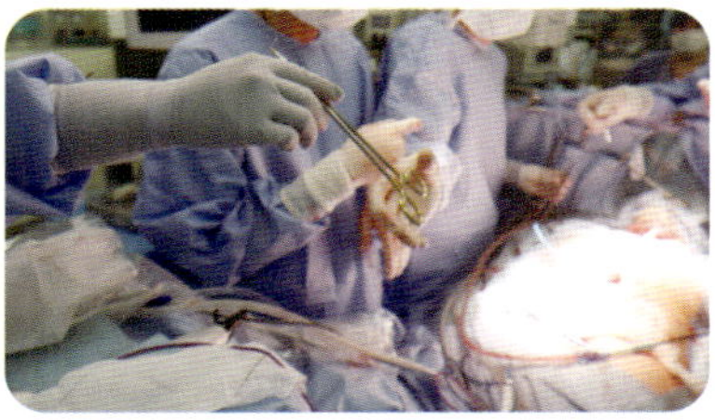

カメラ（腹腔鏡下・ロボット支援下）

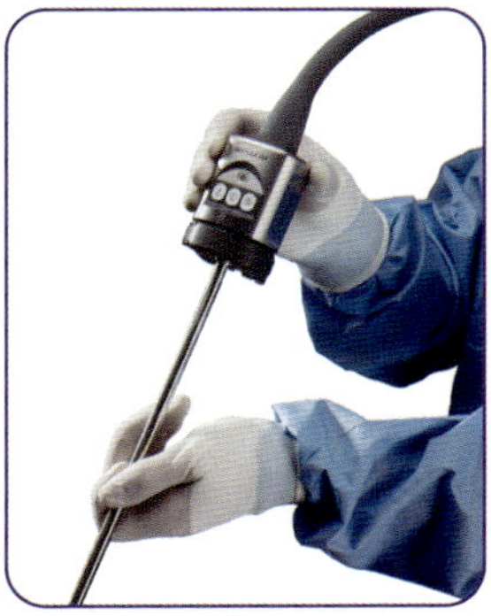
ダビンチカメラスコープ

- 体腔内を映すために使用する。
- 硬性鏡と軟性鏡がある。
- 組織を熱した際の煙や水蒸気などで汚れやすいので、適宜カメラを拭いて安定した視野を保つことが大切である。

こう使う

- 身体に対して水平に保つ。
- 術者が操作しているところを中心に映し出す。
- 適度な距離を保つ。

術者が唸る渡し方 動画

- カメラがほかの部位に当たらないように愛護的に渡す。
- カメラの先端を胸より下に向けるようにする。
- 視野がクリアになっていることを確認してから渡す。
- 冷やすと曇りやすくなるので、体腔外に置く際は温生食や曇り止めシステムなどで保温しておく。
- カメラを拭く際は柔らかいガーゼでしっかり拭き、曇り止めを活用する。

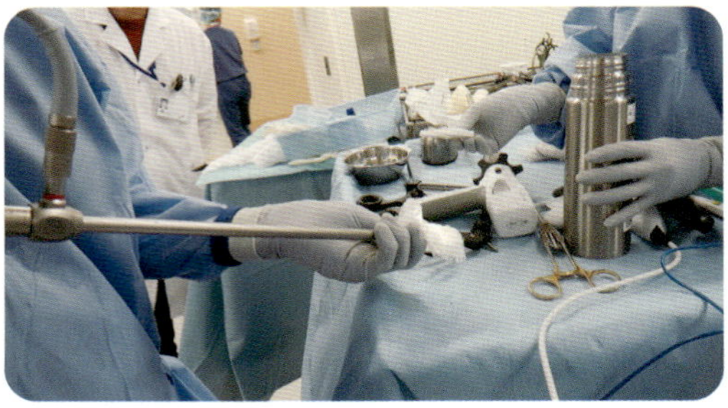

自動縫合器

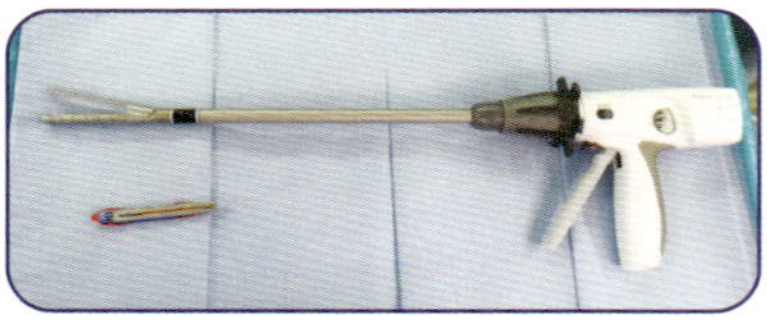

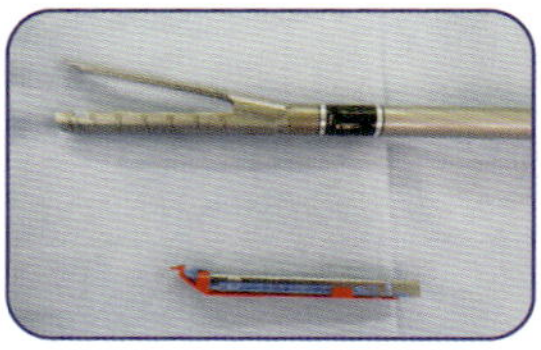

- 胃や腸を切離するために使用する。
- 切離と同時にステープルが走り、切離端が縫合閉鎖されるため、消化液などの汚染を少なくとどめながら手早く操作を進めることができる。
- 手縫いに比べてコストがかかるのが難点である。

こう使う 動画

- 十二指腸の切離
- 胃の切離
- 食道空腸吻合
- 残胃空腸吻合　など

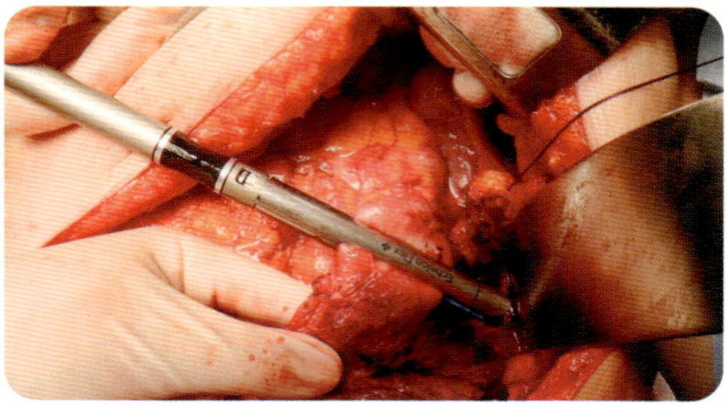

術者が唸る渡し方 動画

- 縫合器本体のハンドルが大きいため、きちんと手の中に入るように渡す。
- バッテリー付きのものではきちんと充電済みのものを使用する。

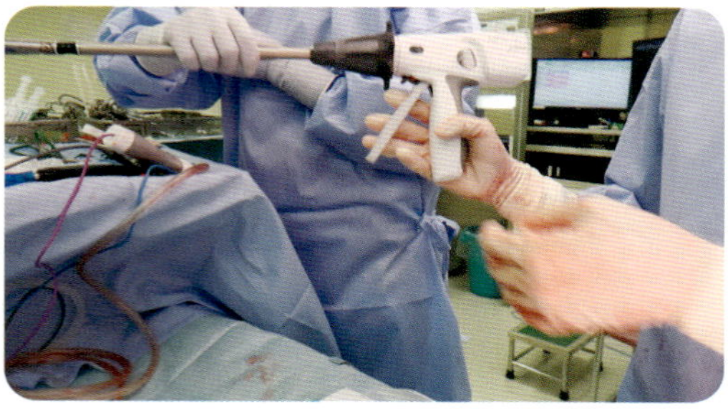

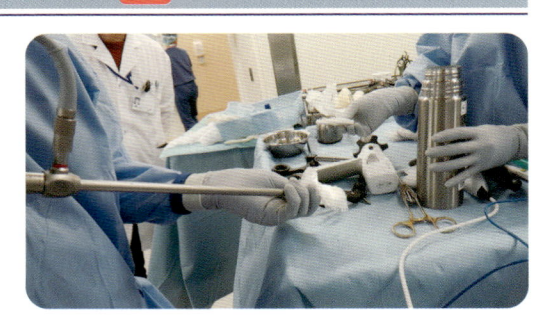

器械出しにつながる！ 解剖

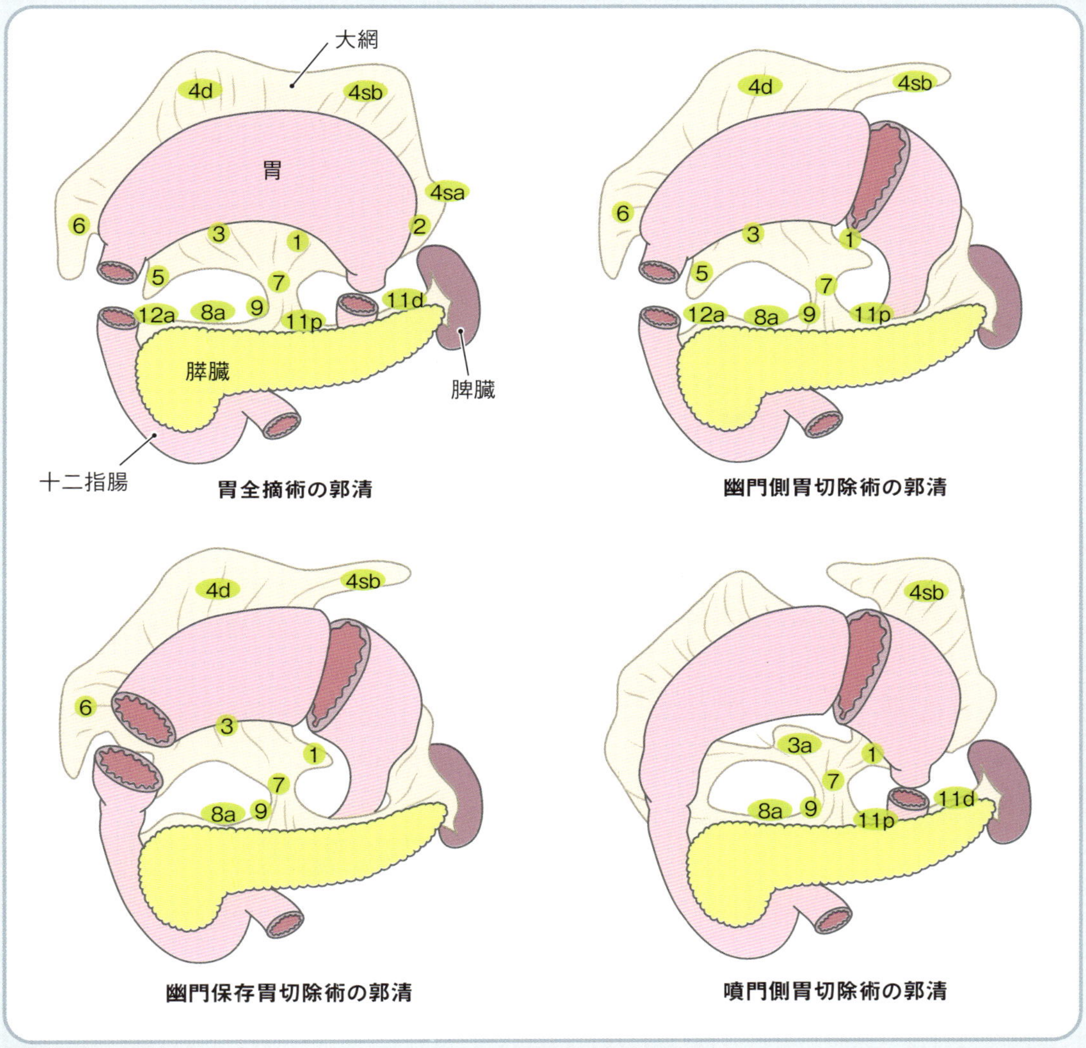

（文献 1 を参考に作成）

手術の手順と器械出しのキモ

0:15 ポート留置

メスで皮膚切開を置き、最初にカメラポートを留置する。腹腔鏡を挿入し、体腔内から位置を確認しながら、ほかのポートも順に留置していく。

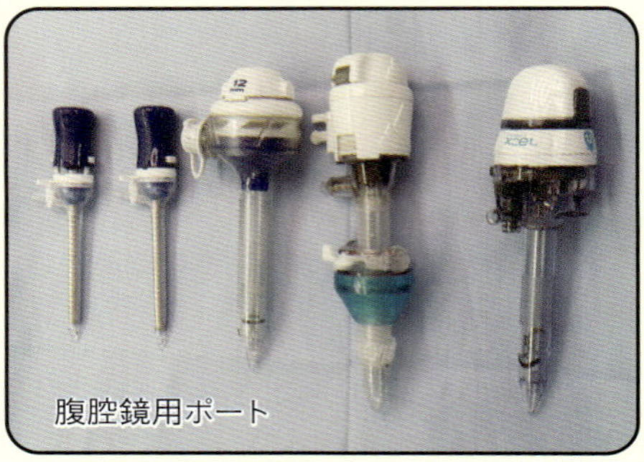

腹腔鏡用ポート

準備物

- コッヘル鉗子
- ペアン鉗子
- 剪刀
- 電気メス
- 腹腔鏡用ポート

カメラポートを留置したら外回り看護師は気腹装置の送気を開始する。光源をオンにし、カメラに曇りがないことを確認してカメラマンに渡す。

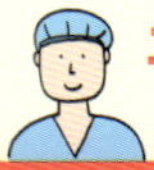

エキスパートのワザ

①あらかじめホワイトバランスの調整を完了しているとスムーズに手術操作に移りやすい。
②カメラが冷えていると体腔内との温度差で曇りやすいため、前もってカメラを温生食などで温めておく。

0:30 郭清

動画

術者は左手に把持鉗子（ドベーキー鉗子など）、右手に電気メスもしくは超音波凝固切開装置を持って操作を進めていく。経過中には間膜の切離や動静脈の切離などの操作が行われる。リンパ節郭清は、各動脈の支配領域に沿って慎重に操作が進められる。

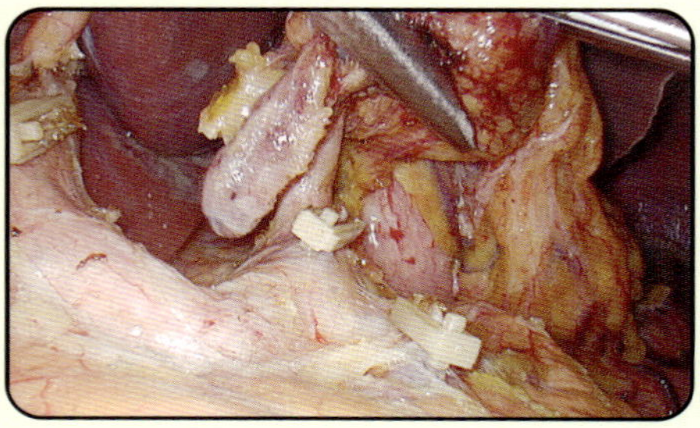

準備物

- 電気メス
- 超音波凝固切開装置
- クリップ
- ガーゼ

- 吸引鉗子
- ソフト凝固

リンパ節を郭清する際には、微小血管やリンパ管を凝固切開していくが、わずかなミストでもカメラが曇ることがあるので適切なタイミングですばやくカメラを拭くことが求められる。また、血管処理においては血管の種類や太さによって使用するクリップが異なることもある。

2:00 胃の切離

動画

すべての血管処理とリンパ節郭清が完了したら胃を切離する。その際には、適切な切離ラインを確認したうえで、自動縫合器を用いて胃を切離し、標本を摘出する。

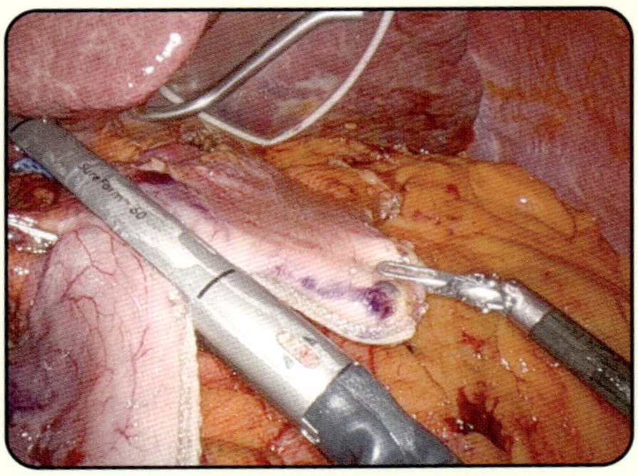

準備物

- ピオクタニン
- 自動縫合器

あらかじめ使用するステープルの種類を確認し自動縫合器のセッティングを行っておく。標本を摘出する際は、一時的に気腹操作ではなくなるためガーゼのカウントや腹腔鏡鉗子の回収に気を配る。

3:00 再建

動画

体腔内で食道もしくは残胃と小腸を再建する。再建術式は、切除範囲によっても異なり、Roux-en-Y法やBillroth I法などがある。また、その方法は施設によってもさまざまであり、器械縫合や手縫い縫合など多岐に及ぶ。

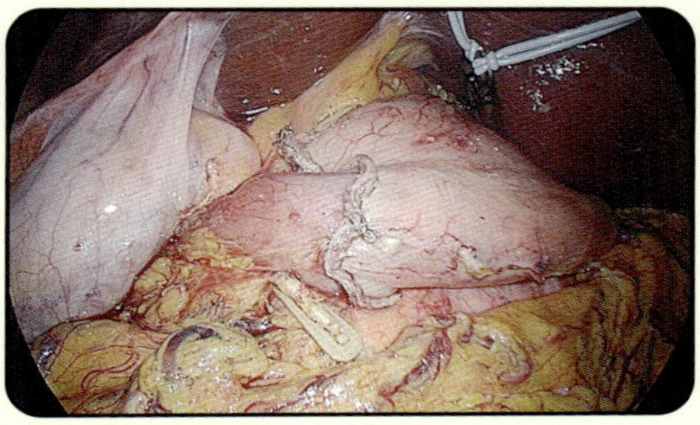

準備物

- 自動縫合器
- 持針器
- 縫合糸
- 吸引鉗子

消化管再建時には、吻合部の大きさや緊張度合い、無駄な組織の損傷を避けることなどさまざまな注意が必要である。特に、食道空腸吻合では、場合により縦郭内での操作となることもあるため吻合時には慎重な操作が必要とされる。術者はモニターから視線を外せないため、確実に術者が持てるように器械出しには細やかな気遣いが求められる。

見て 聴いて

先読みの鬼！

自動縫合器を使用した再建時には、止血や補強のために縫合を追加することがある。

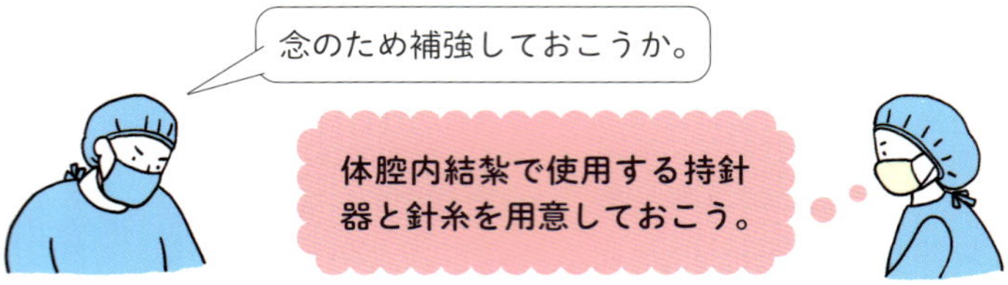

念のため補強しておこうか。
体腔内結紮で使用する持針器と針糸を用意しておこう。

こんなときどうする!? 予期せぬ出血が起こった!

まずはガーゼで圧迫止血を行う。 ピンポイントで適切な強さでしばらく圧迫した後、 改めて出血源を確認する。 結紮が可能であれば針糸かクリップで縫合止血を行う。 コントロール不良の出血の場合は、 開腹移行も念頭に入れて外回り看護師と連携して準備する。

術後はここに注意する

膵液漏がないか

ドレーン排液の性状に注意する

胃がんのリンパ節郭清では、膵臓の近くに操作が及ぶため、膵液が腹腔内に漏れる場合がある。一般的にはドレーン内のアミラーゼ値を確認することで膵液漏を診断することができる。それ以外にもドレーン排液の色がワインカラーとなることが知られている。

縫合不全がないか

吻合部の血流不全や、過度な緊張や負荷により、縫合不全が発症することがある。程度にもよるが、重篤な場合は腹膜炎や縦隔炎に至ることもあり注意が必要である。合併症により絶食期間が長期にわたる場合には、経管栄養や中心静脈栄養を検討する。

ダンピング症状がないか

胃切除後の合併症としては、食後に消化器症状や低血糖症状が起こるダンピング症候群が知られている。これらの予防には、胃の容量が減ることに合わせて1回の食事量を減らし、1日に5回食にするなどの分食が必要である。栄養指導を積極的に取り入れて患者指導を行うことが大切である。

引用・参考文献

1） 日本胃癌学会編．胃癌治療ガイドライン 医師用 2021年7月改訂 第6版．東京，金原出版，2021，147p.

（野原京子・八木秀祐）

中級・上級編

03 結腸切除術（開腹・腹腔鏡下）

結腸切除術、ここをおさえる

代表的な疾患

● **悪性疾患**

結腸がん（盲腸がん、上行結腸がん、横行結腸がん、下行結腸がん、S 状結腸がん）など。

● **良性疾患**

大腸憩室炎・憩室出血、炎症性腸疾患（クローン病・潰瘍性大腸炎）など。

● **緊急疾患**

大腸穿孔（大腸がんの閉塞、大腸憩室炎や糞便による圧迫などで穿孔）、大腸壊死など。

おもな症状

血便・下血、腹痛、便の狭小化、嘔吐など

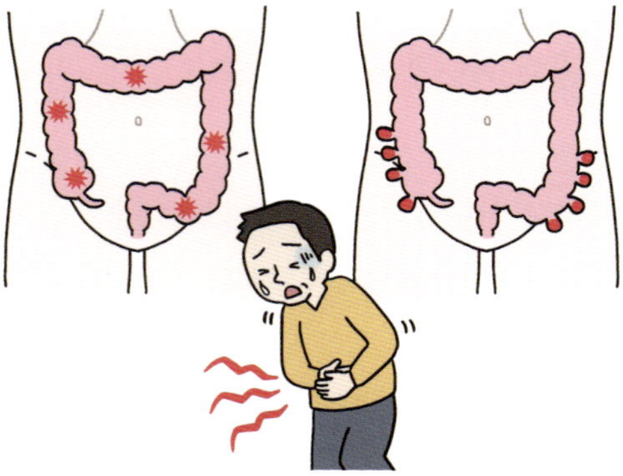

こんな手術

腫瘍や病変部を含む腸管を切除し、腸管同士を手縫いや器械を用いてつなぎ合わせる（吻合）。悪性疾患の場合は転移している可能性のあるリンパ節も合わせて切除する（リンパ節郭清）。

術前 CT 画像（横行結腸がん）

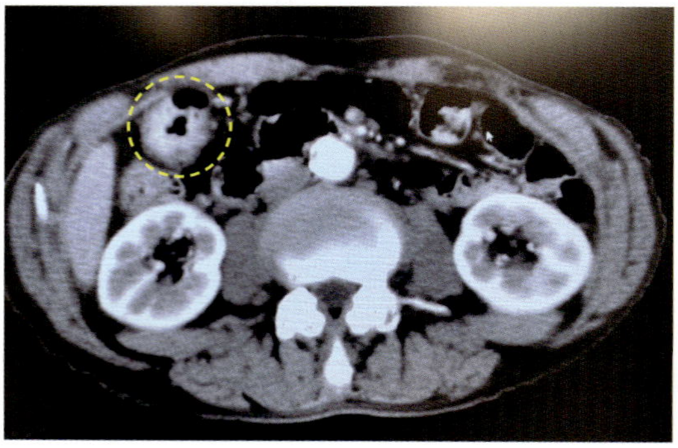

腸の壁が厚く肥厚し、白く見える（造影効果）部分が病変の腫瘍である

手術の基本データ

▶ 適応	結腸がんなどの悪性疾患、繰り返す憩室炎や憩室出血、炎症性腸疾患による狭窄、大腸穿孔や大腸壊死などの緊急疾患
▶ 麻酔の方法	全身麻酔、硬膜外麻酔（開腹の場合に追加することが多い）
▶ 手術体位	仰臥位、砕石位など
▶ 出血量	少量～100mL 程度　緊急手術の場合は多くなる
▶ 傷の大きさ	開腹手術は約 15cm、腹腔鏡手術は小さい傷は 5mm、大きい傷は 3～5cm
▶ インプラント	なし
▶ 組立器械	なし

準備する器械

開腹

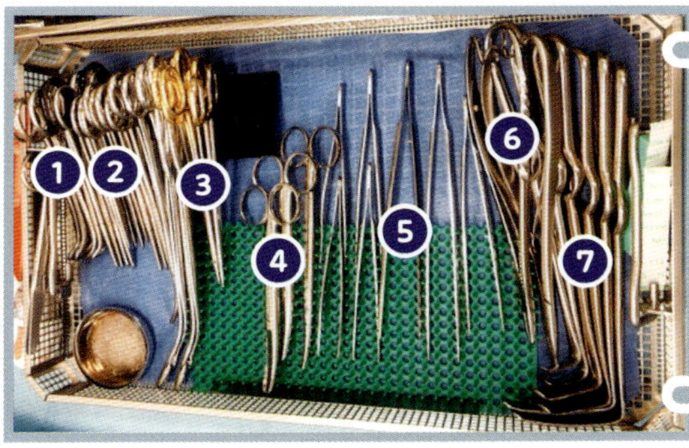

❶ペアン鉗子（かんし）　❷コッヘル鉗子
❸持針器（じしんき）（ヘガール持針器）
❹剪刀（せんとう）（クーパー剪刀、メイヨー剪刀、メッツェンバウム剪刀）
❺鑷子（せっし）　❻持針器（マチュー持針器）
❼筋鉤（きんこう）

腹腔鏡下

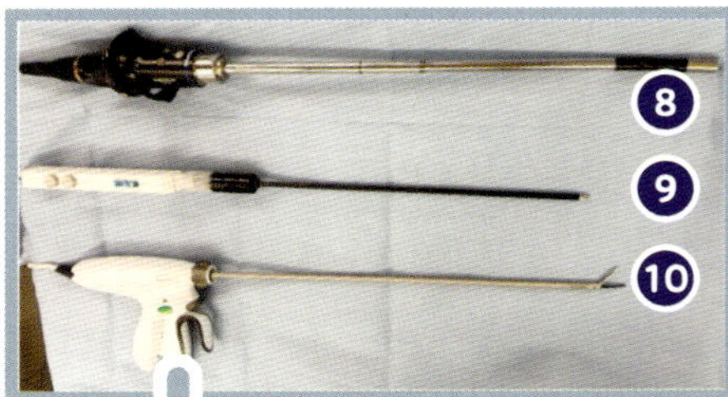

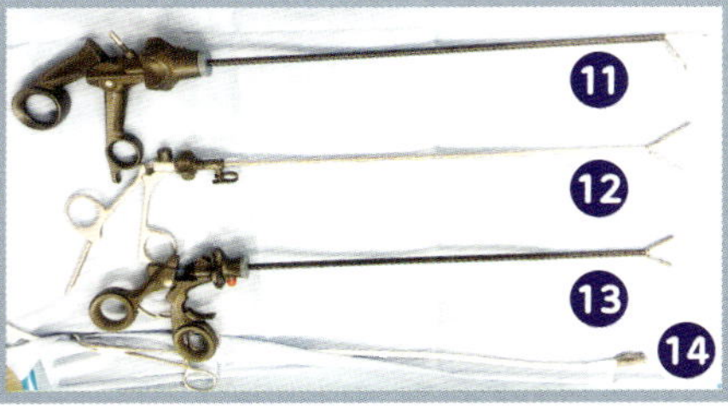

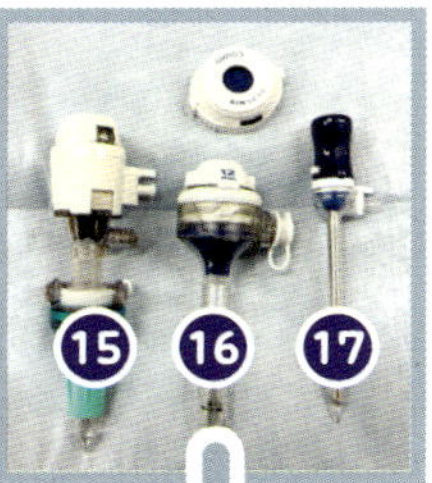

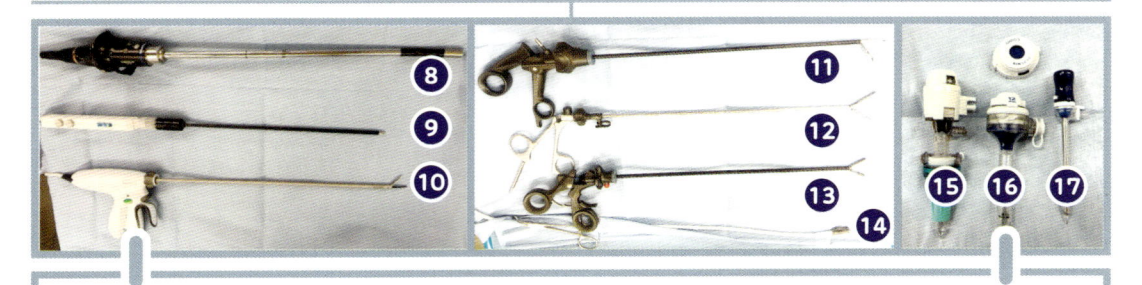

❽腹腔鏡カメラ　❾電気メス、吸引、送水　❿超音波凝固切開装置　⓫クローチェ鉗子
⓬ヨハン鉗子　⓭ワニ口鉗子　⓮腹腔鏡用エコープローベ　⓯カメラ用トロッカー
⓰腹腔鏡用トロッカー（12mm）　⓱腹腔鏡用トロッカー（5mm）

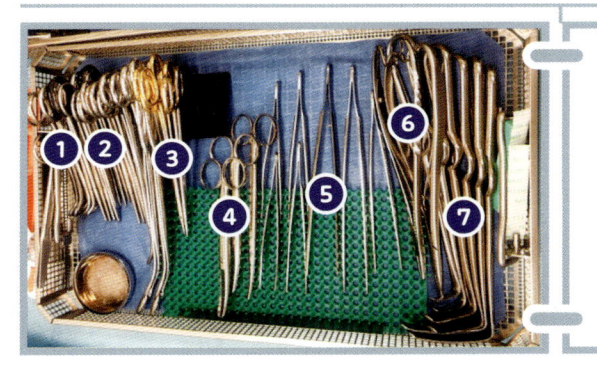

おもに使用する器械

剥離・結紮鉗子

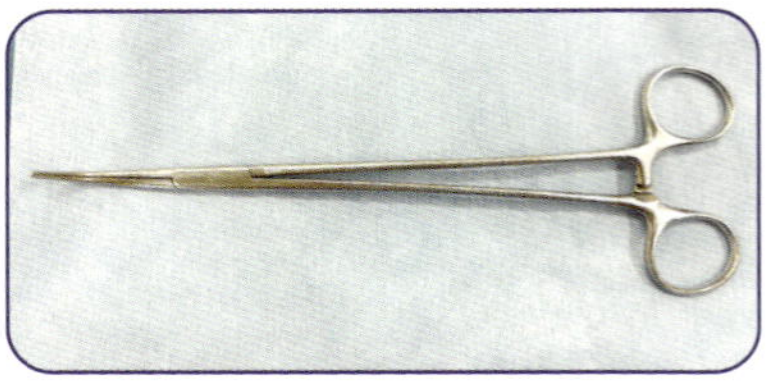

- 組織と組織を引き剥がす、組織の層を裂くなどの剥離操作や、血管などの組織を挟むときに用いる。
- 先端がまっすぐなものや曲がっているものなどさまざまな種類がある。

こう使う

- ハンドル部分を開けたり閉じたりすることで先端の部分を動かし、組織を剥離したり挟むことができる。
- 剥離をすることで血管などを露出したり、癒着でくっついていた組織同士を分けたりする。
- 出血したときに、血管や出血部位を挟んで糸で縛る。

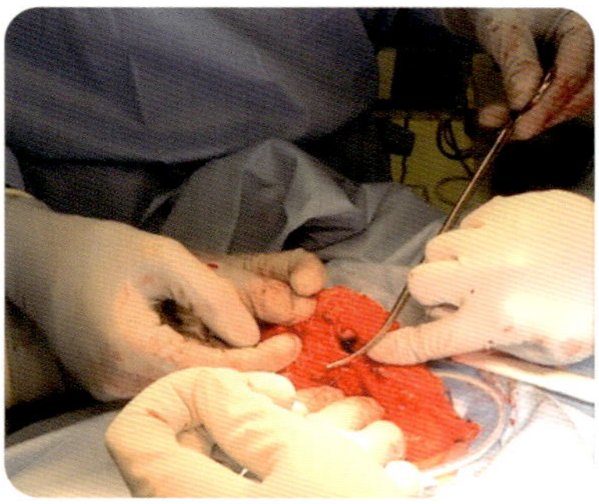

術者が唸る渡し方 動画

- 看護師は先端側を持ち、術者にハンドル部分を向ける。そうすることで、術者がハンドル部分を持つことができ、持ち直さずすぐに鉗子を操作することができる。
- 出血時などは急ぐ必要があるが、落ち着いて手早く渡す。

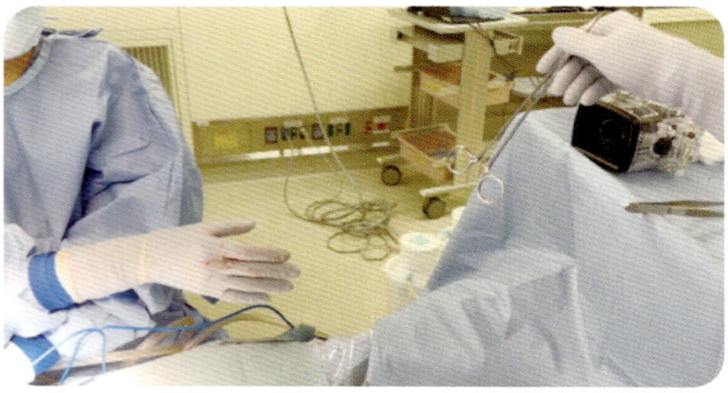

自動縫合器

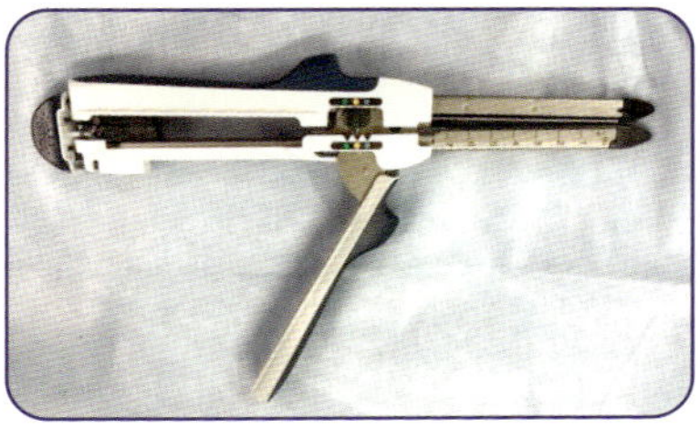

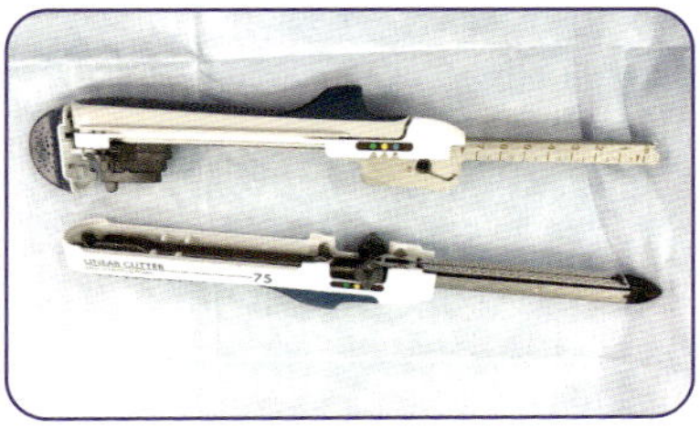

- ホチキスを細かく打つように針（ステープル）で消化管（胃や腸管）を4列や6列に縫い閉じ、縫い閉じた部分の間を切離する。
- 消化管を切離する際や吻合する際に用いる。

こう使う

- 消化管を自動縫合器で挟み、サイドレバーを閉じて30秒待つ。
- 持ち手側にあるつまみを押し滑らせて30秒待つ（ステープラーが打たれる）。
- つまみを引き戻す（ステープラーの間が切離される）。
- 両端を閉じて、間を切ることができる。

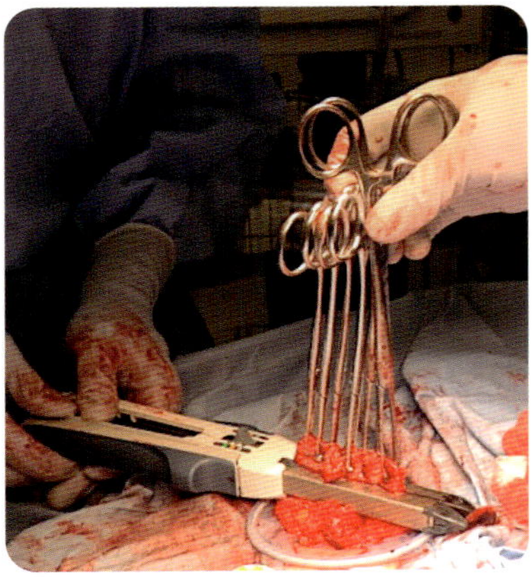

術者が唸る渡し方 動画

- 自動縫合器のサイドレバーが開いた状態で先端を持ち、術者側が持ち手を持てるように渡すとそのまますぐに使うことができる。
- 渡す前に自動縫合器を組み立てておき、カートリッジという針が入った部分を装填しておく。

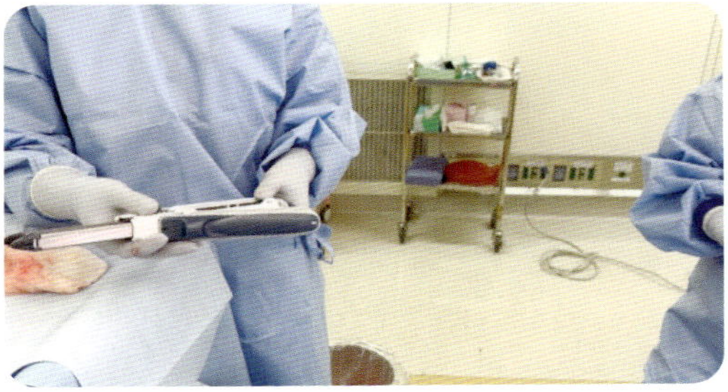

鏡視下手術用鉗子

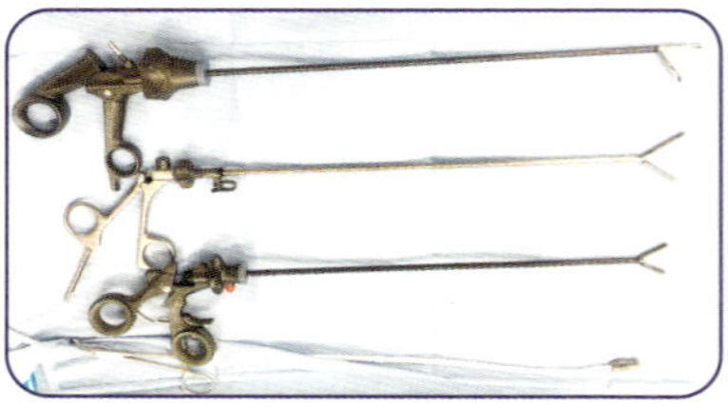

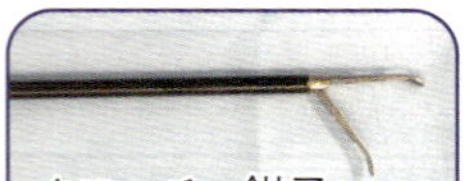
クローチェ鉗子

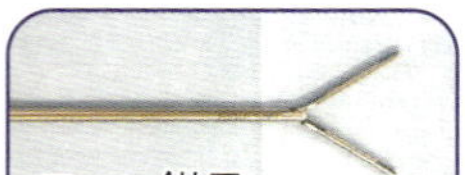
ヨハン鉗子

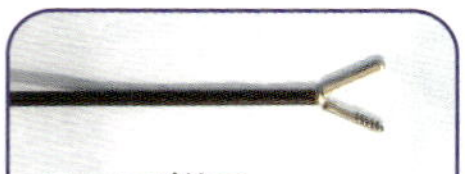
ワニ口鉗子

- 腹腔鏡下結腸切除手術で臓器を持ったり、剝離したりする。
- 持つ・切る・剝がすなどの用途によって先端の形が異なり、さまざまな種類がある。

こう使う

- 写真のように腸間膜を持ち上げたり、血管をつかんで術野（手術をするための環境）をつくったりするために用いる。

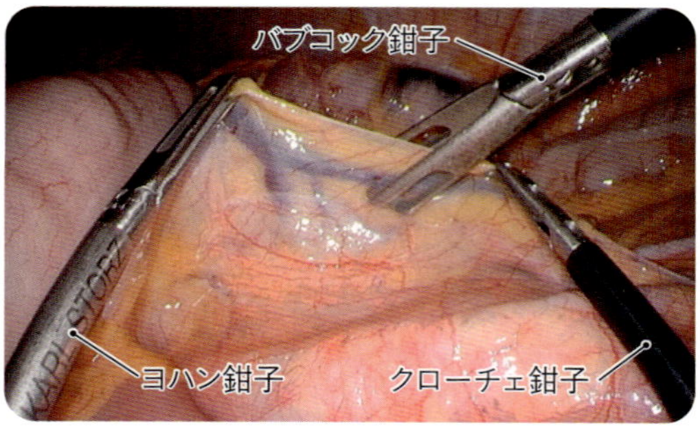

術者が唸る渡し方 動画

- 看護師が先端側を把持し、術者にハンドル部分を向けるようにして渡すと、そのまま持ち直さずにすぐに鉗子を使うことができる。
- 術者が片手操作で鉗子をトロッカーに入れづらい様子のときは、看護師や助手がトロッカーを持って固定すると入れやすい。

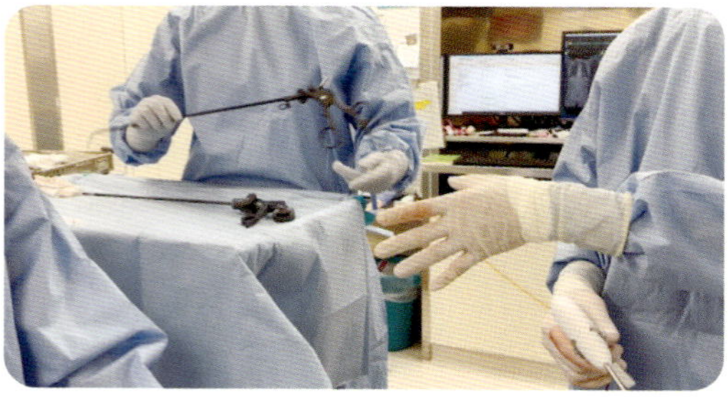

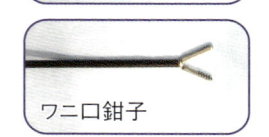

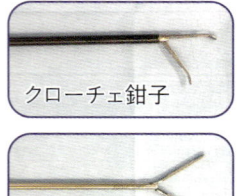

器械出しにつながる！ 解剖

大腸とは

大腸は盲腸から肛門までの約 1.5〜2m の管腔臓器で、水分やナトリウムなどの電解質の吸収を行う。大腸は結腸と直腸に分けられ、結腸は便をつくり、直腸は便を一時的にためて肛門から排泄する。結腸はさらに虫垂、盲腸、上行結腸、横行結腸、下行結腸、S 状結腸に区別される。

病変部位によって切離する部分が異なり、回盲部切除、結腸右半切除、横行結腸部分切除、結腸左半切除、S 状結腸切除などの術式がある。通常は腸を切除して、残りの腸をつなぎ合わせる（吻合）。

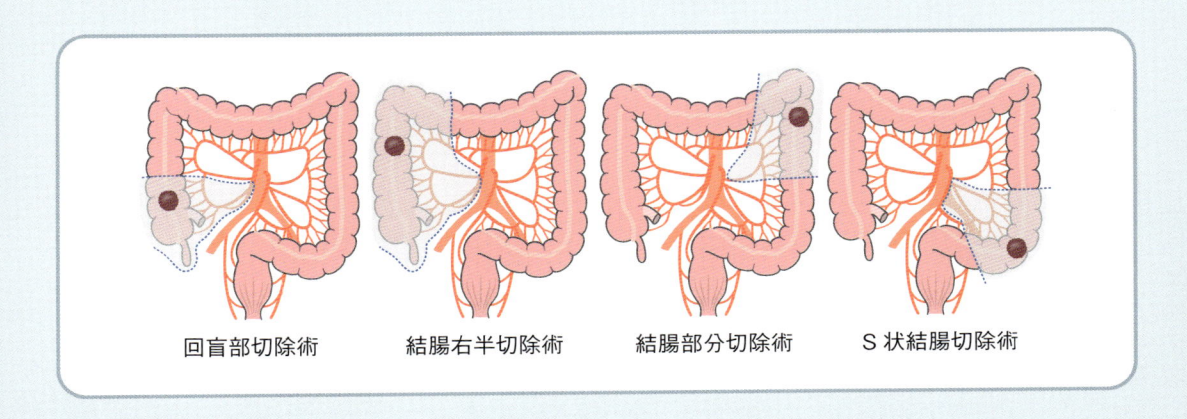

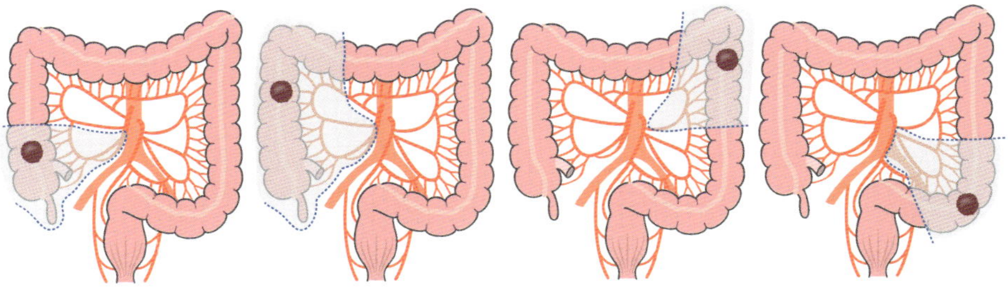

結腸の血管

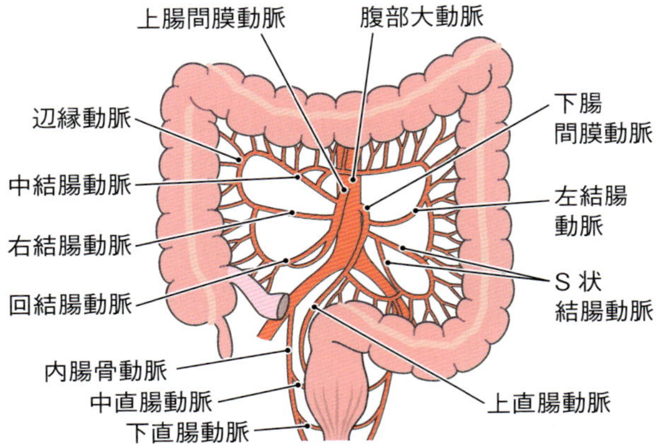

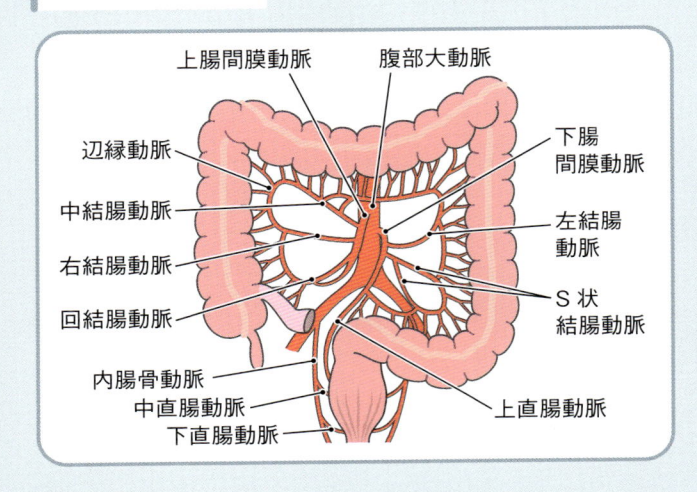

結腸はさまざまな動脈によって栄養される。右側の結腸（虫垂、盲腸、上行結腸、横行結腸）は上腸間膜動脈から分かれた回結腸動脈・右結腸動脈・中結腸動脈に栄養され、左側の結腸（下行結腸、S 状結腸）は下腸間膜動脈から分かれた左結腸動脈、S 状結腸動脈に主に栄養される。また動脈と一緒に静脈も走行しており、結腸で吸収した栄養分などを肝臓に運ぶ。

結腸のリンパ管

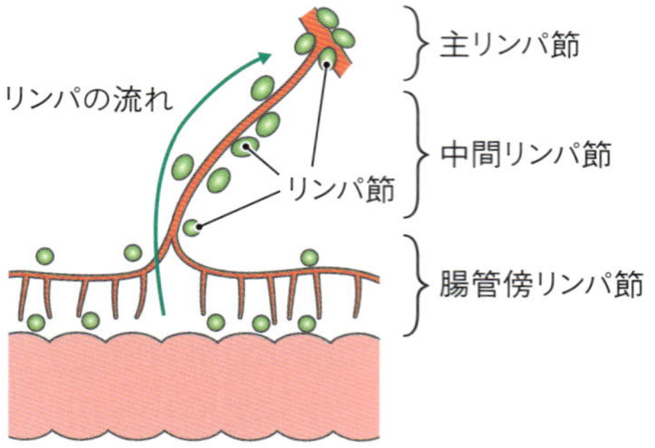

結腸の動脈と一緒にリンパ管という管も走行している。リンパ管の中にはリンパ液が流れている。またリンパ管の中継地点としてリンパ節がたくさんある。がんなどの悪性疾患の手術の際は、悪性の細胞がリンパ管を通ってリンパ節に転移して腸以外にも病気が広がることがあるため、リンパ節も結腸と一緒に手術で切除する必要がある。

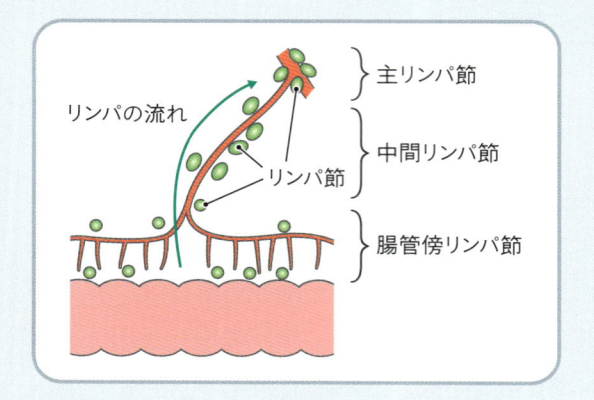

手術の手順と器械出しのキモ（開腹結腸右半切除）

0:00 皮膚切開・開腹

皮膚をメスで切開し、切開した皮膚のふちを有鉤鑷子（ゆうこうせっし）でつかんで左右に開き、皮下組織を電気メスで切離する。出血した場合は電気メスで止める。腹直筋の筋鞘（きんしょう）を露出して電気メスで切開し、コッヘル鉗子で筋鞘をつかむ。無鉤鑷子で腹膜だけを吊り上げて、メスで腹膜を切開して開腹する。

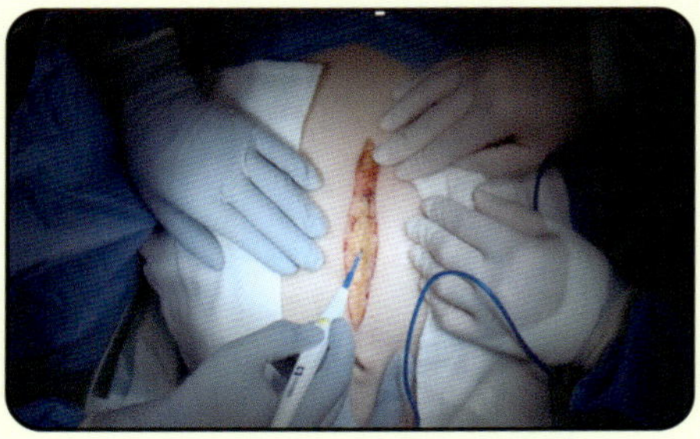

準備物

- メス
- 電気メス
- 有鉤鑷子：かぎ状の突起（鉤（こう））が付いたピンセット。皮膚を持つために用いる。「鉤ピン」ともいう。
- コッヘル鉗子：鉤が付いている。
- 筋鉤
- 無鉤鑷子：鉤が付いていないピンセット。腹腔内の臓器を持つ。「鑷子」ともいう。
- ペアン鉗子：鉤が付いてない。
- メッツェンバウム剪刀（せんとう）：先端が細いハサミ。
- 開創器またはウンドリトラクター

器械出しの手順

①メスを渡す：受け渡しで自分の手を切らないように注意する。メスは刃の丸い円刀刃と先が鋭い尖刀刃（スピッツメス）がある。円刀刃は大きな切開、尖刀刃は小さな切開に適している。開腹手術では円刀刃が適している。
②有鉤鑷子と電気メスを渡す：助手には筋鉤を渡して、創部の端を見えやすくする。
③コッヘル鉗子を渡す：筋鞘は硬い組織なのでコッヘル鉗子でつかむ。
④無鉤鑷子、メスまたはメッツェンバウム剪刀を渡す：腹膜は鑷子で持ち上げて、メスやメッツェンバウム剪刀で切開する。開腹したら筋鞘～腹膜をペアン鉗子でつかむ。
⑤開創器またはウンドリトラクターを渡す

0:15 腸管の授動

結腸は体に固定されているため、授動（後腹膜から剝離して腸を遊離する操作）する必要がある。助手は結腸を持って引っ張り、切る部分を見えるようにする。術者は助手と反対側の組織を鑷子で持って引っ張り、その間を電気メスで切離する。出血した際は電気メスを用いて止血するか、先の細い無鉤鑷子で血管を摘んで電気メスで焼いて止血する。太い血管の場合は剝離鉗子で血管をつまんで糸で縛（しば）って止血する。

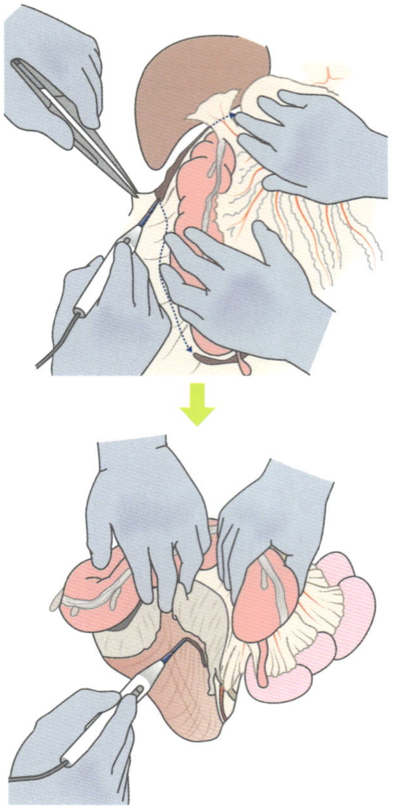

準備物

- 無鉤鑷子
- 電気メス
- 剥離鉗子
- 超音波切開凝固装置

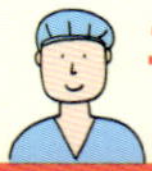

エキスパートのワザ

剥離が必要な場合は剥離鉗子を渡す。剥離鉗子は長谷川式鉗子やケリー鉗子などさまざまな種類があるので、術者が指示するものを正しく渡す。超音波切開凝固装置を用いることもある。先端部のこげをガーゼで適宜取り除く。
出血した際は鑷子、電気メス、剥離鉗子などを用いる。急ぐ場合もあるが、落ち着いて正しい道具を渡すようにする。

0:45 血管切離、腸間膜処理

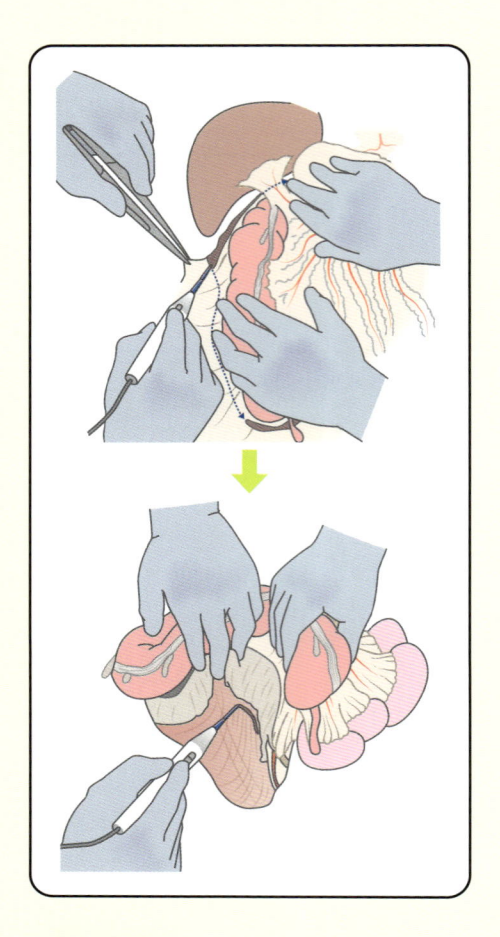

鑷子で腸間膜を引っ張り、電気メスで切開する。剥離鉗子を用いて周囲の組織と血管の間を剥離して血管を露出する。血管の裏側に剥離鉗子を通して糸を通し、血管を結紮（けっさつ）する。結紮したら剪刀で糸を切る。

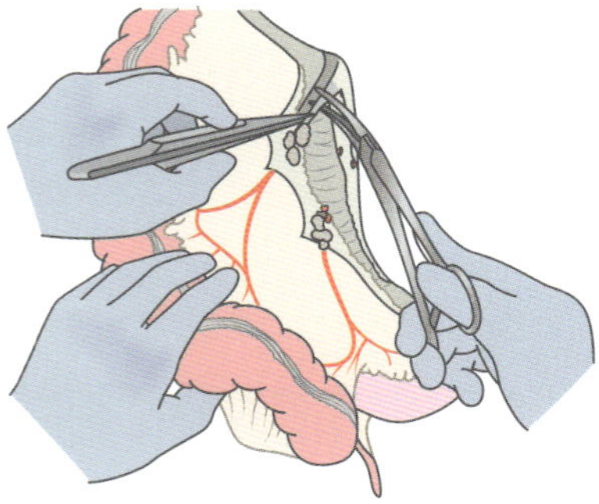

準備物

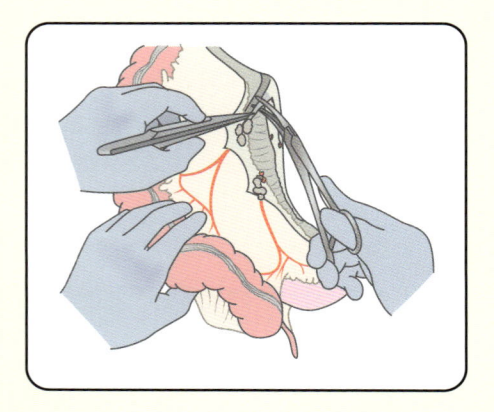

- 無鉤鑷子
- 電気メス
- 剥離鉗子
- 結紮糸
- メイヨー剪刀またはクーパー剪刀

器械出しの手順

①鑷子、電気メスを渡す
②剥離鉗子を渡す
③糸を渡す：体内に残る側は吸収糸、摘出する臓器側の糸は吸収されない絹糸を用いる場合が多い。
④電気メスやメッツェンを渡す：血管や組織を切る。剪刀の場合はメッツェンバウム剪刀を用いる。
⑤剪刀を渡す：糸を切る場合はメイヨー剪刀やクーパー剪刀で切る。

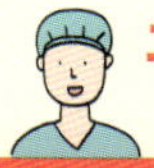

エキスパートのワザ

ペアンの先端で糸の先端をつかんで渡す。ペアン鉗子は看護師が先端側を持ち、術者や助手がハンドル部分を持てるように渡す。

1:15 口側・肛門側腸管切離・標本摘出

不潔操作のため覆布やミクリッツガーゼを敷いてから行う。腸管切離を行う際は、残す腸管を腸鉗子で挟み、便が切離する部分に流れてこないようにする。切離する部位でリスター鉗子を用いて腸を挟み、リスター鉗子に沿ってメスまたは電気メスで腸を切離する。これを口側・肛門側ともに行い、標本を摘出する。

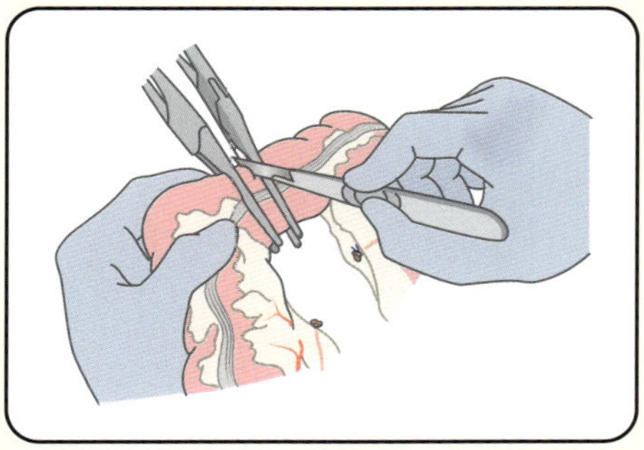

準備物

- 覆布またはミクリッツガーゼ
- 無鉤鑷子
- 腸鉗子
- リスター鉗子
- メス
- 電気メス
- 膿盆

● 器械出しの手順

①覆布やミクリッツガーゼを渡す：覆布の場合は真ん中に切れ目を入れ、そこから腸を出して操作することがある。その場合は直のクーパー剪刀（「雑剪」とよばれる）を渡す。
②腸鉗子を渡す：残す腸を挟む場合は腸を傷つけない腸鉗子を渡す。誤ってリスター鉗子を渡すと腸を傷つけるので注意する。
③リスター鉗子を渡す
④メスまたは電気メスを渡す：①～④は口側、肛門側ともに行う。
⑤標本を膿盆で受け取る

1:30 腸管吻合(機能的端々吻合：器械を用いた結腸の吻合)

粘膜鉗子やアリス鉗子を用いて腸管のふちを持つ。特にがんなどの悪性疾患の手術の場合は吻合部にがん細胞が付着しないように腸管内部をイソジンの付いた綿球で清拭する。

その後、自動縫合器を挿入して腸管の側面同士を縫い合わせる。内部の出血がないことを確認したら、上部の腸管のふちを粘膜鉗子やアリス鉗子でつかみ、自動縫合器で打ち抜いて縫い合わせて閉じる。ステープルの重なりの部分や股の部分を吸収糸で縫合して補強する。

吻合が終了したら、清潔操作に戻るため手袋を替える。

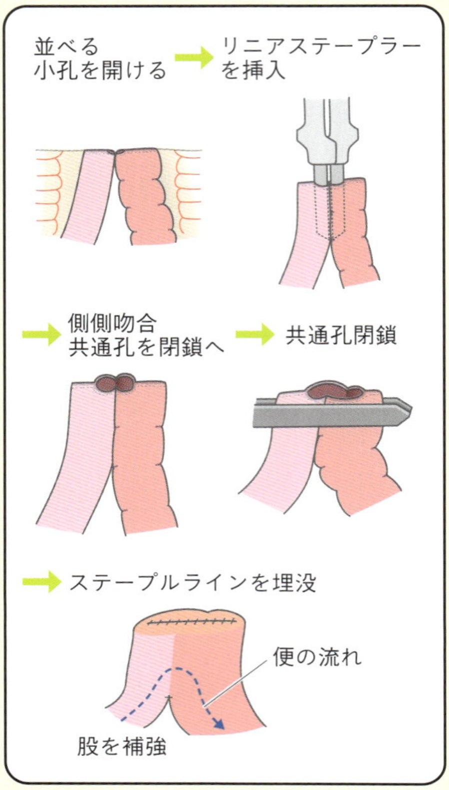

準備物

- 粘膜鉗子やアリス鉗子
- 消毒セット（イソジンや綿球）
- 自動縫合器
- 針付き吸収糸とヘガール持針器
- クーパーまたはメイヨー剪刀

● 器械出しの手順
①粘膜鉗子やアリス鉗子を渡す
②消毒セットを渡す
③自動縫合器を渡す
④持針器に針付きの吸収糸をつけて渡す
⑤替えの手袋を渡す

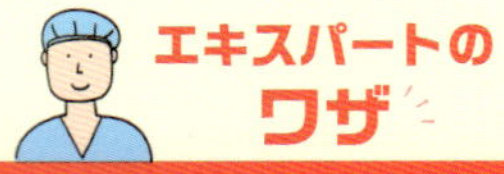

自動縫合器はあらかじめ組み立てておく。吻合する臓器の厚みによってステープルの厚みを変えるレバーがあるのでどれにするか術者に確認する。

2:00 閉腹

筋鞘をコッヘル鉗子でつかみ、有鉤鑷子で腹膜・筋鞘を持ち、針付き吸収糸（0号や1号などの太い糸）で縫合する。

連続縫合と単結節による縫合と2種類あり、縫合を終えたらメイヨー剪刀やクーパー剪刀で糸を切る。皮膚と皮下組織を洗浄して、細い針付き吸収糸やスキンステープラーで皮膚を閉じる。

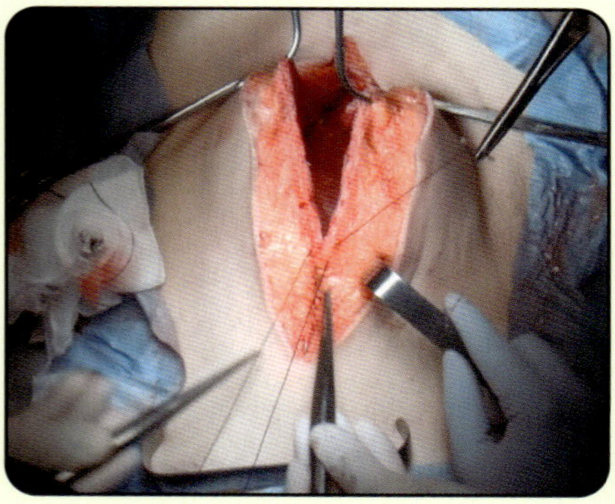

準備物

- コッヘル鉗子
- 針付き吸収糸（腹膜・筋鞘用の0号や1号などの太い糸）、マチュー持針器
- 有鉤鑷子
- メイヨー剪刀またはクーパー剪刀
- 洗浄用生理食塩水
- 腸ベラ

- 吸引
- 針付き吸収糸（皮膚用の 3-0 や 4-0 などの細い糸）とヘガール持針器、またはスキンステープラー

器械出しの手順

①コッヘル鉗子を渡す：コッヘル鉗子は筋鞘の頭側端、尾側端、左右の正中と最低 4 カ所はつかむ。
②有鉤鑷子、マチュー持針器に太い吸収糸をつけて渡す：筋鞘などの硬い組織を縫合する場合はマチュー持針器を用いる。
③メイヨー剪刀やクーパー剪刀を渡す
④創部を洗浄する生理食塩水と吸引、腸ベラを渡す
⑤有鉤鑷子と細い針付き吸収糸やスキンステープラーを渡す

手術の手順と器械出しのキモ（腹腔鏡下 S 状結腸切除）

0:00 ポート挿入

カメラポートをへそに挿入する。へそをコッヘル鉗子で持ち上げて、皮膚をメスで切開し、さらにコッヘル鉗子でつかみ直して皮膚を左右に開き、皮下組織を電気メスで切離する。助手は筋鉤で創部の両端を見せる。

腹直筋鞘（白線）を切開し、ペアン鉗子で腹膜を開けて開腹する。癒着のないことを確認してカメラ用トロッカーを挿入する。

シリンジ 15mL のエアーを入れてバルーンを膨らませる。腹腔内をカメラで確認しながら、ほかのポートも挿入する。

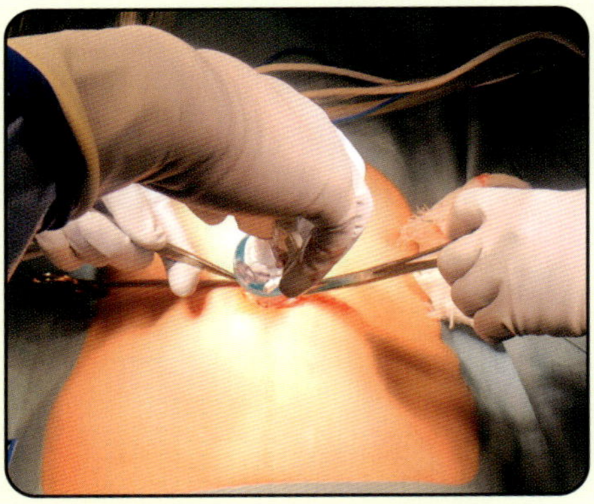

準備物

- メス
- 電気メス
- コッヘル鉗子
- 筋鉤
- ペアン鉗子
- カメラ用トロッカー（バルーン付き）
- 20mL シリンジ
- 腹腔鏡用トロッカー

器械出しの手順

①コッヘル鉗子を渡す：術者によって２本または４本でへそを吊り上げる。

②メスを渡す：受け渡しで自分の手を切らないように注意する。メスは尖刀刃が適している。

③電気メスを渡す：助手には筋鉤を渡して、創部の端を見えやすくする。

④ペアン鉗子を渡す：腹膜を開けるために用いる。

⑤カメラ用トロッカー、20mL 空シリンジを渡す：トロッカーのストップコックは閉めておく。シリンジは 15mL 空気を入れて渡す。

0:05 間膜切開

腹膜をクローチェ鉗子やヨハン鉗子などで引っ張り、腹腔鏡用電気メスや超音波切開凝固装置などで切開していく。助手はヨハン鉗子などを用いて腹膜を引っ張り上げて、術者が手術を進められるような環境を作っている。

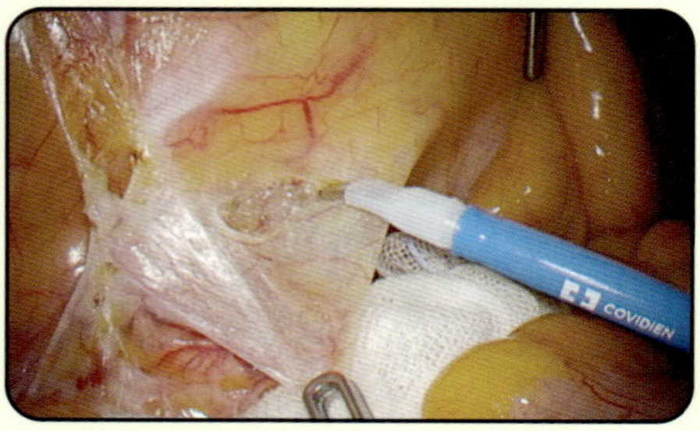

準備物

- 鏡視下手術用鉗子（クローチェ鉗子、ヨハン鉗子、バブコック鉗子など）
- 鏡視下手術用電気メスまたは超音波切開凝固装置
- 鏡視下手術用滅菌ガーゼ

器械出しの手順

①術者に鉗子、電気メスや超音波切開凝固装置を渡す：出血した際や臓器を愛護的に操作するためなどにガーゼを用いることがある。超音波切開凝固装置はコードが絡まないように注意する。

②助手に鉗子を渡す

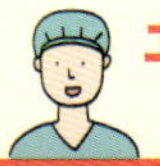

エキスパートのワザ

鉗子の先端側を看護師が持ち、術者側がハンドルをそのまま持てるようにするとスムーズに手術操作が行える。術者が鉗子をポートに入れにくそうにしている場合は、ポートを固定してあげると入れやすい。

0:20 血管処理（下腸間膜動脈）

電気メスや超音波凝固装置で血管を露出し、メリーランド鉗子で血管の背側を通してクリップを通せるようにする。クリップを残す側と切除側に打ち、間を超音波切開凝固装置や鏡視下手術用剪刀で血管を切る。

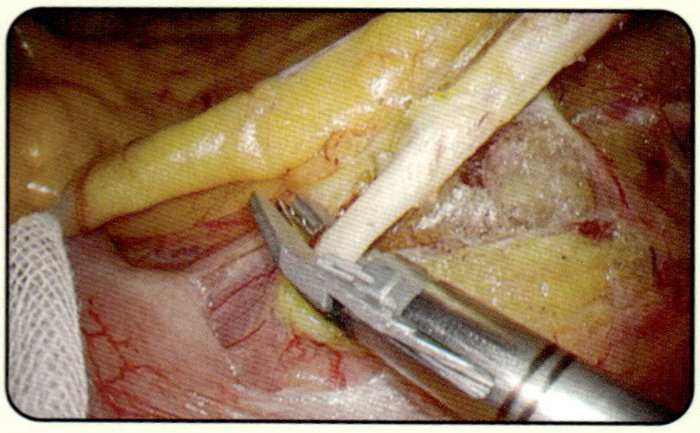

準備物

- 鏡視下手術用鉗子（クローチェ鉗子、ヨハン鉗子、メリーランド鉗子など）

- 鏡視下手術用電気メスまたは超音波切開凝固装置
- 鏡視下手術用クリップ
- 鏡視下手術用滅菌ガーゼ

器械出しの手順

①術者に鉗子や電気メスを渡す
②術者にメリーランド鉗子を渡す：血管の背側を通すときはメリーランド鉗子を使用することが多い。
③術者にクリップを渡す：血管切離の際に必ずクリップを使用するので、どのクリップを使うか、クリップが切れていないかを確認しておく。
④術者に超音波切開凝固装置または鏡視下用剪刀を渡す

0:30 間膜の授動（内側アプローチ、外側の授動）

助手がS状結腸間膜を鉗子で持ち上げ、術者は間膜と後腹膜の間を鉗子や電気メスなどで剝離する。血管切離（左結腸動脈や下腸間膜静脈）も行う。

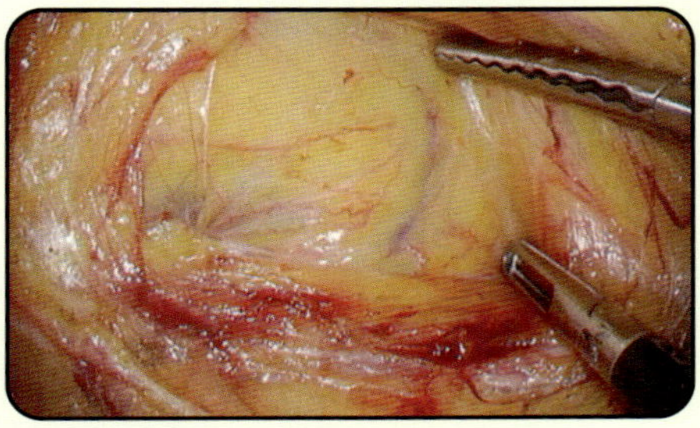

準備物

- 鏡視下手術用鉗子（クローチェ鉗子、ヨハン鉗子、バブコック鉗子など）
- 鏡視下手術用電気メスまたは超音波切開凝固装置
- 鏡視下手術用クリップ
- 鏡視下手術用滅菌ガーゼ

器械出しの手順

①術者に鉗子、電気メスや超音波切開凝固装置を渡す
②助手に鉗子を渡す
③左結腸動脈や下腸間膜静脈などの血管処理を行う場合はメリーランド鉗子やクリップ、剪刀を渡す

1:00 間膜処理

助手は切離する間膜を鉗子で持ち上げ、S状結腸を頭側に引き抜いてまっすぐにする。術者は腸を切離する位置で間膜を切開する。間膜内を通る血管（上直腸動脈など）をハーモニック®やクリップを用いて切離する。

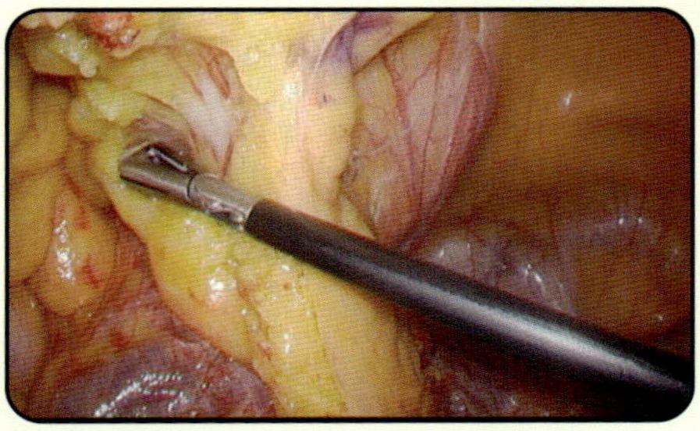

準備物

- 鏡視下手術用鉗子（クローチェ鉗子、ヨハン鉗子、バブコック鉗子など）
- 超音波切開凝固装置
- 鏡視下手術用クリップ
- 鏡視下手術用滅菌ガーゼ

● **器械出しの手順**
①術者に鉗子や超音波切開凝固装置を渡す
②助手に鉗子を渡す
③血管処理を行う場合はメリーランド鉗子やクリップ、剪刀を渡す（術者によって超音波切開凝固装置で切離することもある）

見て 聴いて

先読みの鬼！

間膜処理をしたら次は腸管切離なので、腸管洗浄の用意や、自動縫合器の種類を確認して揃えておく。

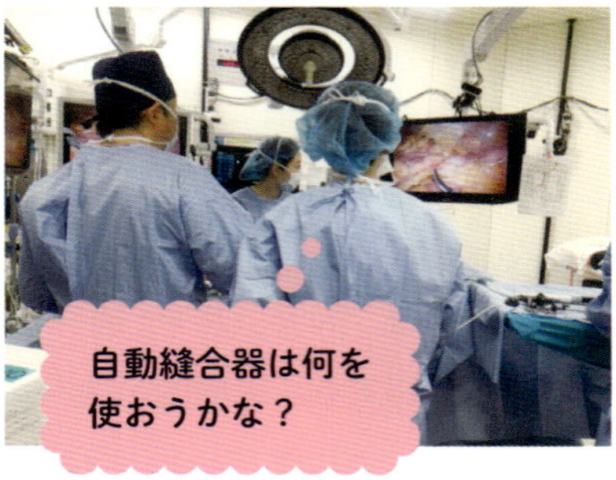

1:20 腸管洗浄、肛門側腸管切離

助手は鉗子でＳ状結腸を頭側に引き抜いてまっすぐにする。術者は間膜処理した部分に腸管クリップをかける。術野外にいる人が腸管を肛門から洗浄する（腫瘍からこぼれ落ちた腫瘍細胞を洗い流すため）。洗浄後、自動縫合器で腸管を切離する。

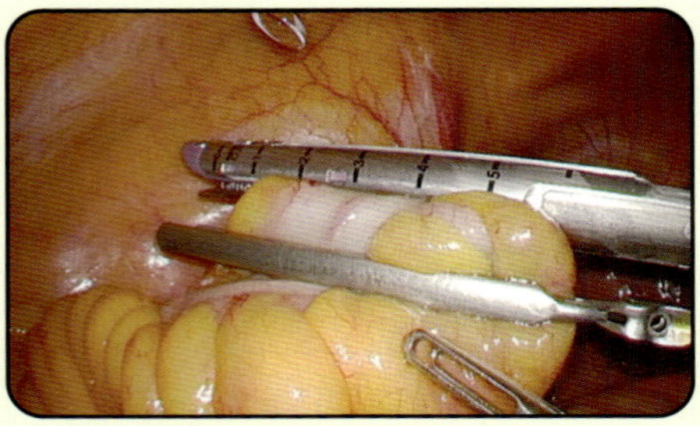

準備物

- 鏡視下手術用鉗子（クローチェ鉗子、ヨハン鉗子など）
- 腸管クリップ
- 自動縫合器

● **器械出しの手順**
①術者に鉗子や腸管クリップを渡す
②助手に鉗子を渡す
③術者に自動縫合器を渡す：自動縫合器の種類やカートリッジの種類を間違えないように注意する。切離した自動縫合器やカートリッジは不潔なので清潔な道具と区別し、触れないようにする。

1:35 口側腸管切離、口側腸管断端処理

気腹を終了して体外で操作する。不潔操作なので覆布を術野に敷く。口側の間膜処理を行い、腸管切離線にタバコ縫合器をかけて直針を通す。腸鉗子で口側腸管を挟んで便が流れてこないようにし、リスター鉗子で挟んで腸管をメスや電気メスで切離して標本を摘出する。

断端を粘膜鉗子やアリス鉗子で把持して、消毒した後に自動縫合器のアンビルを挿入する。腸管断端に通してあった糸

を結紮して、口側腸管の吻合の準備が整う。再度、清潔操作に戻るため手袋を替える。

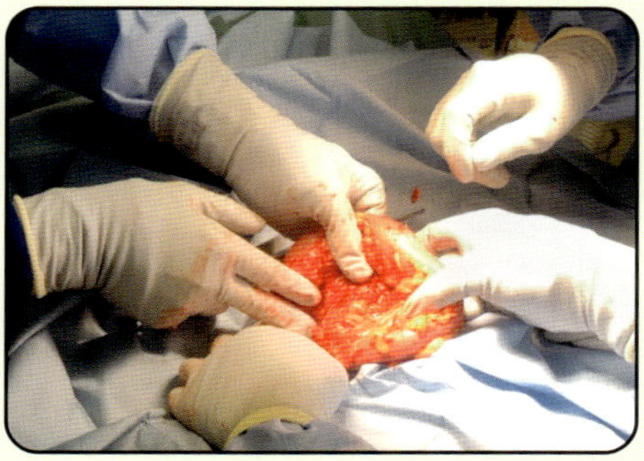

準備物

- 覆布
- 鑷子
- 電気メス
- メス
- 剝離鉗子
- 吸収糸
- リスター鉗子
- 腸鉗子
- タバコ縫合器、直針
- 粘膜鉗子やアリス鉗子
- 自動縫合器（アンビル）
- 消毒セット（イソジンや綿球）
- 自動縫合器
- 針付き吸収糸とヘガール持針器
- クーパーまたはメイヨー剪刀

器械出しの手順

①間膜処理のために鑷子や電気メスを渡す
②腸管切離のために腸鉗子、リスター鉗子、タバコ縫合器、直針、メスを渡す
③アンビルを渡す
④替えの手袋を渡す：不潔操作なので清潔な道具と分けて行う。看護師も手袋を交換する。

1:50 吻合

口側腸管が肛門側腸管に届くかを確認し、術野外の人が自動吻合器を肛門から挿入して肛門側の腸管断端からトロッカー（吻合器の先端の針状部分）を出す。

口側のアンビルと肛門側のトロッカーを結合させて吻合する。吻合した後はゆっくり吻合器を肛門から引き抜く。

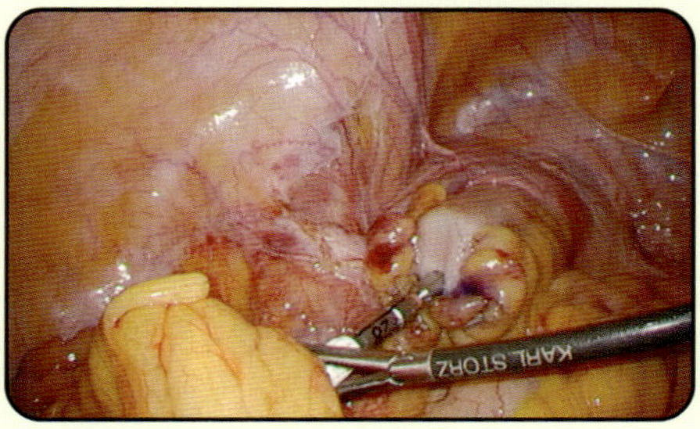

準備物

- 鏡視下手術用鉗子（クローチェ鉗子、ヨハン鉗子、メリーランド鉗子など）
- 鏡視下用電気メス
- アンビル把持鉗子
- 自動吻合器

器械出しの手順

①術者に鉗子やアンビル把持鉗子、鏡視下用電気メスを渡す：トロッカーを出すときに鏡視下用電気メスやメリーランド鉗子を用いる。

②助手に鉗子を渡す

器械出しの手順

①コッヘル鉗子を渡す

②有鉤鑷子、マチュー持針器に太い吸収糸をつけて渡す

③メイヨー剪刀やクーパー剪刀を渡す

④創部の洗浄する生理食塩水と吸引、腸ベラを渡す

⑤有鉤鑷子と細い針付き吸収糸を渡す

2:10 閉創

筋鞘をコッヘル鉗子でつかみ、有鉤鑷子で腹膜・筋鞘を持ち、針付き吸収糸（0号や1号などの太い糸）で縫合する。連続縫合と単結節による縫合と2種類あり、縫合を終えたらメイヨー剪刀やクーパー剪刀で糸を切る。

皮膚と皮下組織を洗浄して、細い針付き吸収糸やスキンステープラーで皮膚を閉じる。

準備物

- コッヘル鉗子
- 針付き吸収糸（腹膜・筋鞘用の0号や1号などの太い糸）
- マチュー持針器
- 有鉤鑷子
- メイヨー剪刀またはクーパー剪刀
- 洗浄用生理食塩水
- 腸ベラ
- 吸引
- 針付き吸収糸（皮膚用の3-0や4-0などの細い糸）とヘガール持針器

術後はここに注意する

縫合不全に注意

縫合不全は腸同士がしっかりくっついておらず、穴が開いて便が腹腔内に漏れ出ることをいう。結腸切除で最も重症になる可能性がある合併症である。食事開始後に腹痛、発熱などの悪化があった場合には縫合不全がないかを考える。このような症状が出現した際は速やかに医師に相談する。

必要な検査

- 採血検査では炎症反応（WBC、CRP など）が上昇する。
- CT では吻合部周囲に腸液の貯留や、腸管の中から腹腔内に漏れた空気（free air）を認める。
- 注腸検査で吻合部から造影剤が漏れることが確認できると確定診断となる。

必要な治療

- 緊急手術で洗浄ドレナージを行い、吻合部より口側の腸管で人工肛門を造設する。
- 腹膜炎の程度が軽度の場合は保存的治療（絶食、抗菌薬治療）を選択する場合もある。

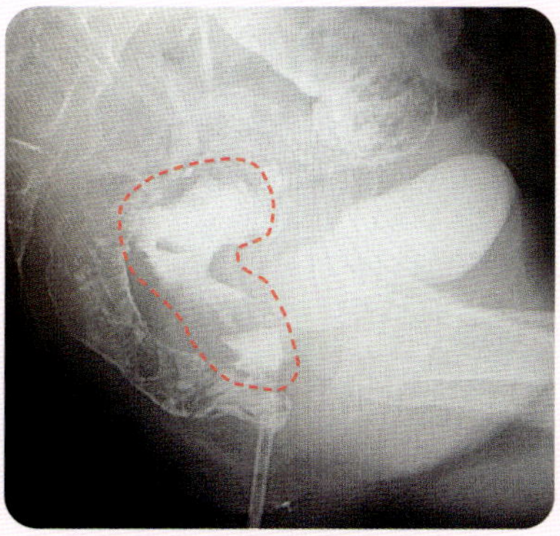

注腸検査：赤い点線が造影剤の漏れている部分

麻痺性イレウスに注意

麻痺性イレウスとは、手術操作により腸管の動きが低下して腸管が動かなくなった状態をいう。開腹手術に多く、症状は排便や排ガスの停止、腹痛、嘔吐などである。

必要な検査

- X 線検査では胃や小腸の拡張像や、立位で腸管の液面形成像（ニボー像）が確認される。
- CT 検査でも胃や小腸の拡張像が確認される。

必要な治療

- 絶飲食・点滴のうえ、胃管やイレウス管の挿入を行う。
- 胃管やイレウス管を挿入することで、腸液を外に出して腸管内の圧を下げて症状を改善させる。

引用・参考文献

1） 篠原尚ほか．イラストレイテッド外科手術：膜の解剖からみた術式のポイント．第３版．東京，医学書院，2010，500p.

（片岡温子・合田良政）

中級・上級編

04 直腸切除術（腹腔鏡下・ロボット支援下）

直腸手術、ここをおさえる

代表的な疾患

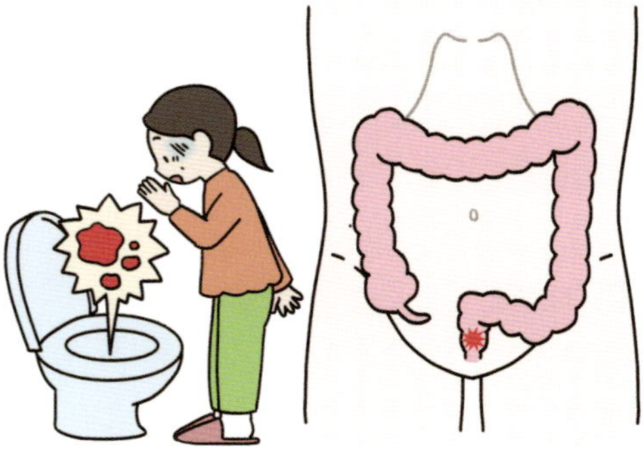

- **直腸がん**

直腸切除の対象として最も多い疾患。下血や便通異常の精査や検診で発見される。

- **炎症性腸疾患**

潰瘍性大腸炎（UC）とクローン病（CD）に代表される。内科的治療での難治例や重症・劇症例、がん化例などでは手術になる。

- **家族性大腸腺腫症（FAP）**

遺伝性疾患でほぼ100%に大腸がんが発生するため大腸全摘が標準治療となる。

- **直腸神経内分泌腫瘍（NET）**

内視鏡検査で偶発的に見つかることが多い。

- **その他**

直腸腫瘍、穿孔、外傷など。

こんな手術

最も頻度の高い直腸がんに対する手術について主に説明する。がんを含む直腸を切除し、周囲のリンパ節も郭清する。切除される直腸に付属して一緒に郭清される腸管近傍および中枢側のリンパ節に加えて、骨盤壁にある側方リンパ節の郭清が行われる場合もある。

がんのある部位や進行度によって術式が選択され、直腸前方切除術（高位：HAR、低位：LAR）、括約筋間直腸切除術（ISR）、腹会陰式直腸切断術（APR、マイルズ手術）、ハルトマン手術、経肛門的切除術などがある[1]。人工肛門の造設も同時に行われる場合がある。

術前

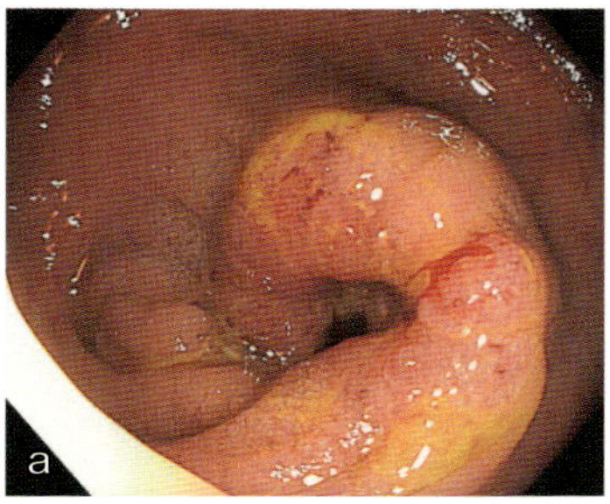

直腸にがんを認める。
【a】内視鏡
【b】注腸
【c】CT

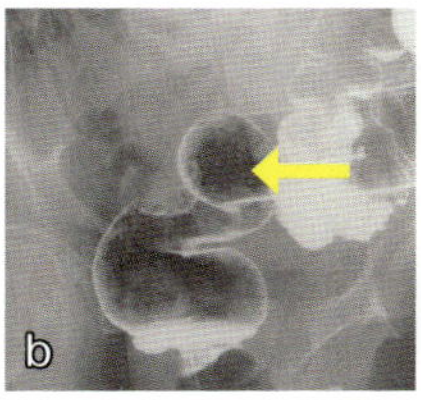

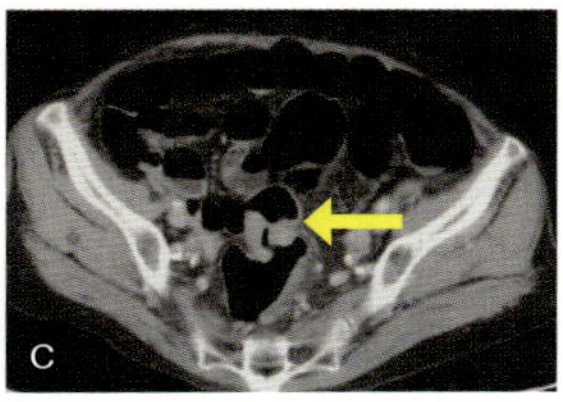

術後

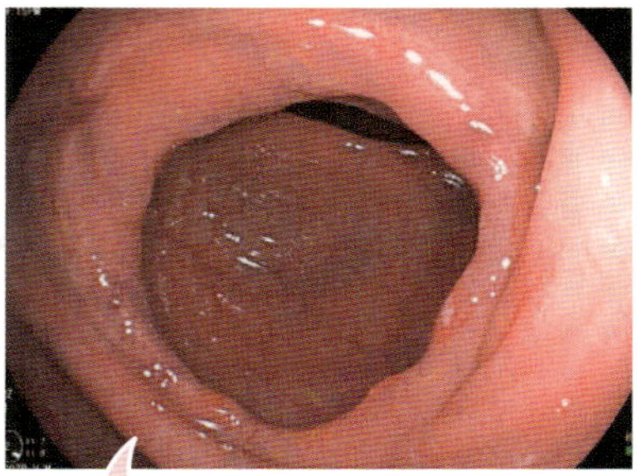

吻合後の内視鏡：直腸が切除されＳ状結腸と残存直腸が吻合されている

手術の基本データ

▶ **適応**	内視鏡的切除では完全切除困難で、手術により切除可能な病変
▶ **麻酔の方法**	全身麻酔（硬膜外麻酔が追加される場合もある）
▶ **手術体位**	砕石位（特殊な場合として、経仙骨アプローチではジャックナイフ体位など）
▶ **出血量**	通常は数10mL以内だが、腫瘍の状態や側方郭清の有無にもよる
▶ **傷の大きさ**	腹腔鏡もしくはロボット用のポート孔が4～5カ所、標本摘出用の小開腹創が1カ所程度
▶ **インプラント**	なし（まれに損傷予防に尿管ステントを留置することがある）
▶ **組立器械**	腹腔鏡手術の気腹装置、カメラ、モニターなど一式。ロボット手術の場合はドレーピング、カメラの接続（加温される）。直腸洗浄や術中内視鏡のセットなど

準備する器械

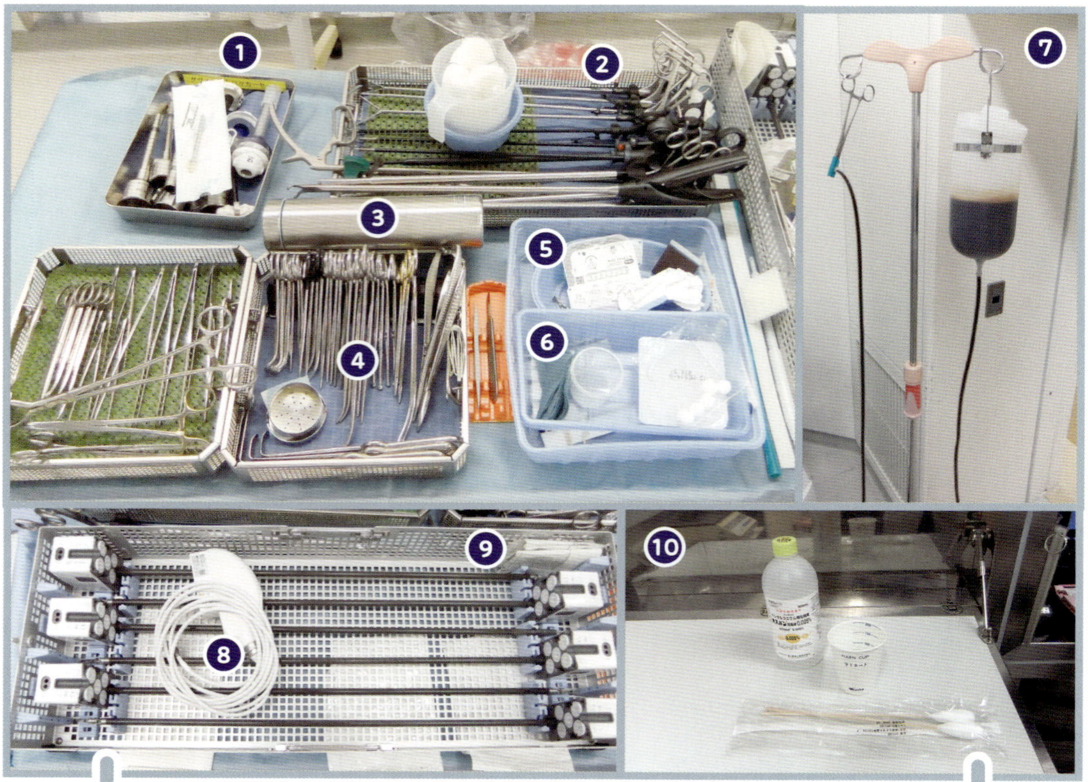

❶トロッカー　❷ラパロ用鉗子セット　❸カメラ保温用水筒　❹体腔外操作用鉗子セット
❺針糸トレイ　❻腸管内清拭用綿球セット　❼腸管洗浄用セット
❽術中エコープローブ　❾ロボット用鉗子セット　❿膣洗浄用セット

おもに使用する器械

腸管クリップ／ガットクランパー

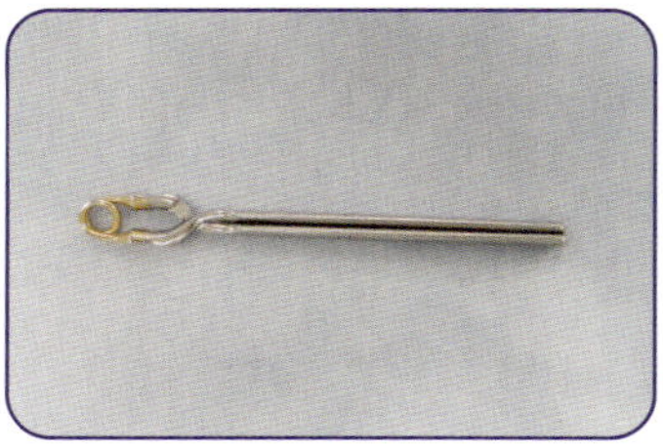
腸管クリップ

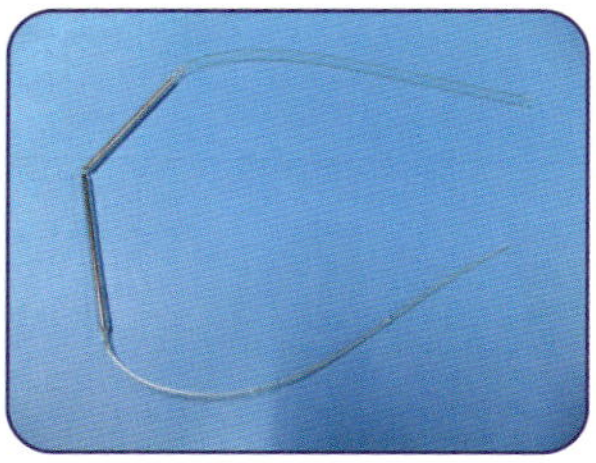
ガットクランパー

- どちらも腫瘍の肛門側の直腸を離断する前の直腸洗浄の際に使用する。
- 術中内視鏡を行う際に口側腸管に空気が入り込まないようにクランプする目的でも使用する。

こう使う 動画

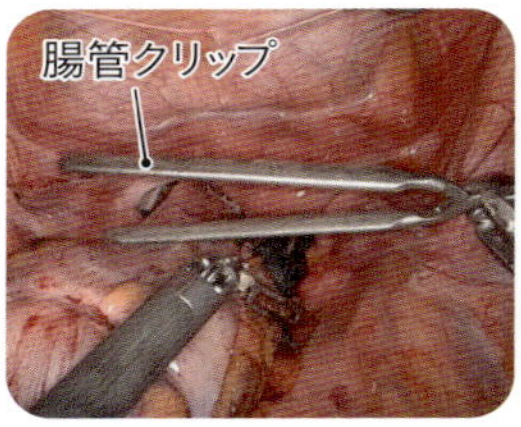

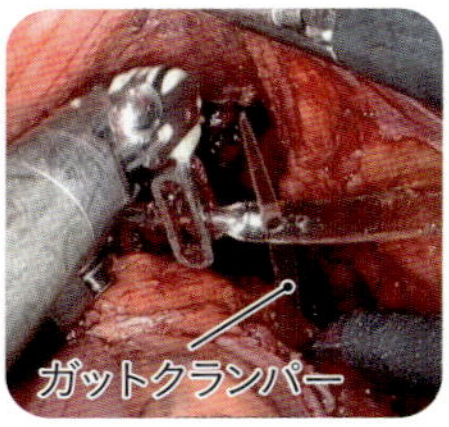

- 切離ラインのすぐ口側にクリップをかけて腫瘍組織が離断部、吻合部に巻き込まれないようにしてから経肛門的に直腸を洗浄する（がんの implantation の予防）。
- クリップをかける位置が肛門に近くなるほど周囲の骨盤壁に囲まれた空間も狭くなり、クリップが入らなくなってくる。そのような場合にはガットクランパーを用いるが、腸管クランプの操作難度は高くなる。バーの中央折り返し部に結び付けた絹糸は、直腸の左右で位置を調整する際に把持できるようにするためのものである。

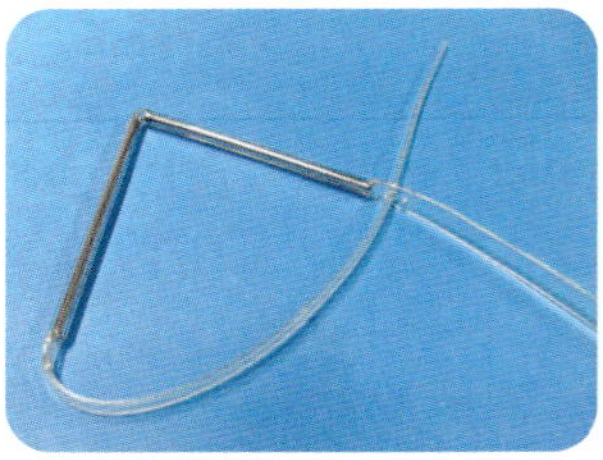
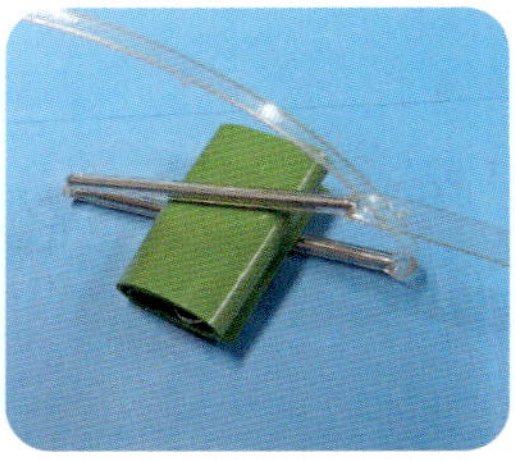
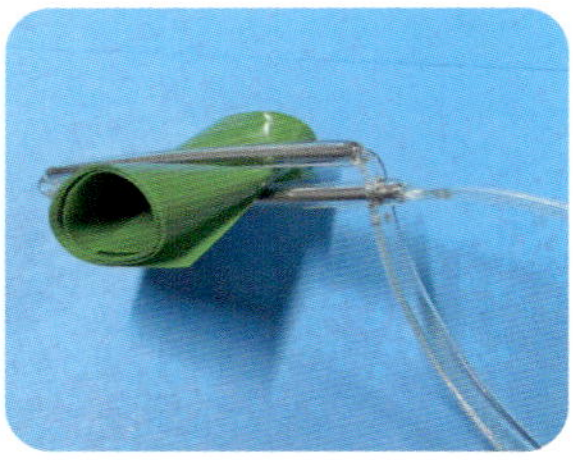

2章 中級・上級編 04 直腸切除術（腹腔鏡下・ロボット支援下）

術者が喰る渡し方 動画

- 腸管クリップはアプライヤーもしくはリムーバーに装着して手渡す。どちらがよいかは状況によるので、クリップを要求されたときに確認するとよい。アプライヤーの方が角度の自由が利くので、ロボット手術ではアプライヤーに装着して使用することがほとんどである。
- ガットクランパーはそのままの状態で医師が鉗子で把持して使用する。

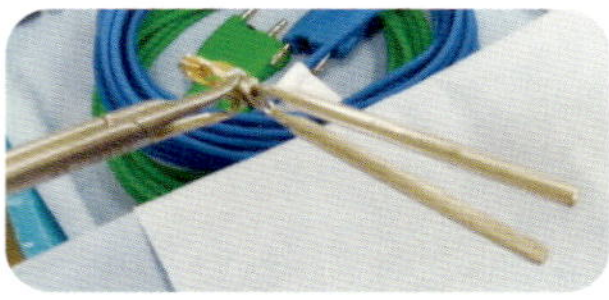

腸管クリップ＋アプライヤー

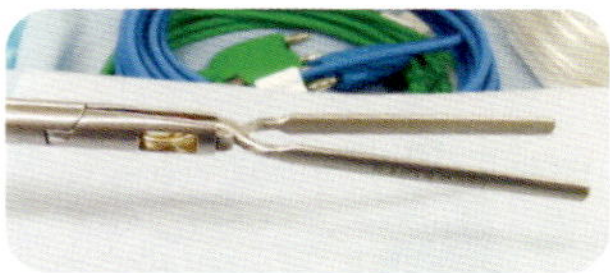

腸管クリップ＋リムーバー

オーガンリトラクター

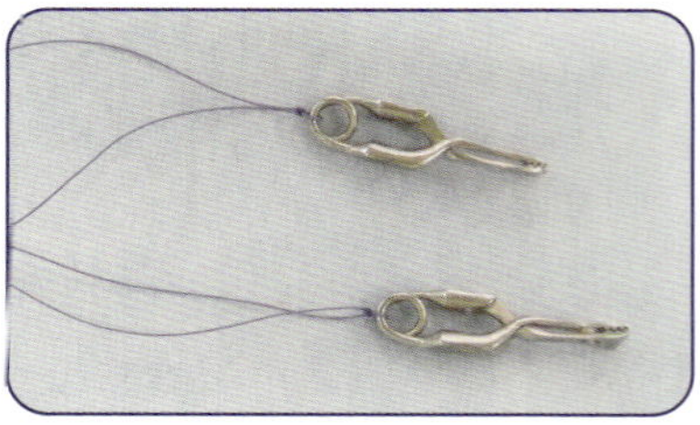

- 臓器を吊り上げて術野を展開する際に使用する。

こう使う 動画

- 直腸手術では子宮や膀胱の吊り上げに使用することが多い。側方リンパ節郭清の際には尿管や下腹神経を吊り上げる場合もある。
- リトラクターには、2-0 モノクリル直針付き縫合糸をちょうど半分のところでカットして、片端針の状態にしたものを結び付けている。これを腹腔内に挿入して展開する臓器を把持したら直針を腹壁に貫通させ、体外から引き上げて展開する。

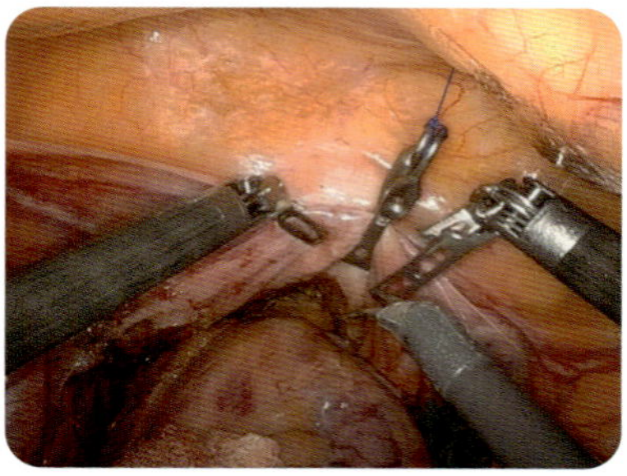

術者が喰る渡し方

- オーガンリトラクターをリムーバーで把持して手渡す。
- 結び付けた糸の先に直針がついているので、途中で引っかかったり看護師・医師に刺さったりしないように注意する。
- 腹壁を貫いて出た直針は折り畳み、ガーゼを貫通させた後、ペアン鉗子（またはモスキートペアン鉗子）で把持して針は切り落とす。
- 折り畳みガーゼ→ペアン鉗子→ハサミと順に器械が出てくるとスムーズ。

自動縫合器

- 腸管を挟んで両側に小さなステープル（チタン製のホッチキスのようなもので、現在は片側3列のものを使用）を細かく打ち込んで、挟んだ腸壁を縫合した状態にする。その後、中央を切離して縫合部が両側に分かれる。
- 腸管を縫合閉鎖して離断したり、腸管と腸管を縫合して吻合したりする場合に使用する。

こう使う 動画

- 直腸手術では主に腫瘍の肛門側の直腸を離断する際に使用する。

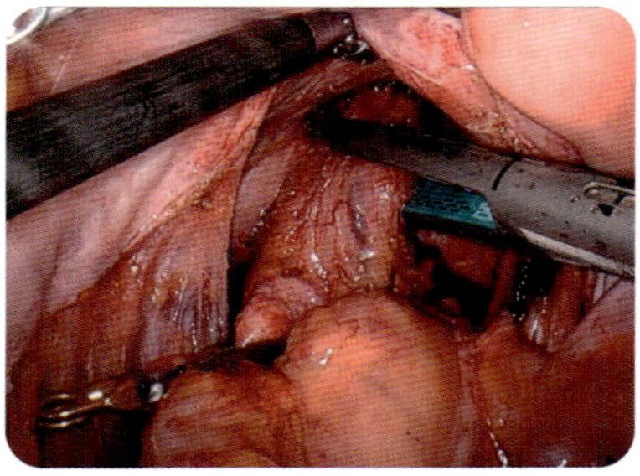

術者が唸る渡し方

- 腸管の厚みによって、縫合に使用するステープルの高さやステープルが並んでいる列の長さが選択される。色で区別している製品が多い。出す際には、カートリッジの色と長さを確認するとよい。
- 列が長ければ1回の操作で縫合離断できる距離を稼げるが、狭い骨盤内での操作は困難になる。そのため直腸がん手術で腫瘍の肛門側を離断する際は短いものを使用することが多く、2～3回に分けて離断することが多い。

自動吻合器

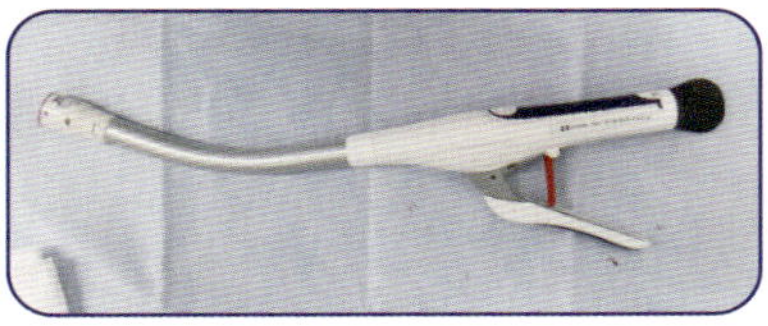

- 腸管と腸管を円形に縫合して吻合する器械。
- 小さなステープルが細かく円形に（現在は3列のものを使用）並んでいて、アンビルと本体に挟まれた腸管同士を円形に縫合した後に中央を円形にくり抜く。

こう使う 動画

- 直腸手術では口側結腸と残存直腸を吻合して再建する際に使用する。
- 口側結腸の断端にアンビルを挿入する。残存直腸内には肛門からシャフトを挿入し、シャフト中央のロッドを断端に貫通させる。アンビルをロッドにドッキングさせて吻合を行う。

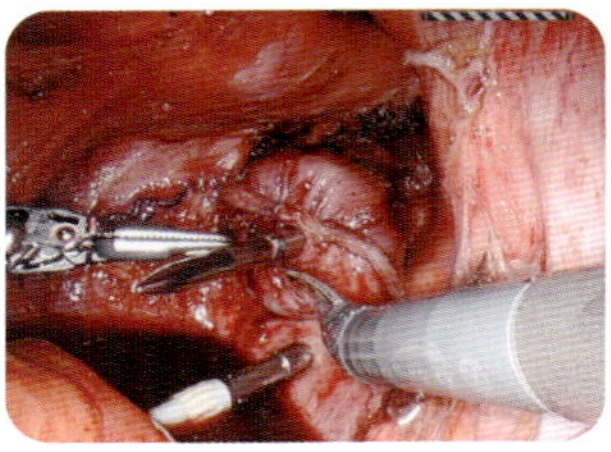

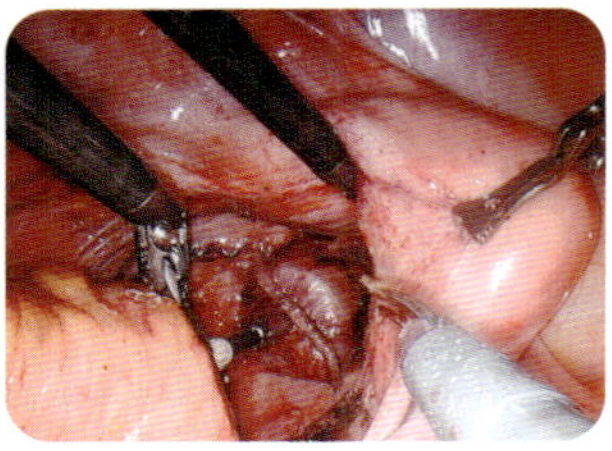

術者が唸る渡し方 動画

- アンビルを固定するために腸管に波縫いをした針糸をかけておく。そのときに使用するのが巾着縫合器（Purse String Instrument：PSI）である。これで腸管を挟んでから両端針となっている直針を通すと、自然と波縫いが完成される。波縫いがかかってから腸管を離断して開放する。このとき、断端を粘膜把持鉗子で把持して内腔を確認する。
- 開放した腸管内は吻合部になるので、がんの組織が縫い込まれないように小綿球で拭ったりイソジン綿球で拭ったりしてからアンビルを装着する。波縫いした腸管断端をアンビルの軸に向かって縫縮していき、糸を結んで固定する。この固定はとても重要で、緩むと縫合不全の原因になることがある。固定の際にはしっかりアンビルを支えられるように、専用のアンビル把持鉗子で軸を把持しておく必要がある。
- アンビルを渡すときにはアンビル把持鉗子でつかんで、アンビルヘッドには潤滑ゼリーを塗布して渡す。ゼリーはアンビル挿入時に腸管を傷めないために用いる。把持鉗子でつかむべき部位もアンビルにより決まっているので、事前に説明書で確認しておくとよい。
- アンビルの装着が終了したら、腹腔内で吻合を行う。吻合先のロッドにアンビルをドッキングさせるときには、腹腔鏡用のアンビル把持鉗子を使用する。ロボット操作の場合にはロボットの鉗子でそのまま術者がドッキングさせることが多い。

ラッププロテクター／EZ アクセス

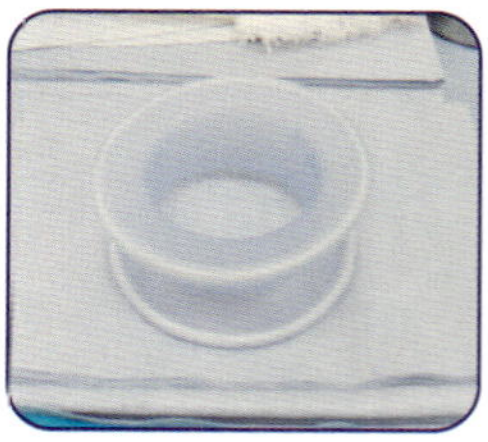
ラッププロテクター

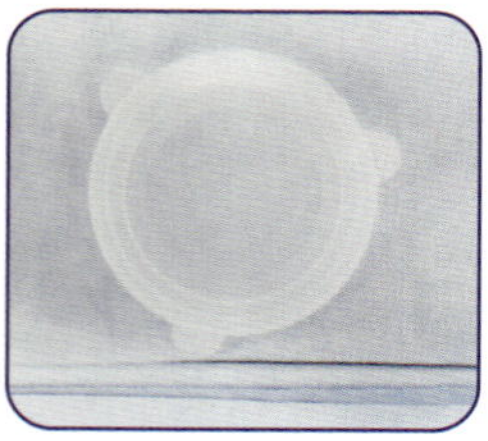
EZ アクセス

- 小開腹創に装着して気腹状態を保つ。
- EZ アクセスにはポートを立てることができる。

こう使う

- 小開腹創にラッププロテクターを装着することで、がんを含む標本を摘出する際に創部へのがんや細菌の接触を防ぐことができる。
- ラッププロテクターに EZ アクセスを装着して蓋をすることで気密性が保たれるので、再度気腹を行って腹腔鏡操作を行うことができる。
- EZ アクセスにポートを立てる際にはメスで小切開をしてから内筒をつけた状態のポートを挿入する。10cm のものを使用し、複数のポートを立てることが可能。
- ポートの設置は医師が行い、ポートがついた状態でラッププロテクターに装着する。

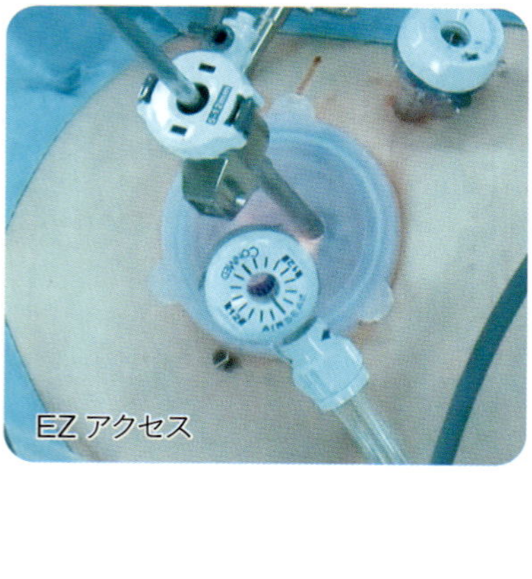
EZ アクセス

器械出しにつながる！ 解剖

直腸の解剖 [1]

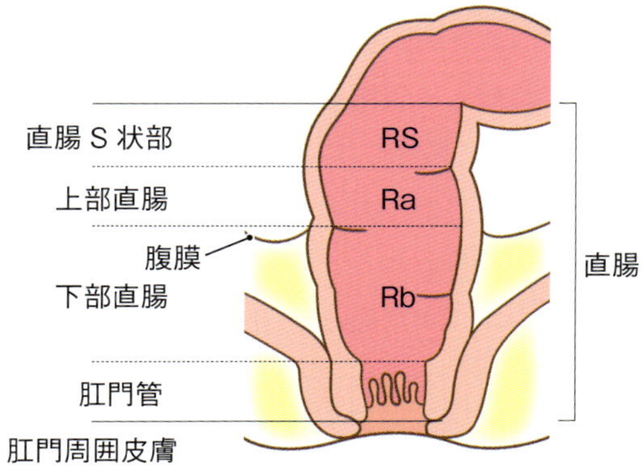

直腸の各部位

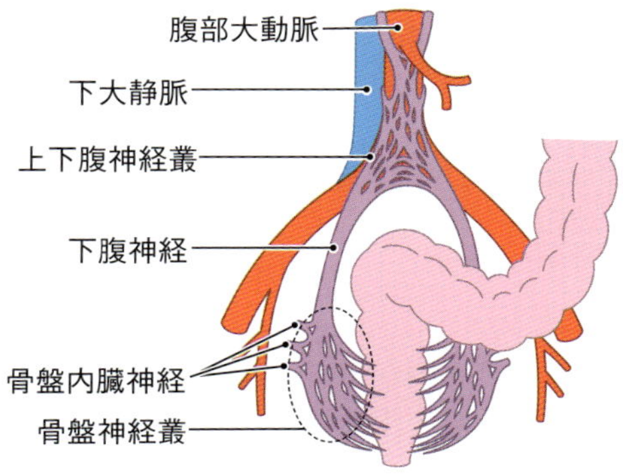

直腸周囲の血管・神経

前方切除術 [1]

がんから肛門側に2〜3cmの位置で直腸を切離する。がんから口側は約10cm切除する。残った結腸を骨盤内に誘導して、自動縫合器を用いて器械吻合を行う。肛門側にまだ直腸が残せるときに可能な術式である。

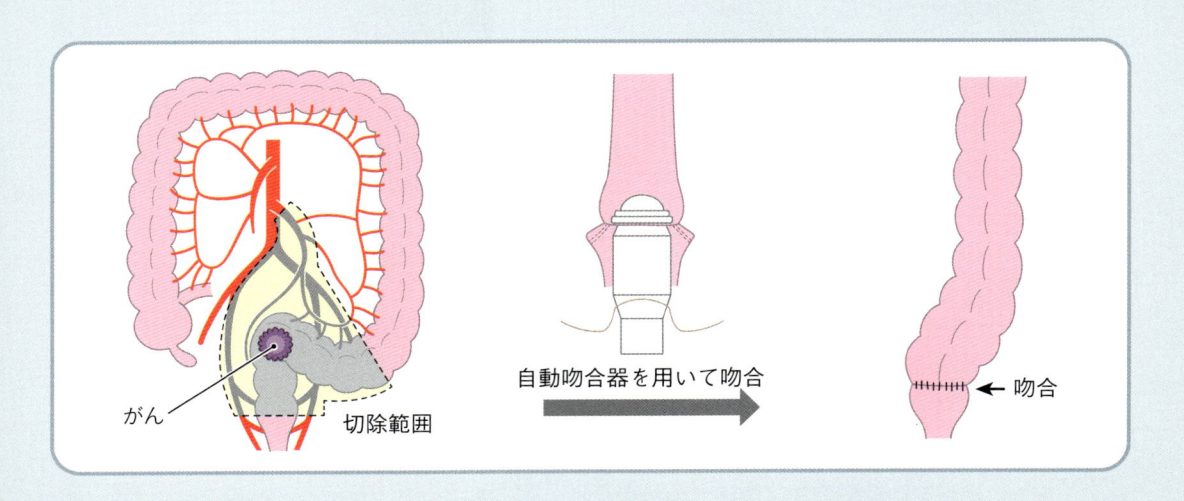

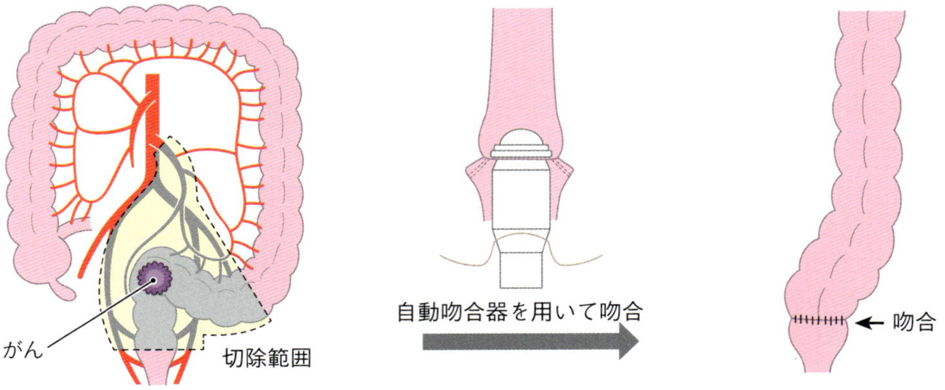

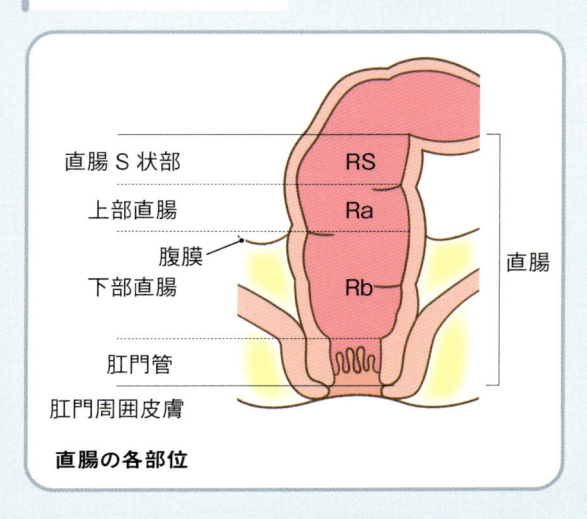

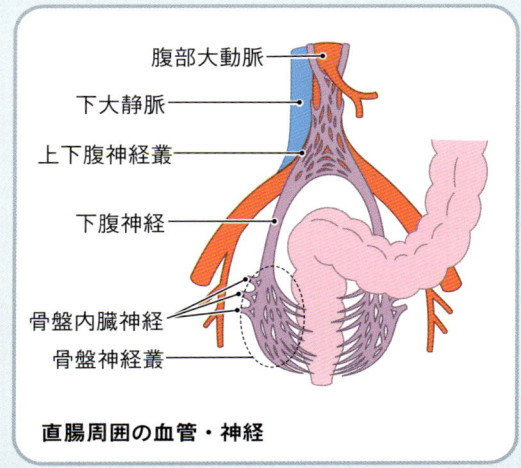

手術の手順と器械出しのキモ

● **事前に**

ロボットのドレーピングを行っておく。使用するポートの種類、数やエネルギーデバイスを医師に確認しておくとよい。ロボット手術であれば使用する鉗子も確認しておく。オーガンリトラクターへの針糸の装着も済ませておくと術中に焦らずに済む。

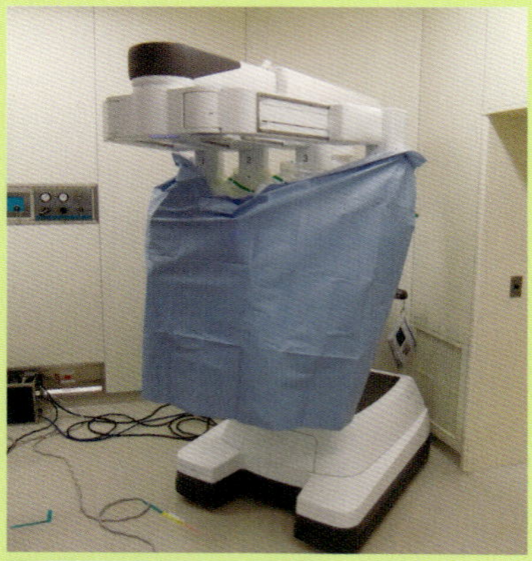

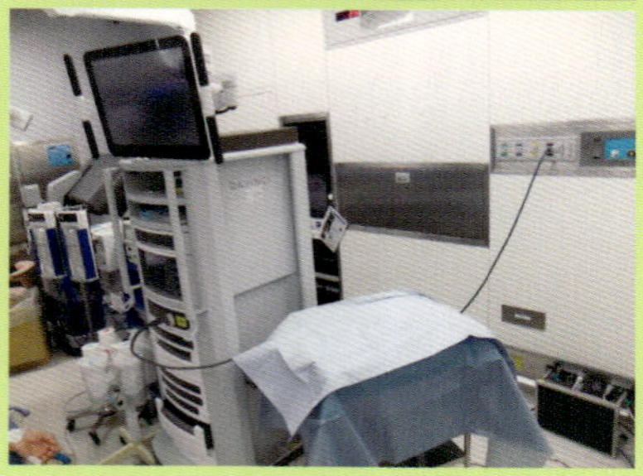

daVinci の ope 前ドレーピング

0:05 皮膚切開～ポート挿入

皮膚消毒、ドレーピングの後、ポート配置を決めてから皮膚切開、ポートの挿入を行う。小開腹創から開始することが多く、臍部での縦切開や下腹部での横切開（Pfannenstiel切開）が行われる。

開腹創にラッププロテクター、EZ アクセスを装着する。EZ アクセスに設置された Air Seal ポートに気腹チューブを接続して気腹を開始する。

EZ アクセスに設置されたもう 1 本のポートからカメラを挿入して腹腔内の観察が行われる。順次、腹腔鏡またはロボット用の必要なポートを挿入していく。ロボット手術ではポート間の距離を測定する場合があるので、メジャーも使えるように準備しておく。

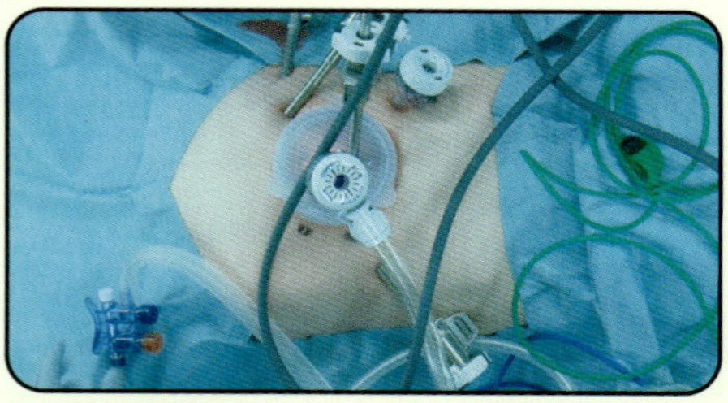

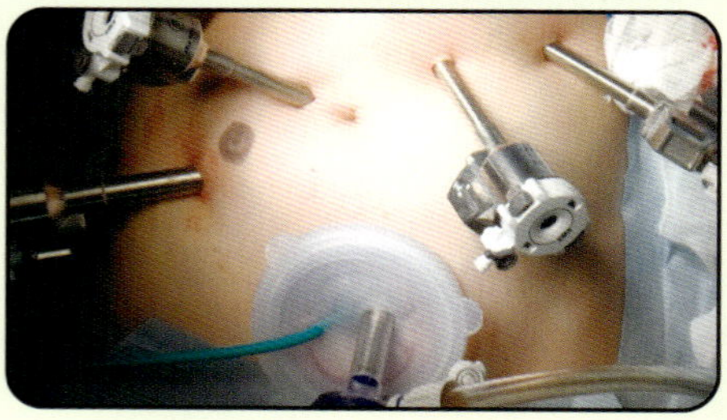

準備物

- メス（尖刃）
- 電気メス
- 直ペアンまたはリスター鉗子
- 筋鉤
- ポート（ロボットの場合はロボット用

8mm × 3〜4 本＋ 12mm × 1 本のほかに助手用 5 or 12mm ポート、AirSeal ポートを準備、腹腔鏡ではカメラ用ポート 12mm × 2 本（AirSeal ポートを含む）、5mm × 2 本

- ラッププロテクター
- EZ アクセス

気腹圧や送気流量の設定を確認する。気腹圧は 8〜10mmH_2O、CO_2 流量は 20 または 40L/min とすることが多い。

0:10 展開

体位を変換する。頭低位 14°、右下 10°を目安に行う場合が多い。腸管を圧排して術野を展開する際にガーゼをストッパーとして使用する場合がある。

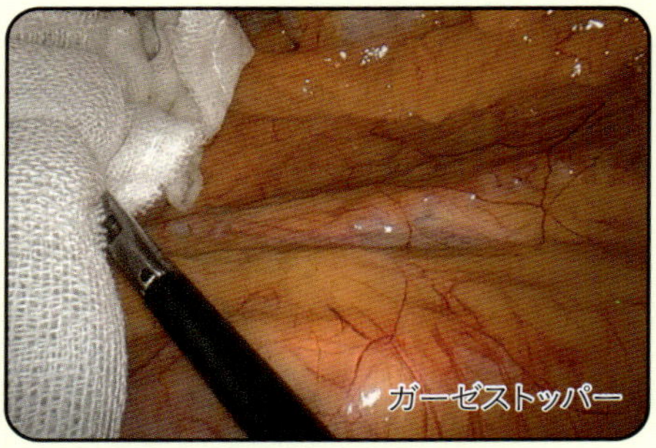

準備物

- 腸把持鉗子
- クローチェ（カモノハシ）鉗子

体位変換の際には患者の体や手術器材に力が加わらないように周囲に目を配らせる。ガーゼを挿入する場合、ラパロ用ガーゼ（トロックスガーゼ、アブソーテックガーゼなど）を使用する場合や普通の X 線ガーゼを使用する場合もある。

0:15 ロボットのドッキング

ロボットをベッドに寄せて、ターゲティング、ロボットアームのポートへのドッキングを行う。電気コードの接続、送水吸引管のセッティングも行う。

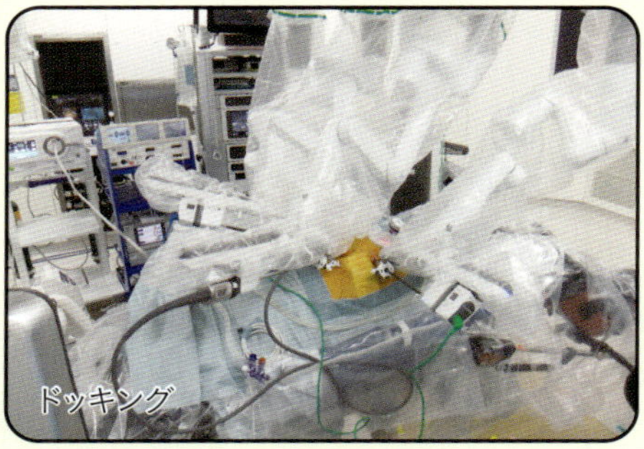

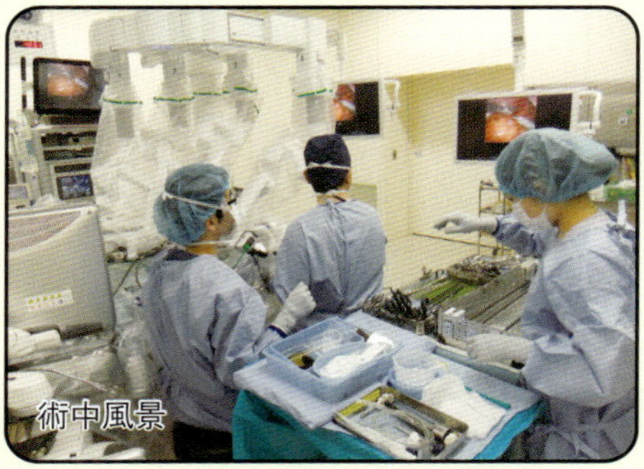

準備物

- ロボット用鉗子（フェネストレイテッド、シザーズ、チップアップ、ベッセルシーラーなど）
- モノポーラー用コード

- バイポーラー用コード
- 送水吸引管

アームが患者の身体（特に大腿部）に当たらないか、ポートが患者の腹壁に負荷をかけていないか確認する。カメラそのものやカメラコードが患者の顔に当たることがあるのでL字リヒカの高さに注意し、スポンジなどで顔面を保護する。

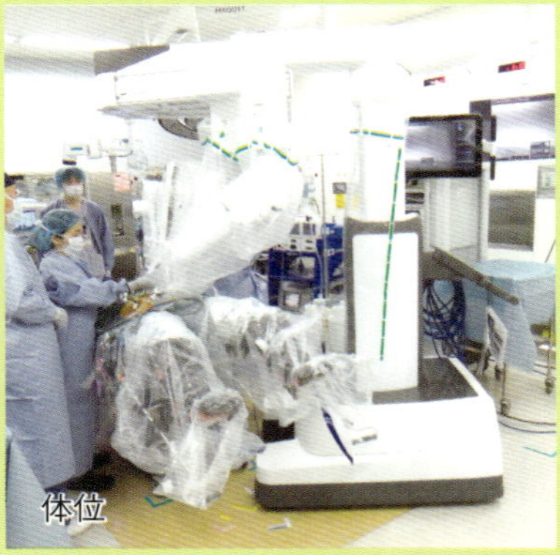
体位

1:00 S状結腸の授動、血管処理、中枢リンパ節郭清

内側アプローチで直腸RSからS状結腸にかけて剝離、授動していく。リンパ節郭清、血管処理も行う。その後、外側アプローチも行ってS状結腸の剝離、授動を行う。

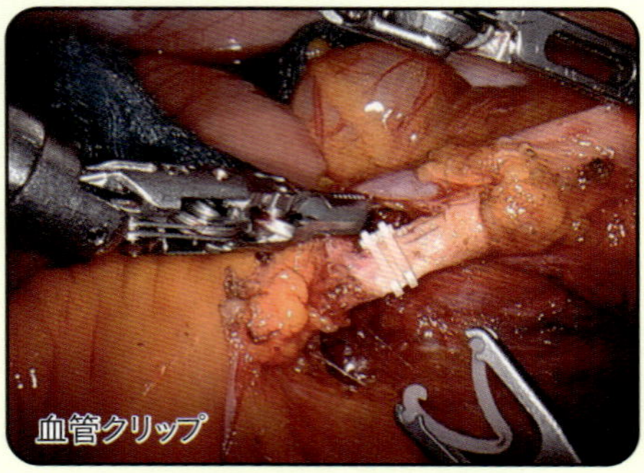
血管クリップ

準備物

- ラパロ用電気メス
- 超音波凝固切開装置
- 血管クリップ
- 血管クリップアプライヤー
- ラパロ用ガーゼ（トロックスガーゼ、アブソーテックガーゼなど）

血管処理は下腸間膜動脈（IMA）を根部で切離して、続けて下腸間膜静脈（IMV）、左結腸動脈（LCA）と切離していく場合もあるが、IMA～LCAは温存して上直腸動脈（SRA）レベルで処理を行う場合もある。クリップは動脈に対しては2重クリップとする場合もある。
切除側にはクリップをかけないで超音波凝固切開装置でシーリングするだけの場合もあるので、医師の指示に従って対応できるように準備しておく。

見て 聴いて

先読みの鬼！

血管周囲を剝離しはじめたらクリップの準備をする。
ロボット用クリップを8mmのロボット用ポートから挿入する際には少しクリップを閉じておかないと挿入できない。少し閉じた状態で渡してあげると、“デキる“と見直される。

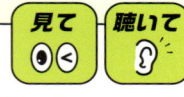

エキスパートのワザ

ロボットでのクリッピングの際、体内に挿入されたクリップの受け穴の開いている方とロックする隆起がある方の向きに注目する。クリップは隆起が下になるように挿入して使用するので、挿入したときにスムーズにその向きになっていると術者が手首を180°ねじらずにそのまま操作することができる。もし反対向きに挿入されていたら、次のクリップをはめ込むときは逆向きにセットしてみよう。地味な工夫だが、コンソールで孤独に操作している術者には伝わる心遣いである。

2:00 直腸授動

動画

骨盤内での操作になる。直腸を腫瘍肛門側まで剝離、授動していき、離断できるようにする。直腸前方では女性だと膣後壁、男性だと精嚢・前立腺があるので、これらと直腸の間を剝離していく。

準備物

- ラパロ用電気メス
- オーガンリトラクター
- リムーバー
- ラパロ用ガーゼ
- ワニ口鉗子など

直腸を骨盤壁の全方向から剝離するので、助手が直腸をさまざまな方向に牽引して術野を展開する。そのため、直腸にラパロ用ガーゼを巻き付けてそれを助手がワニ口鉗子で把持して牽引することが多い。簡易的にワニ口鉗子で切除する部分の直腸周囲の脂肪組織を把持して牽引することもある。

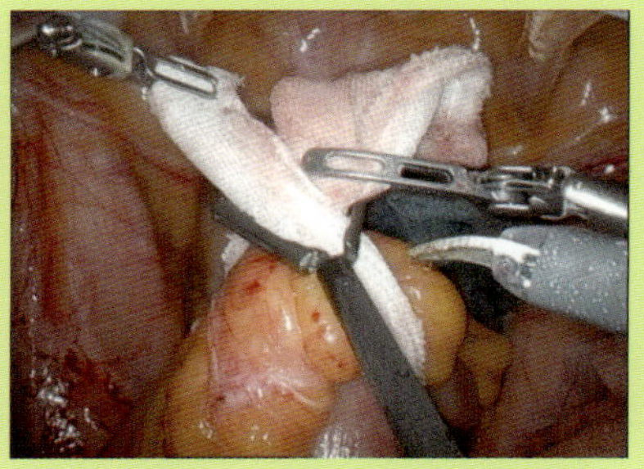

直腸前壁の剝離の際、男性は膀胱、女性は子宮を吊り上げて術野を保つ。針糸付きのオーガンリトラクターをリムーバーで把持して使用する。膀胱なら中央1カ所、子宮なら左右の2カ所で広間膜を吊り上げることが多い。吊り上げる箇所をオーガンリトラクターで挟んだら、引き上げる方向に向けて腹壁を直針で中から外に向かって貫く。

皮膚を貫通してきた針糸をつかんだら、適度な緊張で引き上げて固定する。このときに折り畳みガーゼを貫通させてからモスキートペアンで把持固定すると、直接皮膚に器械の力が加わらなくなる。

2:30 直腸離断

動画

授動が完了した直腸で腫瘍から長さの測定を行い、切離ラインの設定をする。直腸間膜の処理をしたら腸管クランプをして肛門からイソジン生食で直腸洗浄を行う。自動縫合器を用いて直腸を離断する。

肛門からの直腸洗浄で使うイソジン生食は、施設にもよるが当院ではイソジン1本（250mL）＋生食1Lで準備し、高圧浣腸のセットの先端に吸引鉗子をつけて肛門から挿入している。

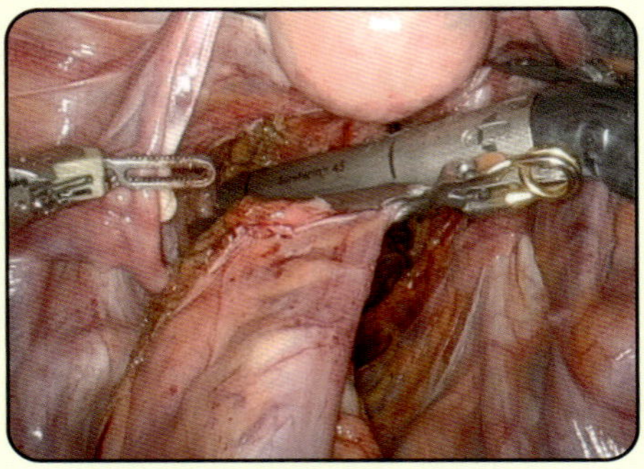

準備物

- 長さ測定の糸
- 超音波凝固切開装置
- 腸管クリップまたはガットクランパー
- 直腸洗浄用セット
- イソジン生食
- 自動縫合器

長さを測定するときは2~3cmの長さにカットした絹糸を挿入して使用したり、鉗子の先端の長さや開き幅で測定したりする。腸管をクランプする際に腸管クリップを使用するか、ガットクランパーにするかは確認が必要である。ガットクランパーは使い捨てのため、スタンバイしておいて必要時に出すとよい。
直腸離断に使用する自動縫合器は何にするかを確認し、カートリッジの色、長さ、本数も一緒に確認する。

見て 聴いて

先読みの鬼！

直腸間膜処理の操作が始まったら、腸管クランプの道具、自動縫合器およびカートリッジの種類を確認して必要時にすぐ使えるように準備する。カートリッジは何本か使用することも多いので、替え刃も余裕をもって準備しておく。
外回り看護師は直腸洗浄のセットの準備、洗浄液で床が汚染しないようにシーツを敷くなどの準備をする。洗浄の際は、脚間のドレープをめくり上げて補助をしてもらえるととても助かる。

こんなときどうする!?

自動縫合器のカートリッジの交換に手間取ってしまう!

縫合器の先端を開いたら、カートリッジの先端付近を垂直方向にうまく押してあげると使用済みのカートリッジの取り外しがしやすくなる。外れたら生食の中で洗浄してこぼれたステープルが付着していないことを確認してから新しいカートリッジを装着する。使用したカートリッジは腸管を離断したものなので、一応不潔扱いとして交換の際に直接触れないようにする。

3:00 開腹操作：標本摘出

気腹を中止して腹腔鏡下操作をいったん終了する。小開腹創から直腸を体外に導出する。腫瘍口側の切離ラインを設定して、間膜処理の後、腸管を離断して標本を摘出する。

次に、腸管再建の準備に移り、残った腸管の断端を開放して自動吻合器のアンビルを装着する。

準備物

- PSI
- リスター鉗子
- 小児用腸鉗子
- 粘膜鉗子
- 直針
- 尖刃
- 腸管内清拭用綿球セット（乾小綿球５個、イソジン小綿球５個、汚染綿球回収容器、無鈎攝子）
- アンビル把持鉗子（開腹用、ラパロ用）
- 自動吻合器
- 標本受け取り皿

開腹操作に移行する前に腹腔内で使用したガーゼを取り出しておくようにする。気腹が解除されると腸の配置が変わってガーゼが思わぬところに隠れてしまうことがある。ただし術野展開用のストッパーとして挿入したガーゼはそのまま残しておく場合もあるので、カウントだけはこのタイミングでしっかり合わせておく。

エキスパートのワザ 動画

・口側腸管の離断の手順は定型化されているので、いつも同じ準備ができるようにしよう。切離ラインにPSIをかけ、その腫瘍側に平行に沿うようにリスター鉗子をかける。残存腸管側に小児用腸鉗子をかけて口側の腸液流出を防ぐ。PSIに２本の直針を通して針を切り落とす。糸の断端はペアン鉗子で把持しておく。術野の手元に腸管内清拭用綿球セットを置いておく。これで離断の準備が完了する。

・PSIとリスター鉗子の間を尖刃で離断してリスター鉗子をつけたまま標本を摘出する。PSIを開放すると腸管壁が波縫いされた状態で開放される。断端を３本の粘膜鉗子で把持した後、粘膜を乾綿球で清拭したのちにイソジン綿球で洗浄して腫瘍細胞の吻合部へのimplantationを防ぐ。波縫いのかかりが緩い箇所があれば４－OPDSで補強縫合をする。ここまでの操作の間に自動吻合器は何を使用するか確認しておくとよい。

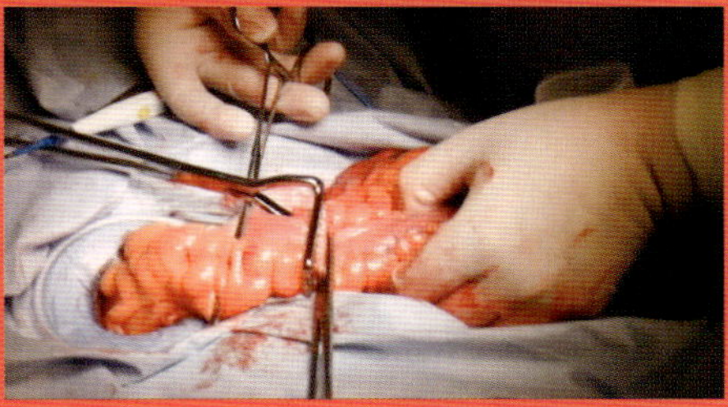

・そして、吻合器本体からアンビルの部分を取り外し、アンビル鉗子で把持してアンビルヘッドには潤滑ゼリーを十分に塗布しておく。アンビルヘッドを腸管内に挿入した後、波縫いされた糸を縫縮してアンビルを固定する。

3:30 再気腹、腸管再建 動画

アンビルが装着された腸管を腹腔内に還納し、小開腹創にEZアクセスを再び装着して気腹を再開する。術野を整えて再建の準備をする（ICG蛍光法によって体外もしくは腹腔内還納後に再建腸管の血流確認を行うことが多い）。

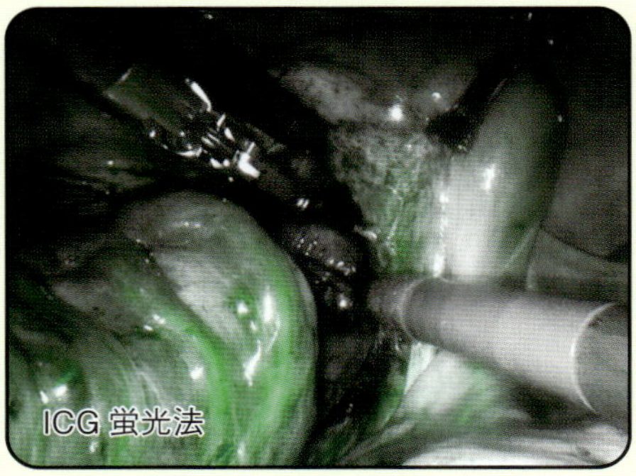

肛門から挿入された本体から出たセンターロッドで直腸の断端を貫通する。貫通の際に電気メスで漿膜に穴をあけて補助することもある。ラパロ用アンビル把持鉗子で（ロボット手術ならロボットの鉗子で）アンビルを把持し、センターロッドとドッキングさせる。

圧着の後、30 秒ほどの間、組織をなじませてから吻合を行う。吻合後も 1 分ほど圧着状態を保って組織をなじませながらリング打ち抜き部の圧迫止血も行う。吻合が終了したら打ち抜かれたリングの状態を確認する。

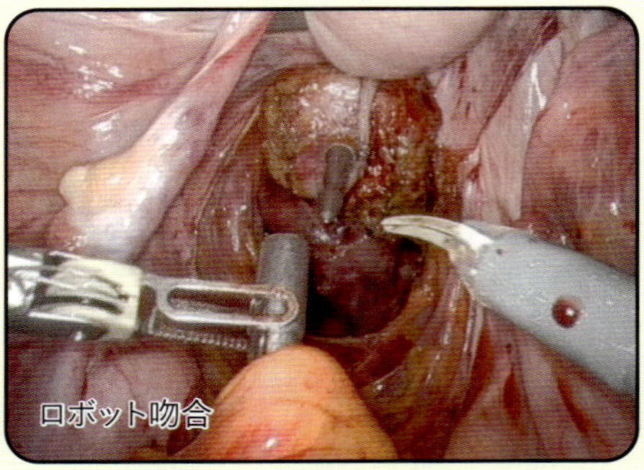
ロボット吻合

術野では止血確認や骨盤内の洗浄を行ってリークテストの準備をする。吻合部の口側の腸管にクリップをかけて、吻合部が水没するように骨盤内に生食を貯める。

肛門から内視鏡を挿入して吻合部の状態を直接観察しながら送気圧をかけることによってエアリークがないかを術野でも確認する。内視鏡の代わりに肛門からチューブを挿入してエアーを注入することによって簡便にリークテストを行うこともある。

直腸吻合後は吻合部の減圧目的で経肛門的に多孔式ドレーンを挿入して肛門に糸で 3 針固定している。

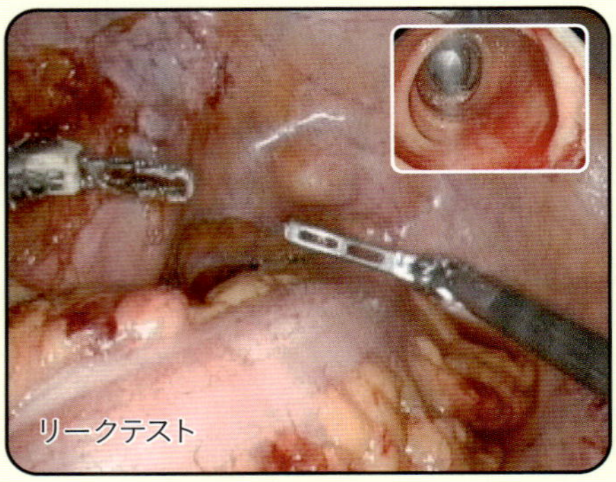
リークテスト

準備物

- ICG
- ICG 蛍光観察用カメラ
- アンビル把持鉗子（開腹用、ラパロ用）
- 自動吻合器
- 内視鏡
- クリップ

[外回りの器械]

- 経肛門用多孔式ドレーン
- 持針器
- 角針
- ナイロン糸
- ハサミ

外回り看護師は麻酔科医に ICG のキットを渡して薬剤を溶解してシリンジに吸っておいてもらう。蛍光が弱まってしまうので使用直前に開封する。
ロボット手術の場合にはカメラに内蔵された蛍光観察モードでそのまま腹腔内で観察可能である。腹腔鏡手術の場合には体外で専用カメラもしくは腹腔内で専用のカメラで確認するので、ICG 蛍光観察用カメラの準備が必要になる。カメラは体外用か腹腔内用か確認が必要である。

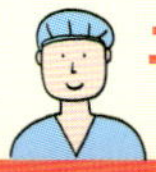

エキスパートのワザ

内視鏡のセッティングができるよう、内視鏡本体、カメラ、送水器、送水口キャップ、吸引口キャップ、鉗子口キャップ、吸引チューブを組み立てられるようにしておく。さらに、紙コップなどに水と20~50mLシリンジを準備して鉗子口からの洗浄も行えるようにするとよい。ロボット手術の際には、コードを接続することでロボット画面に内視鏡画像も同時に映し出すことができる。

4:00 洗浄、止血確認、ドレーン挿入、腸管整復、閉腹

骨盤内の洗浄と術野の止血確認を行う。この際にガーゼカウントも確認して腹腔内に忘れ物がないか確認する。ポート創のうち1ヵ所から吻合部近傍の仙骨前面にソフトデュープルドレーンを留置する。この操作まで終了したら体位を水平に戻す。右上腹部に圧排していた小腸を元の配置に戻し、横行結腸と大網も元の位置に戻す。気腹を終了して腹腔鏡操作が終了となる。

創部に局所麻酔薬を注入して閉腹を行う。小開腹創と12mmのポート孔は腹壁を縫合してヘルニアを予防する。皮下洗浄の後、皮膚を埋没縫合して手術終了となる。創被覆材を貼付し、肛門ドレーン部にはガーゼを当てておく。

準備物

- ソフトデュープルドレーン
- 局所麻酔薬（麻酔科医の指示による）
- 閉創の糸
- 創被覆材

ドレーンを留置する際、ポートの1カ所を骨盤側に向けて入れ直すことでドレーンが跳ねる（位置がずれる）のを防いでいる。ドレーン抜去後のドレーン孔ヘルニアの予防にもなる。ドレーン位置が決まったら皮膚固定の針糸を渡す。また、気腹操作が続いているので空気漏れしないようにドレーン開口部もペアンでクランプする。手術終了時にはドレーンをバッグに接続しておく。

術後はここに注意する

縫合不全

リーク（anastomotic leakage：漏れ）といわれる合併症で、吻合部で腸管同士が完全に生着せずに隙間が開いた状態となる。術前の栄養状態、吻合部腸管の血流や炎症・浮腫などの影響や吻合時の技術的なトラブルなどによって起こる。

開放された箇所から腸内容（直腸なので大便）が腹腔内に流出してしまい、腹膜炎から重篤な状態になる場合がある。吻合部近傍に留置したドレーンから混濁した排液が流出してくることで知ることができる。炎症反応の増悪、発熱や腹痛の症状および注腸造影検査で発見される場合もある。

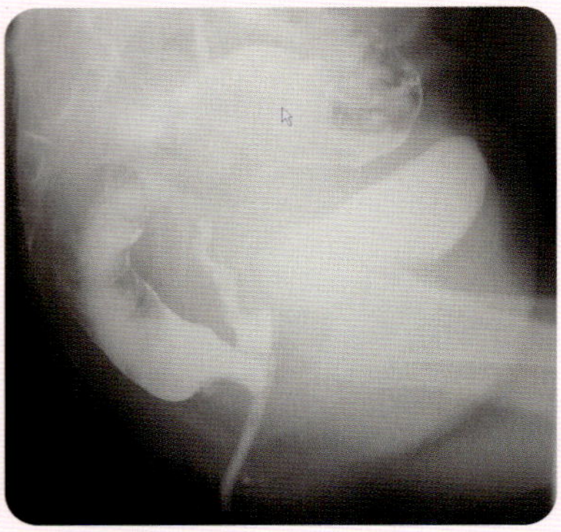

縫合不全の注腸

わずかな漏れで全身状態に影響がない状態であれば、絶食・抗菌薬投与による保存的治療で改善する場合もあるが、入院期間が長くなる。漏れが多くドレナージ効果が不良の場合や、全身状態が悪化するような場合は、洗浄ドレナージ、人工肛門造設術などの処置が必要になる。

縫合不全を起こしてしまうと肛門機能が低下することも多い。この合併症を避けるために術中操作はもちろん、術前の栄養改善、腸管安静、経肛門ドレーンによる吻合部腸管の減圧など、さまざまな工夫が行われる。あらかじめ縫合不全のリスクが高いと判断された場合には、吻合部口側の横行結腸や終末回腸に一時的人工肛門（diverting stoma、covering stoma）を造設することがある。

排尿障害

排尿に関係する骨盤神経叢に操作が及んだ場合、術後一時的に排尿障害を認める場合がある。多くは一時的で、術後日数とともに改善する。尿道カテーテル抜去後は自尿の有無に注意し、排尿後の残尿測定を行って排尿障害の程度を確認する。直腸手術後は排尿日誌を付けてもらう。がんの浸潤や近傍の転移リンパ節郭清のため骨盤神経叢が切除された場合に障害が出現しやすく、両側の神経叢がダメージを受けた場合は長期的に自己導尿や尿道カテーテルの留置が必要となる場合もある。

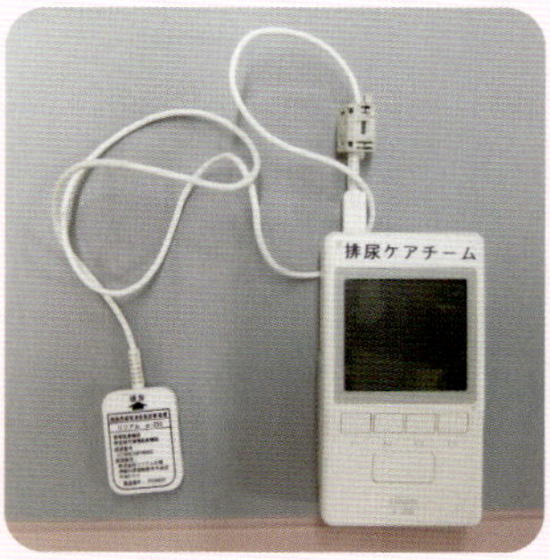

残尿測定器（リリアム®）

ストーマ管理

直腸手術に際してストーマが造設された場合はストーマケアが必要になる。回腸ストーマでは腸内容の水分が十分に吸収されずに水様便が多量に排泄される場合があり、脱水にも注意が必要である。点滴での補液や止痢薬を用いて排泄量の調整を行うことがある。

引用・参考文献
1） 大谷研介. “直腸の解剖・主な疾患と治療”. NEW はじめての消化器外科看護. 大阪, メディカ出版, 2023, 104-8.

（大谷研介・清松知充）

中級・上級編

05 肝（部分・葉）切除術

肝切除手術、ここをおさえる

代表的な疾患

● **原発性肝がん（肝細胞がん・胆管細胞がんなど）**

原因：B 型肝炎、C 型肝炎、アルコール性肝炎、非アルコール性脂肪性肝炎など。

● **転移性肝がん**

原因：大腸がん、卵巣がん、神経内分泌腫瘍、消化管間質腫瘍（GIST）など。

＊転移の個数が少ないなどの条件が揃えば、胃がんや胆道がんの肝転移についても手術対象としている施設もある。

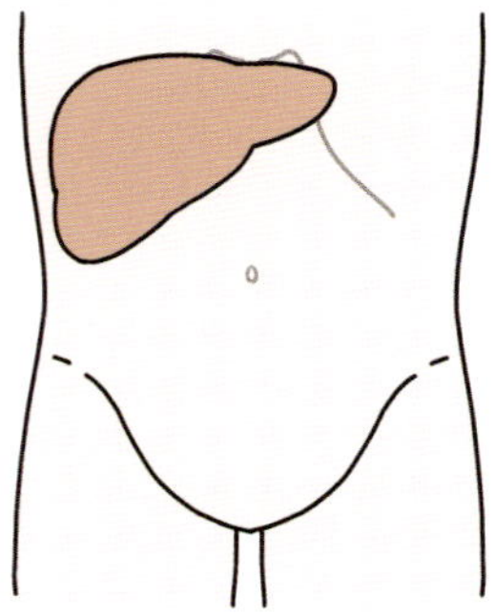

おもな症状

肝切除手術の対象となるような（肝臓を切除することができるような）患者は、症状がない場合がほとんどである。肝臓から突出するように腫瘍が存在する患者の中には、肝臓の被膜が引っ張られて腫瘍が存在するあたりの痛みを訴える人もいるが、その頻度はまれである。なお、黄疸や腹水があるような患者に対して肝切除手術を行うと、術後肝不全になる可能性が高いため、一般的には肝切除手術の対象にはならない。例外として、肝移植のレシピエント手術が挙げられる。

こんな手術

肝臓は血流が豊富な臓器なので、そのままの状態で肝臓を離断すると出血量が多くなってしまう。そのため、一般的には肝臓を離断する際は、肝臓に流入する血管（肝動脈と門脈）の血流を遮断して、出血量を減らすようにする（プリングル法）。肝門部を確保して、血流が遮断できるように準備したら肝臓の離断を始める。肝臓の離断方法は施設によりさまざまであるが、ペアン鉗子や超音波外科用吸引装置（CUSA®）を用いて肝実質を破砕することが多い。離断面に現れる脈管は血管シーリングデバイスを用いてシーリングすることもあれば、結紮することもある。肝静脈やグリソンの本幹など太い脈管に関しては、自動縫合器を用いて閉鎖することもあれば、針糸を用いて縫合閉鎖することもある。腹腔内を温生食で洗浄して、肝臓の離断面から出血や胆汁漏のないことを確認したら、ドレーンを留置して閉創する。ドレーンについては留置しない施設も増えてきている。

手術の基本データ

適応	原発性肝がん、転移性肝がん（開腹手術にするか腹腔鏡手術にするかの適応は施設により異なる）
麻酔の方法	全身麻酔（＋硬膜外麻酔）
手術体位	仰臥位
出血量	切除する範囲や肝臓の状態（正常肝・慢性肝炎・肝硬変）によってまちまちで、肝機能障害が進むにつれて出血もしやすくなる。200～1,000mLくらいのことが多い。
傷の大きさ	腫瘍の存在する部位によってさまざまであるが、上腹部正中切開のみで切除可能なこともあれば、逆L字切開や逆T字切開をおくこともある。場合によっては、逆L字切開創を頭側に切り上げる形で、第9肋間で右開胸をすることもある。
インプラント	なし
組立器械	なし

準備する器械

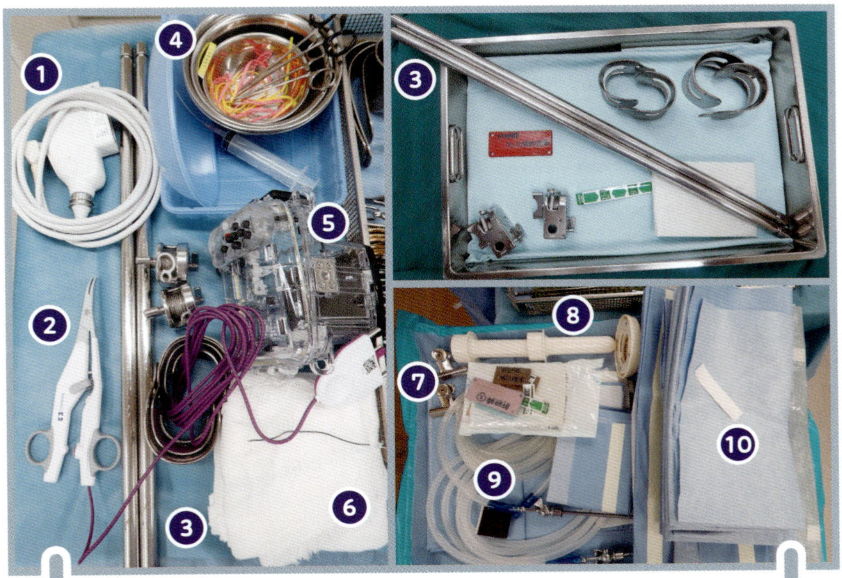

❶エコープローブ ❷LigaSure™ Exact ❸ケント開創器 ❹ベッセルテープやテトロンテープ ❺術中写真用の滅菌カメラケース ❻ガーゼ ❼目玉クリップ ❽ライトハンドル ❾吸引し管 ❿滅菌ドレープ

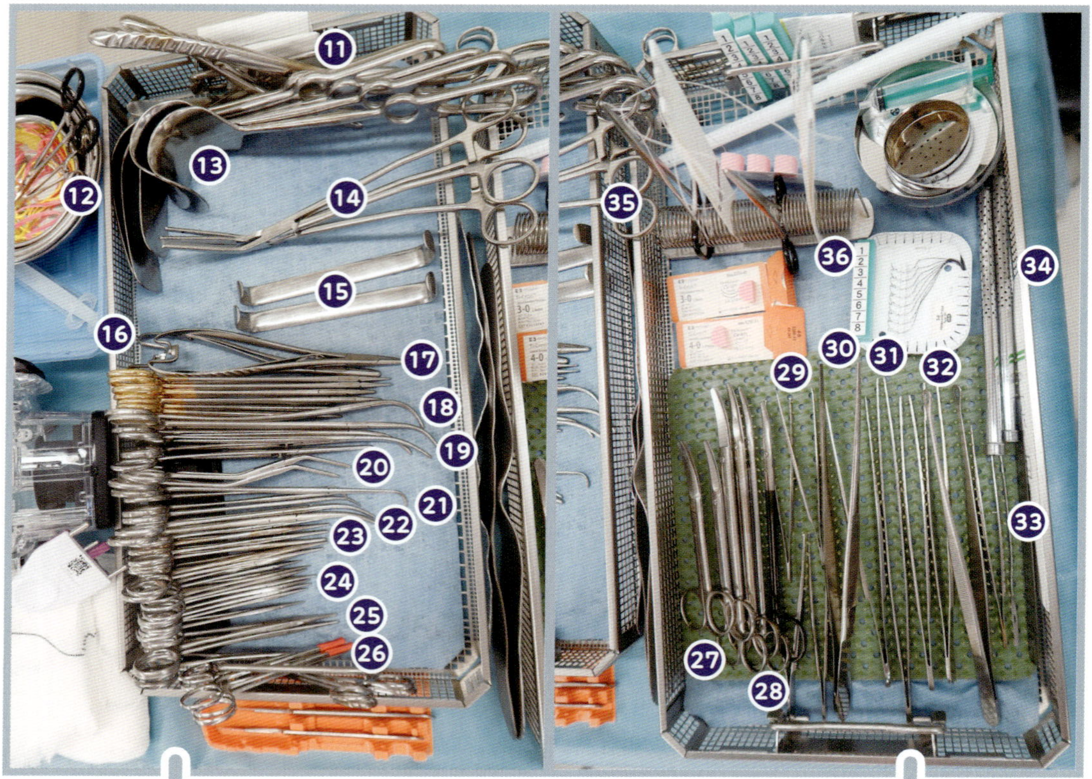

⑪リュエル　⑫肝臓鉤　⑬鞍状鉤　⑭フォガティー鉗子　⑮両刀鈍鉤　⑯マチュー型持針器
⑰ヘガール型持針器　⑱ケリー鉗子　⑲リスター鉗子　⑳血管鉗子　㉑コドマン鉗子　㉒割りペアン
㉓ペアン鉗子　㉔モスキート鉗子　㉕コッヘル鉗子　㉖ラバ付きモスキート鉗子　㉗クーパー剪刀
㉘メッツェンバウム剪刀　㉙無鉤鑷子・有鉤鑷子　㉚長鑷子　㉛ドベーキー鑷子　㉜リンパ節鑷子
㉝先細鑷子　㉞吸引し管のさや　㉟結紮用の糸（ペアンに付けて）
㊱針付き糸（タイクロン・黒シルクなど）

おもに使用する器械

肝門遮断鉗子（フォガティー鉗子）

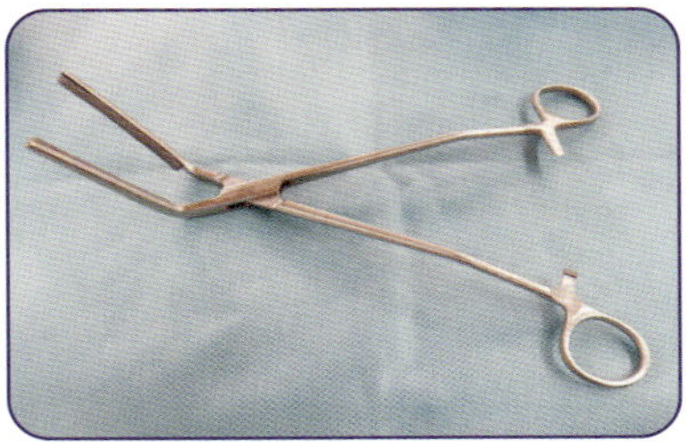

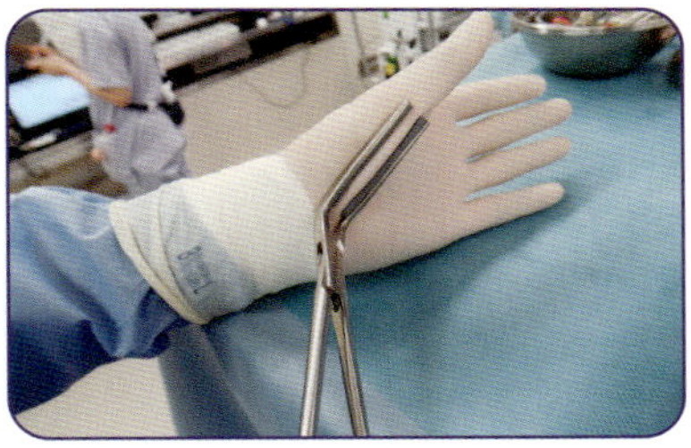

- 通常の鉗子とは異なり、強い力で挟まないように専用のティッシュパッドを装着した大型の鉗子。
- 手の親指の付け根を挟んでも痛くない程度の力で挟んでいる。

こう使う

- 肝臓に流入する血管（肝動脈と門脈）の血流を遮断して、離断中の出血量を減らすために使用する。
- 確保した肝門部（肝十二指腸靭帯）を大きく挟むように鉗子をかける。
- 施設によっては、ターニケット法を用いることもある。

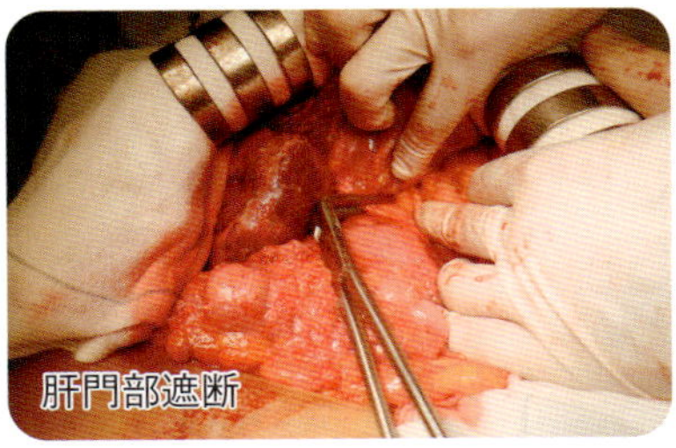

術者が唸る渡し方 動画

- ソフトジョーがしっかり鉗子に装着されているか確認してから渡す。
- 手のひらの向きと弯曲の向きが合うように渡す。

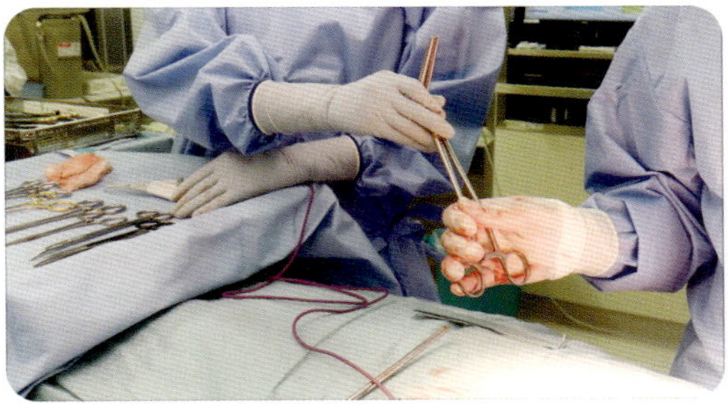

ペアン鉗子（割りペアン）

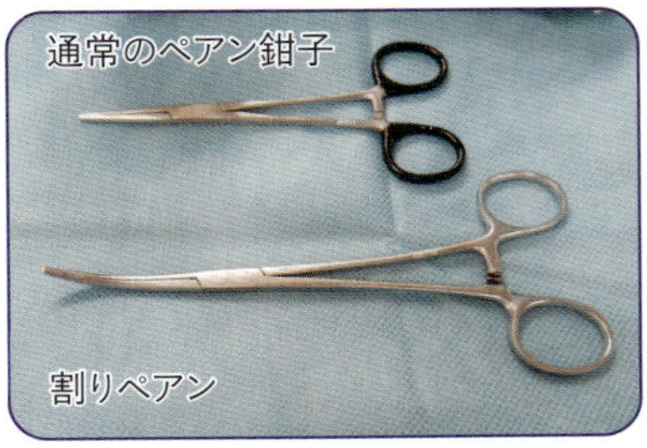

- 弯曲のある大型のペアン鉗子で先端はやや太めである。
- 割りペアンは通常のペアン鉗子よりも大きい。

こう使う

- 肝実質を破砕して、脈管を露出するのに用いる。
- 肝臓を甘噛みすることで肝臓の実質のみが破砕されて、傷つけることなく脈管を露出させることができる。
- 施設によっては肝実質を破砕するためにCUSA®を用いる。

術者が唸る渡し方 動画

- 基本的には手のひらの向きと弯曲の向きが合うように渡す。

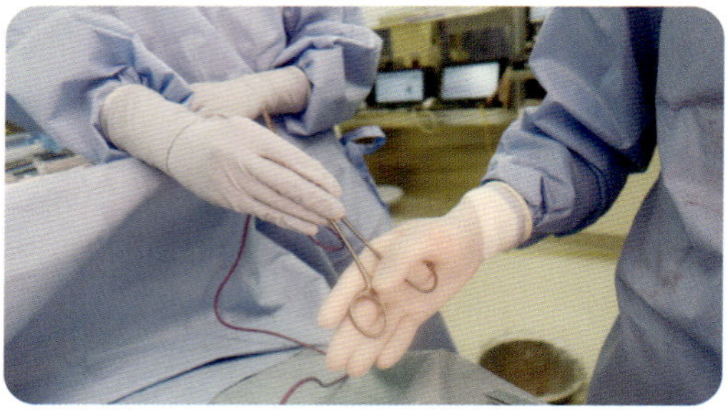

LigaSure™

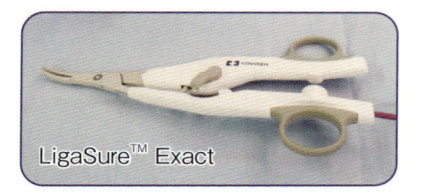
LigaSure™ Exact

- Maryland や Exact、Blunt Tip、Impact などの製品が売られており、アゴ部先端の形状や器械の形などさまざまである。
- 開腹の肝切除では、先端部分が緩く弯曲して細くなった LigaSure™ Exact を使用している。
- ベッセルシーリングデバイスともいう。

こう使う

- 高周波電気エネルギーによる熱変性により血管をシーリングして、そのまま内臓のカッターを滑らせることで切離まで終了する。
- 7mm までの血管が止血可能とされており、細いグリソン枝や肝静脈の枝の止血に用いている。
- 2〜3mm 程度以上の太さのグリソン枝は、術後の胆汁漏予防のために結紮することが多い。

術者が唸る渡し方

- 基本的には手のひらの向きと弯曲の向きが合うように渡す。
- 先端に焦げ付きが残っていると血管のシーリング効率が下がるので、こまめに先端をきれいにする。何回も使用していると焦げ付きが残りやすくなる。
- デバイスのコードが捻じれたり引っ張られたりしないように、コードの取り扱いにも注意を払う。

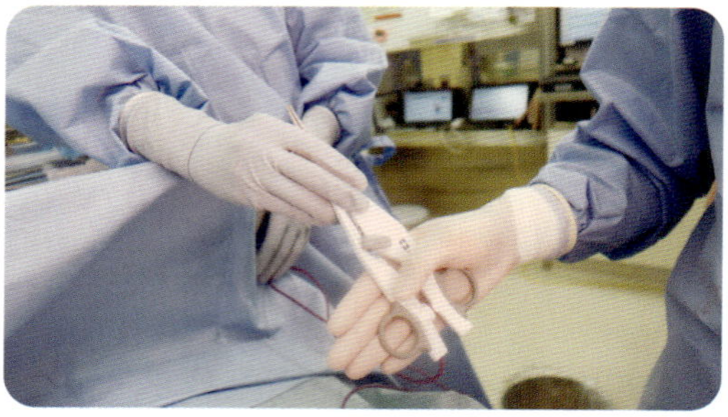

超音波装置（エコープローブ）

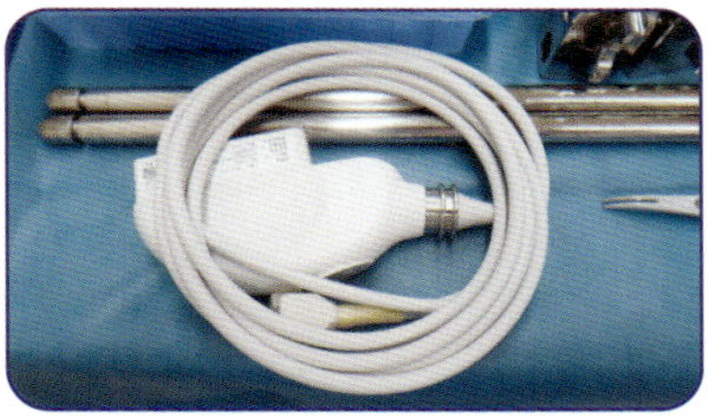

- 操作性の良い小型のコンベックス型エコープローブを使うことが多い。
- 術野で使用できるようにプローブは滅菌したものを用いる。

こう使う

- 肝臓の奥深くにある腫瘍を同定するために肝臓表面にプローブを当てて用いる。
- 腫瘍と血管との位置関係を把握することで安全に肝離断を行うことができる。
- 造影エコーを行うことで、わかりにくい腫瘍が視認しやすくなる。特に小さな転移性肝がんでは有用である。

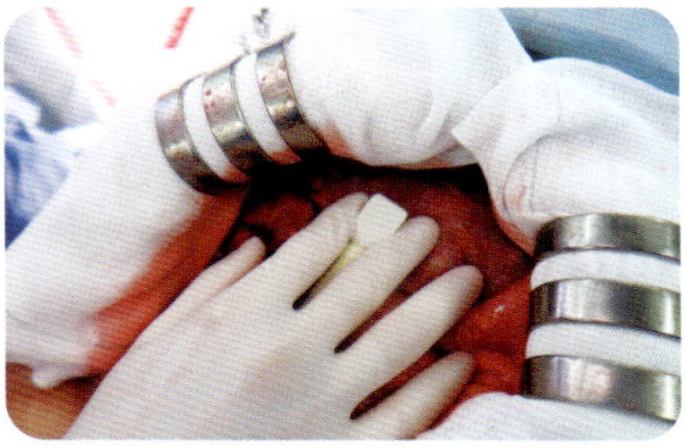

術者が唸る渡し方

- プローブが術野から落ちてしまうこともあるので、使い終わったらプローブをドレープのポケット部分などに入れる。
- 肝臓の表面が乾いていると超音波画像が映りにくいので、エコープローブを当てようとしている部位に生理食塩水をかける。

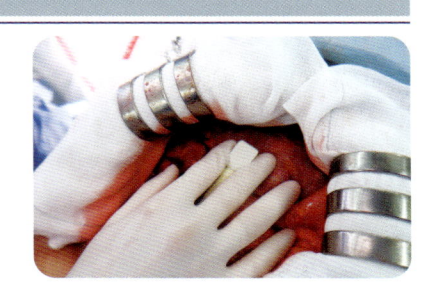

器械出しにつながる！ 解剖

腹部切開創

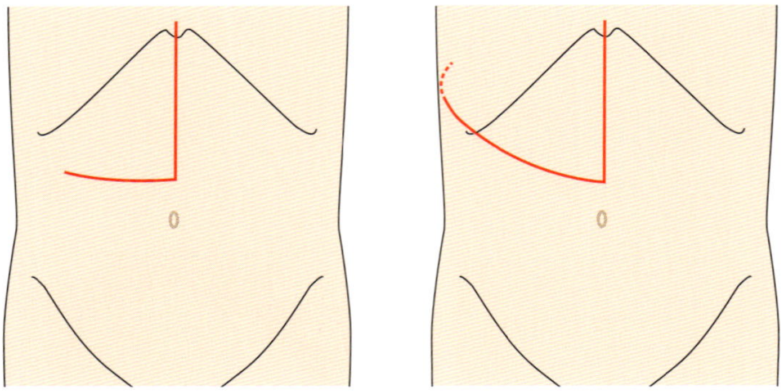

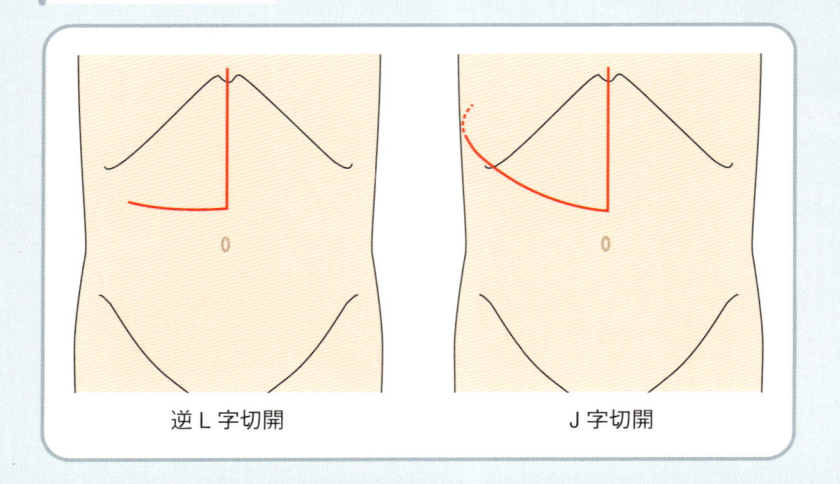

逆 L 字切開　　　　J 字切開

肝臓全体の解剖

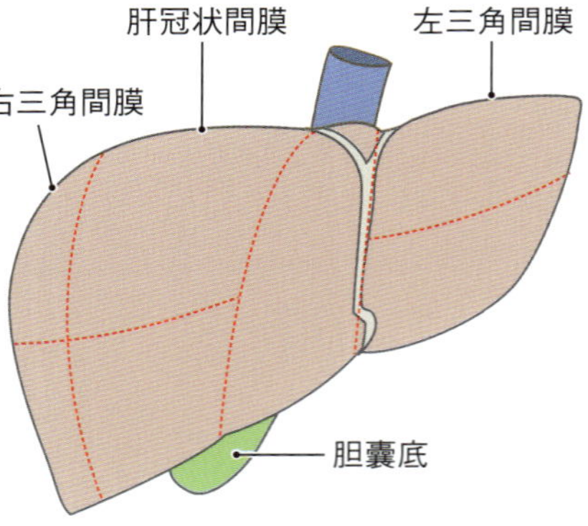

肝門部の解剖

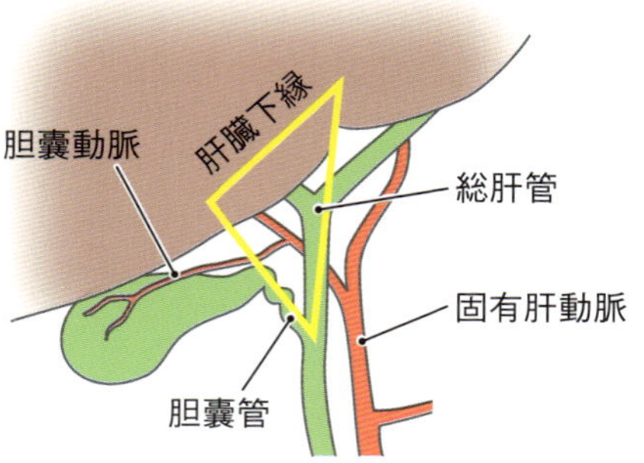

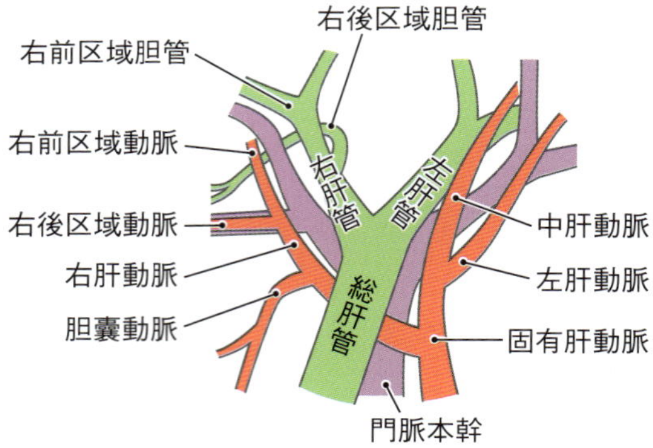

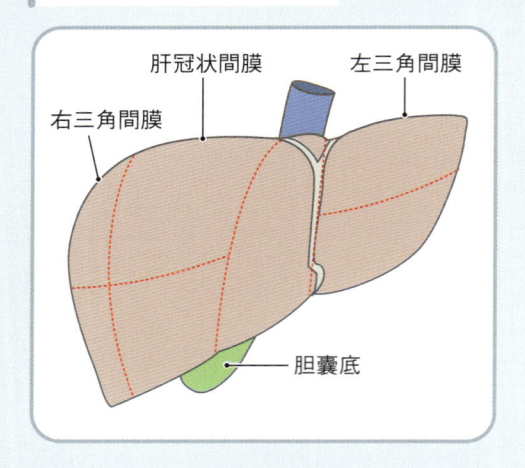

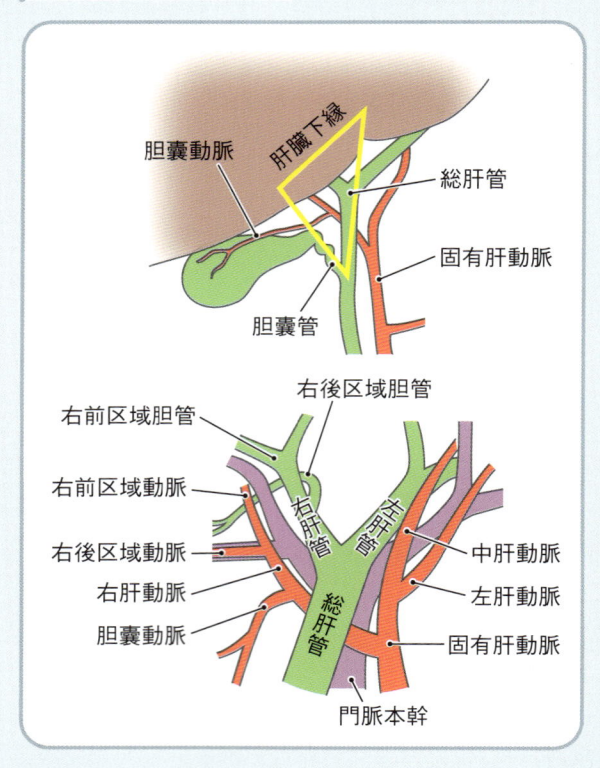

手術の手順と器械出しのキモ

動画

0:00 開腹

通常は逆L字切開（上腹部正中切開＋横切開創）で開腹する。右肝の巨大腫瘍の場合や下大静脈腫瘍栓を伴う場合には、横切開を頭側に切り上げて開胸することもある（J字切開）。左肝の腫瘍の場合には上腹部正中切開だけで十分なこともある。

準備物

- メス
- 電気メス
- コッヘル鉗子
- 筋鉤 など

0:20 肝臓の授動

＊所要時間は癒着次第（30分程度〜5、6時間）

冠状間膜や三角間膜を切離して肝臓を持ち上げられるようにする。十分に授動を行うことで視野が良くなり、また手術中の出血量も減らすことができる。授動した後、肝臓の背側にミクリッツガーゼを入れることもある。

肝切除手術を何回も行う場合も多く、回数を繰り返すごとに癒着がひどくなっていく。その場合は癒着剥離に時間がかかることもある。

準備物

- 電気メス
- ドベーキー鑷子
- ミクリッツガーゼ など

授動の過程で副腎などから出血することもあるので、止血用の針糸もすぐに出せるように準備しておく。

0:50 肝門部（肝十二指腸靱帯）の確保

＊癒着がなければ数分程度

小網を切開して、ウインスロー孔を確認する。肝離断の際に肝動脈血流・門脈血流を遮断できるように肝十二指腸靱帯をテーピングする。遮断の方法は施設によってまちまちで、フォガティー鉗子を使用して遮断する場合もあれば、ターニケットを用いて遮断する場合もある。

準備物

- フォガティー鉗子（施設によって腸管クリップやターニケット）
- 血管テープなど

1:00 術中超音波検査

肝臓の奥深くの腫瘍を同定したり、腫瘍と血管との位置関係を把握するために超音波検査を行う。ソナゾイドを経静脈的に投与することで（造影超音波検査）、通常の超音波検査ではわかりにくい腫瘍もはっきりと認識することができる。肝臓の表面が乾いていると良い画像が得られないので、肝臓表面に生理食塩水を掛けるようにする。超音波で観察しながら肝臓の離断ラインをマーキングする。

離断ラインの設定のためにインドシアニングリーン（ICG）を用いて離断する領域を染めることもある。肉眼では見えない波長の蛍光を発するため、観察にはICGカメラが必要となる。

準備物

- 術中用の滅菌したエコープローブ
- 注射器に入った生理食塩水
- 電気メス
- 場合によってはジアグノグリーンやICGカメラ など

見て　聴いて

先読みの鬼！

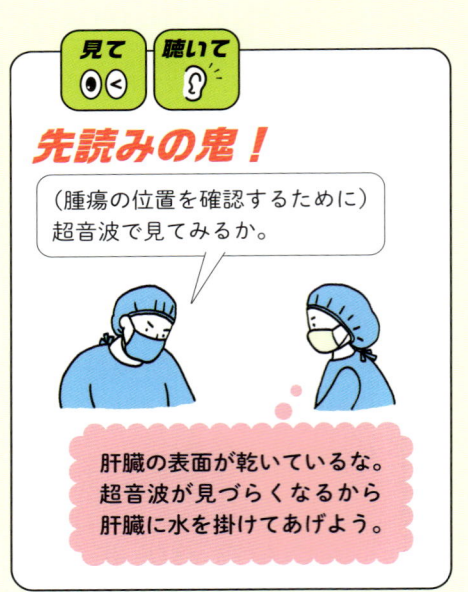

（腫瘍の位置を確認するために）超音波で見てみるか。

肝臓の表面が乾いているな。超音波が見づらくなるから肝臓に水を掛けてあげよう。

1:20 肝離断

＊所要時間は肝離断の部位や広さ次第でさまざま

ステロイドを投与した上で（虚血再灌流障害軽減のため）、フォガティー鉗子を用いて流入血を遮断する。10〜15分遮断したら、5分間解除して血流を再開させる。これをくり返すことで出血量を減らすことができる（プリングル法）。

マーキングした離断ラインに沿って、割りペアンを用いて肝臓を離断する（ペアンフラクチャーメソッド）。出てくる細い脈管はLigaSure™やENSEAL®、HERMONIC®、THUNDERBEATなどでシーリングする。やや太い脈管は結紮することが多い。

肝臓の葉切除（右肝切除や左肝切除）では、さらに太いグリソンや肝静脈本幹を処理する必要があるが、この場合糸が外れてしまわないように二重刺通結紮などを行うこともある。EndoGIA™やECHELON®などの自動縫合器を用いて切離することもある。

準備物

- フォガティー鉗子（施設によって腸管クリップやターニケット）
- 割りペアン（施設によって肝実質の破砕のためにCUSA®を使うことも）
- コドマン鉗子大
- コドマン鉗子中
- コドマン鉗子小
- LigaSure™やENSEAL®、HERMONIC®
- THUNDERBEATなどのエネルギーデバイス
- 結紮用の糸
- 針付きの糸
- EndoGIA™やECHELON®などの自動縫合器

エキスパートのワザ

動画

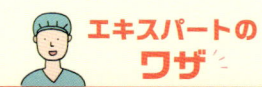

術者の片手は肝臓を持ち上げるのに使っているので、基本的には片手のみの操作になってしまうことが多い。結紮糸を渡す際に糸のおしりを持って糸を張るようにしたり、器械の向きに注意して渡したりするだけで、テンポよく手術が進む。

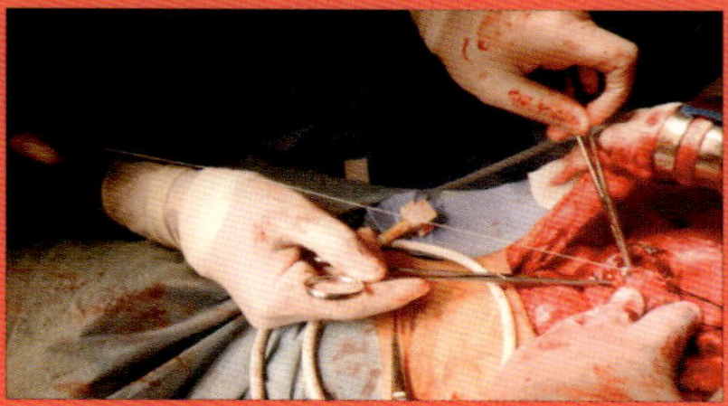

見て 聴いて 先読みの鬼！

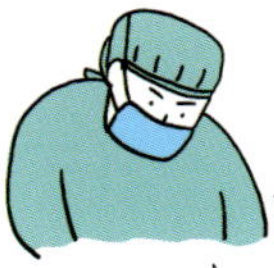

（ペアンで肝臓を割りながら）
この脈管は太いな。残し側は縛っておくか。2-0 絹糸！

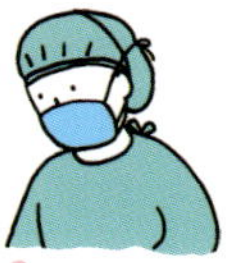

（糸を渡して）切除側は LigaSure™ でシーリングかな。

LigaSure™ ちょうだい。

（LigaSure™ を渡して）次はハサミかな。

じゃあメッツェン。

肝臓を割る→細い脈管は LigaSure™ でシーリング、
肝臓を割る→太い脈管は結紮、
切除側は LigaSure™ でシーリング→ハサミで切離
……の繰り返しになることが多い。
餅つきの要領でテンポよく器械を出そう。

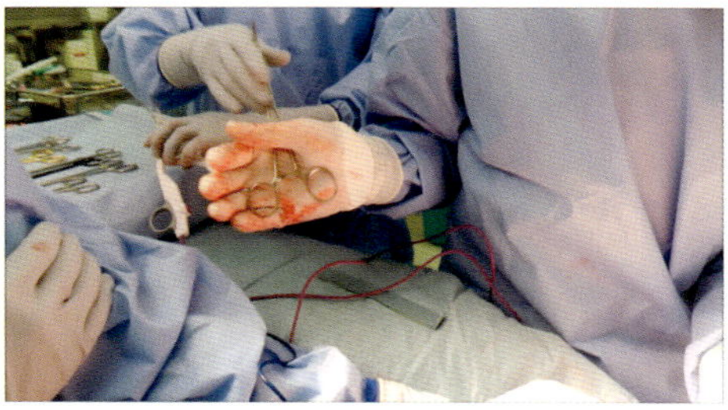

動画

3:00 止血の確認

温生食で腹腔内を洗浄する。肝臓の離断面から出血や胆汁漏れがないかを確認する。出血している場合には電気メスやソフト凝固で止血を行う。胆汁漏れがある場合には針糸をかけて止める。止血に不安が残る場合にはボルヒール®やタコシール®、サージフロー®などの局所止血薬を用いて止血することもある。どの局所止血薬を使うかは、その場の状況や医師の好みによる。

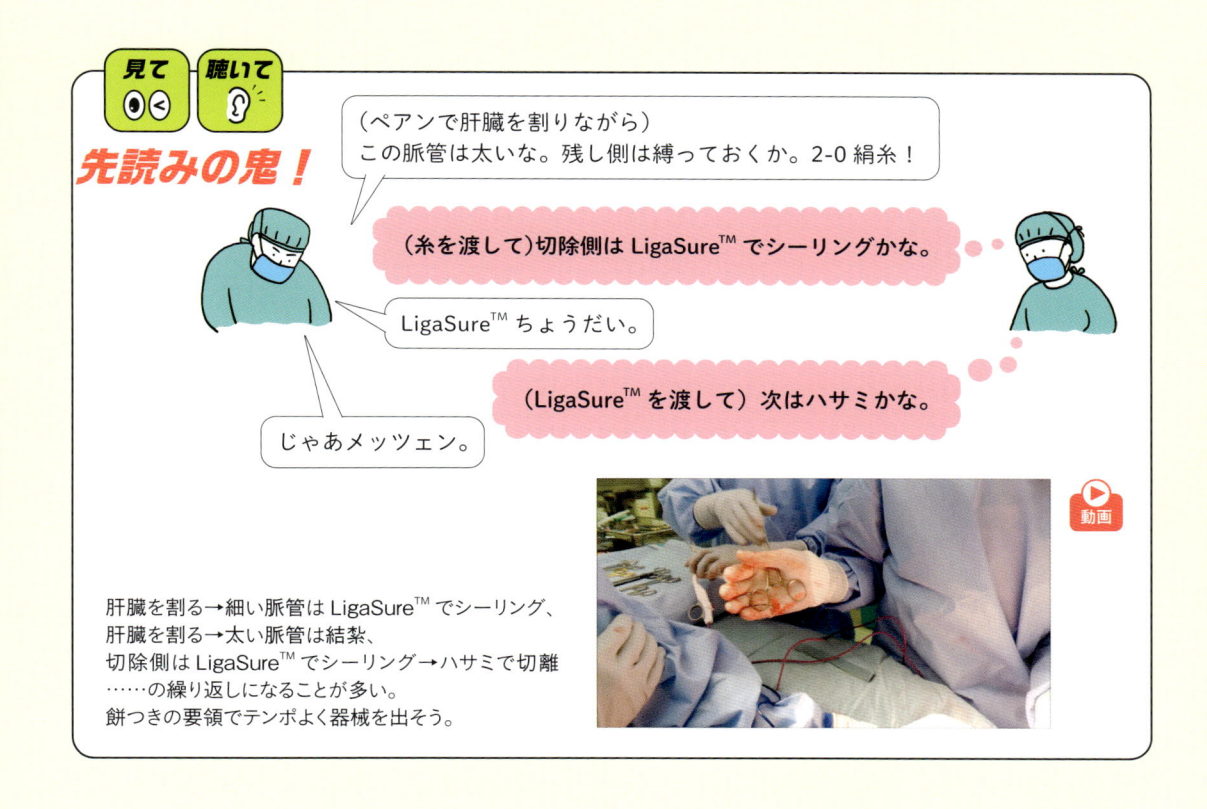

準備物

- 電気メス（ボール型電極を付けることもある）
- ソフト凝固
- 必要に応じて局所止血薬

3:20

閉腹

＊30分前後

正中創は腹膜筋層を一層で、横切開創は二層で閉じる。肝離断面にドレーンを入れることも多い。また肝切除は繰り返し行う可能性があるため、癒着防止薬を貼付（セプラフィルム®など）もしくは散布（アドスプレー®など）することも多い。皮下は生理食塩水で洗浄して、SSIを予防する。皮膚はスキンステープラーで閉じることもあれば、4-0PDSなどを用いて埋没縫合することもある。

準備物

- ドレーン
- 鉤ピン
- 1号ポリゾーブなど閉腹に用いる太い針糸
- マチュー型持針器
- 腸ベラ
- スキンステープラー
- 4-0PDSなど

こんなときどうする!?

肝静脈から出血した!

肝離断の際に、肝静脈が裂けたり、肝静脈の枝が抜けたりすると大出血することがある。術者は焦らずに片手で出血をコントロールしながら、もう片方の手で針糸を掛けて出血を止める必要がある。周りが焦ると術者にも伝染するので、周りも冷静に対応しよう。片手での操作になるので、針の向き（順針・逆針）や角度、糸の長さを術者から指定されることも多い。指示通り器械を出して、さっさと出血を止めてもらおう。

術後はここに注意する

再出血

術当日や術翌日に頻度は少ないが起こりうる。ドレーン排液の性状や血圧・脈拍の変化に気をつけて見よう。

胆汁漏

肝臓の離断面などから胆汁が漏れることがある。一般的に5%くらいの頻度で起こるといわれている。ドレーン排液の色・性状からも判断できるので注意して見よう。ドレナージ不良だと熱や痛みの原因になることもある。自然に止まることがほとんどだが、難治性の場合、内視鏡的胆道ドレナージやステント留置が必要になることもある。

腹水

肝臓の手術後、特に大きく肝臓を切除した場合には腹水が溜まりやすくなる。また元の肝臓が肝硬変であったりすると、腹水が溜まりやすくなる。ドレーンの排液量や体重変化に気をつけよう。利尿薬でコントロールできることが多いが、時間が掛かることも多い。

胸水

右肝切除後に右胸水が溜まることがある。通常は利尿薬でコントロールできることが多いが、場合によっては穿刺ドレナージが必要になることもある。呼吸苦が出現していないかなど気をつけて見よう。

引用・参考文献

1） 日本肝臓学会編．肝癌診療ガイドライン 2021 年版．第 5 版．東京，金原出版，2021，320p.
2） 大腸癌研究会編．大腸癌治療ガイドライン 医師用 2022 年版．東京，金原出版，2022，160p.
3） 日本肝胆膵外科学会編．転移性肝がん診療ガイドライン．東京，医学図書出版，2021，140p.

（稲垣冬樹・竹村信行）

中級・上級編

06 腹腔鏡下肝切除・膵切除術

腹腔鏡下肝切除・膵切除術、ここをおさえる

代表的な疾患

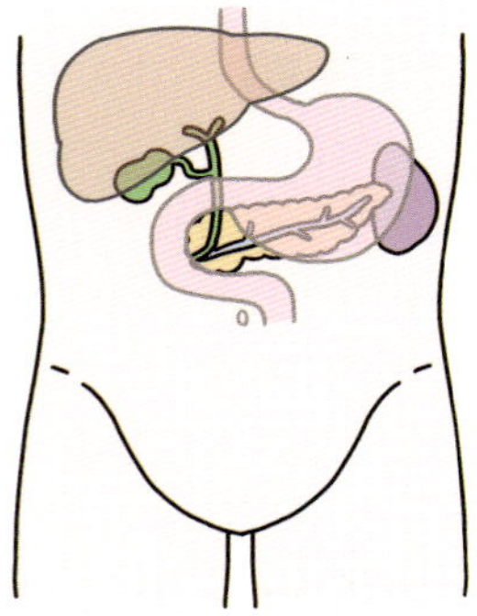

● **肝細胞がん**

ほとんどがウイルス性肝炎（B型およびC型）を背景に発症し、わが国では肝細胞がん患者の70%がB型あるいはC型慢性肝疾患患者である。そのため、治療方法は背景肝の予備能力や障害度に応じて判断する必要がある。一般的な肝切除の適応は、肝予備能（Child-Pugh分類）AまたはBの症例で、肝外転移がなく、大きさによらず腫瘍数3個までである[1]。

● **転移性肝がん**

胃がん・大腸がん・膵がん・胆管がんなどの消化器がんが原因として最も多く、最も頻度が高い原発は大腸がんである。肝転移を有するがんはstage Ⅳとなるが、大腸がんの肝転移は切除で治癒が望める病態であり、可能であれば積極的に手術を推奨する。十分な残肝機能を有し、遺残なく切除可能であれば個数によらず切除の適応がある。大腸がん肝転移は治癒が望める一方、再発も多い（術後5年間で7～8割）が、繰り返し切除による予後延長効果があることから、その術式はできるだけ肝実質や主要脈管を温存した部分切除が標準的である[2]。

● **膵がん**

膵臓にできる腫瘍の80～90%を占める。わが国の膵がんは増加傾向にあり、臓器別がん死亡数では第4位となっている。早期の状態では症状が出にくく、進行した状態で発見されることが多い。リスクとして喫煙、膵がんの家族歴、糖尿病、慢性膵炎、後述するIPMNとの関連が指摘されている[3]。外科的切除のみが唯一の根治・治癒の期待できる治療法である。しかし診断時に切除可能である膵がん症例は全患者の20～30%程度である。近年は切除可能膵がんでも術前化学療法を組み合わせることで、成績が改善することが日本の臨床研究で証明された[4]。

膵がんの約8割は膵頭部に、2割が膵体尾部に発生し、それぞれ標準術式は膵頭十二指腸切除術、ならびに膵体尾部切除術であるが、腹腔鏡下膵頭十二指腸切除は、わが国では未だ一般的な手術ではなく、腹腔鏡下膵切除の術式の内訳は、80%が膵体尾部ないし膵尾部切除である[5]。本稿でも腹腔鏡下膵体尾部切除に絞って解説を進めていく。

*なお膵がんに対する腹腔鏡下膵体尾部切除は、ガイドライン上は、熟練した施設で行うことを提案されている。

IPMN

正式名称は膵管内乳頭粘液性腫瘍（intraductal papillary mucinous neoplasm；IPMN）である。膵がんと異なる腫瘍で、膵管上皮から発生し、多くは多量の粘液を産生し嚢胞状を呈する。良性から悪性までさまざまな段階が存在し、悪性化した場合は、臨床的にほぼ膵がんと同義と捉えてよい。IPMNの成因ははっきりとしたものは判明していない。症状はないことが多く、健診や他疾患の検査中に偶発的に見つかることが多い。

発生する部位により、太い主膵管にできる主膵管型、細い分枝膵管にできる分枝型、両者が混在する混合型の3種類に分類され、主膵管型はがん化のリスクが高く手術適応である。分枝型は、嚢胞部分の大きさや、主膵管の太さ、嚢胞内の結節の有無など、がん化のリスクが高いと考えられる所見の程度や、年齢などを加味して、手術するか定期的な検査により経過観察するかを判断する。術式は膵がんと同様、部位に応じて膵頭十二指腸切除や膵体尾部切除が行われる。良悪性境界段階や低悪性状態と判断される場合、縮小手術や、脾温存などの臓器温存術式が選択されることもある。

こんな手術

腹腔鏡下肝切除術では、病変の局在に応じ、さまざまな体位設定や手術アプローチが存在するため、本稿では施行術式の中で最も頻度が高い（腹腔鏡下肝切除の60%）、腹腔鏡下肝部分切除に絞って述べる[5)]。

手術の基本データ

	腹腔鏡下肝部分切除	腹腔鏡下膵体尾部切除
▶ 適応	原発・転移によらず、肝前下領域（S2、3、4、5、6）の末梢に存在する5cm以下の単発腫瘍が良い適応である[1)]。 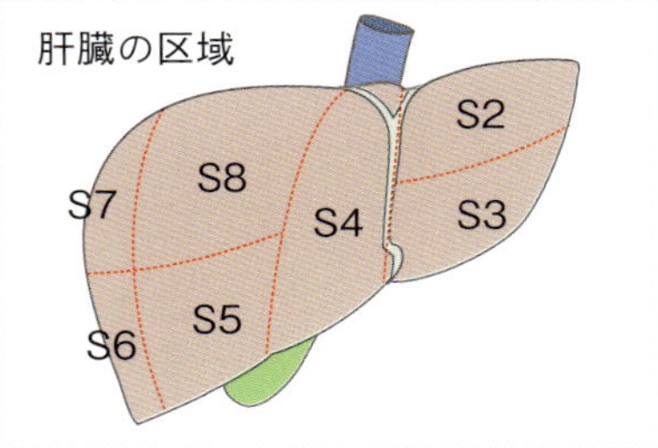 	IPMNなどの低悪性・境界型腫瘍、膵がん（熟練した施設で行うことを提案）[3)]

▶ **麻酔の方法**	全身麻酔（＋硬膜外麻酔併用）。	全身麻酔（＋硬膜外麻酔併用）。
▶ **手術体位**	砕石位ないし開脚位、両手出し。上述した肝前下領域の切除の場合、半側臥位などの体位準備は原則不要である。	砕石位ないし開脚位、両手出し。脾臓を授動する際に右側にローテーションをかける可能性あり、マジックベッドは用意しておく。
▶ **出血量**	50〜1,000mL（部位や肝の線維化の程度に応じて変動する）	50〜200mL
▶ **傷の大きさ**	通常5〜12mmポートを用いた4〜5ポート。ポート配置は病変の位置に応じて変動する。	通常5〜12mmポートを用いた5ポート。
▶ **インプラント**	なし	なし
▶ **組立器械**	CUSA®（ラパロ用）	なし

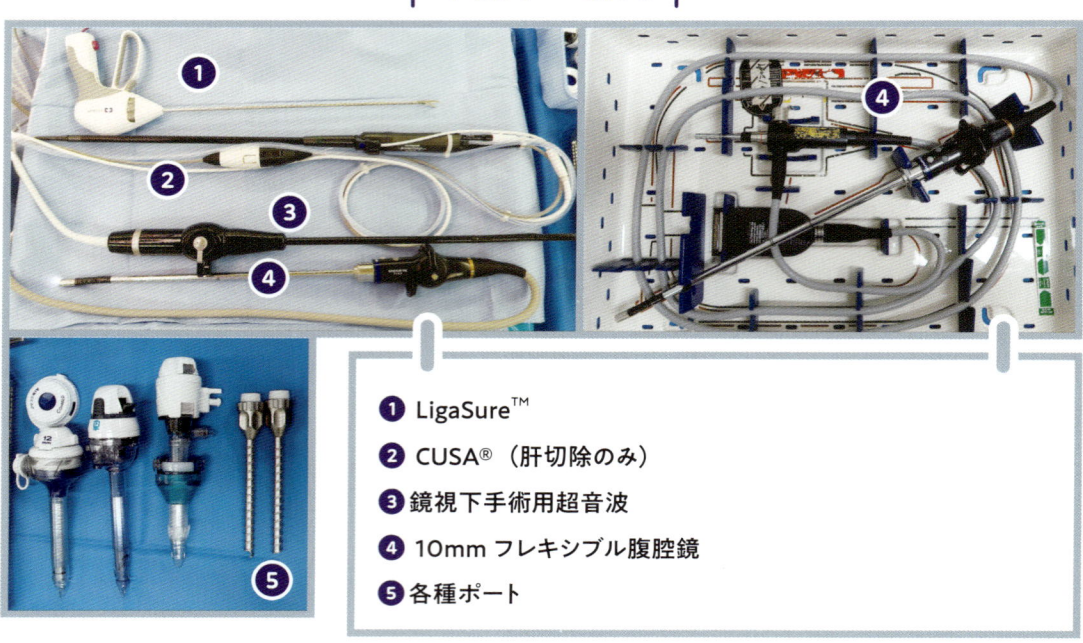

準備する器械

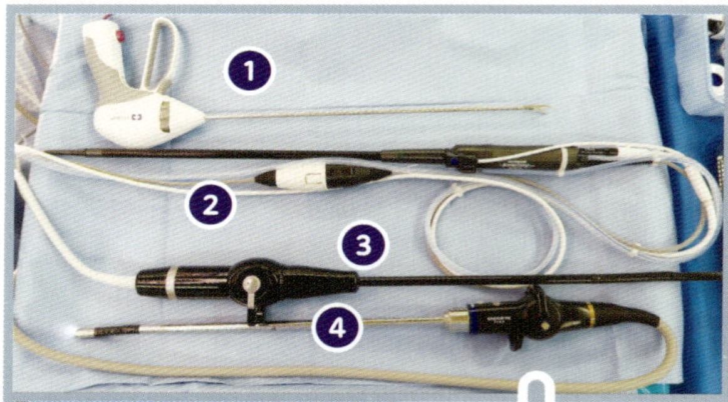

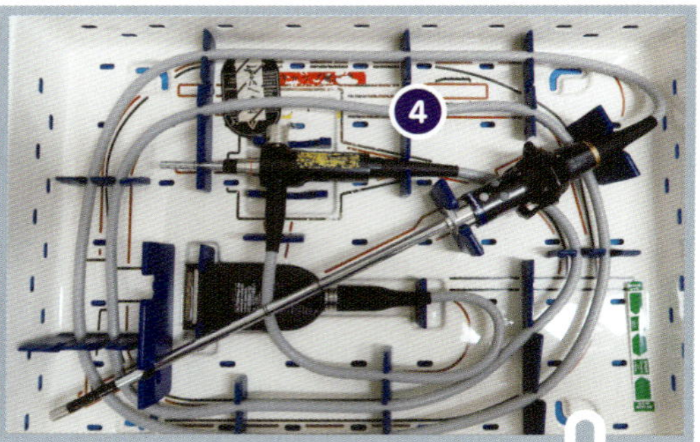

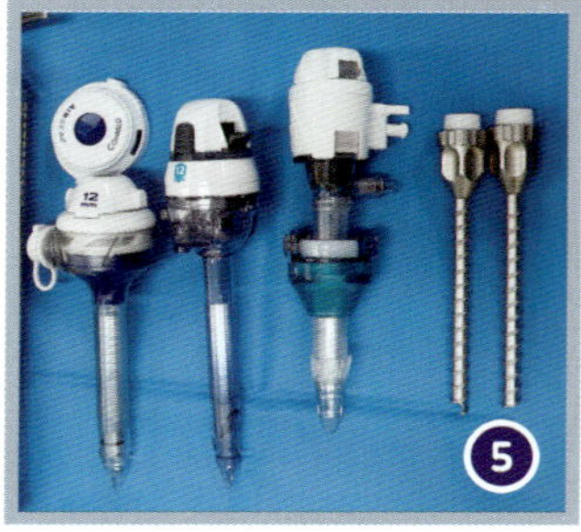

1. LigaSure™
2. CUSA®（肝切除のみ）
3. 鏡視下手術用超音波
4. 10mm フレキシブル腹腔鏡
5. 各種ポート

おもに使用する器械

CUSA®（腹腔鏡下肝切除術）

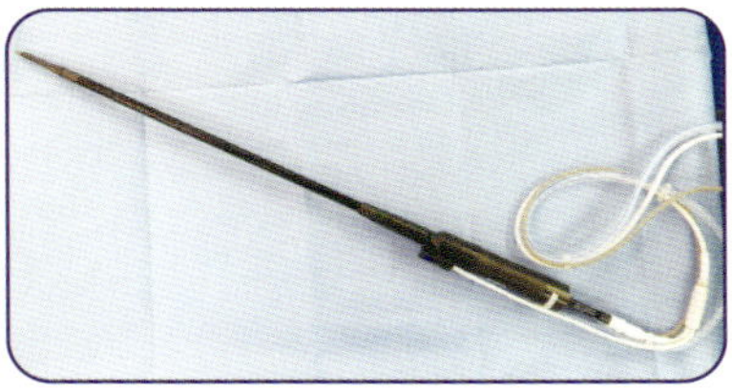

- 超音波振動により柔らかい肝実質のみを破砕する。同時に送水吸引を行って細かい実質の破片を吸引し、離断面に索状物のみ残しながら離断を進めていくことができる。
- 先端から通電し凝固止血を行うこともできる。

こう使う

- 肝離断において肝実質を破砕吸引し、静脈やグリソン鞘などの索状物のみ残存させる。
- 索状物は太さに応じてエネルギーデバイスやクリッピングなどで処理を行い、離断を進めていく。

術者が唸る渡し方 動画

- 一般的に鏡視下手術のデバイスは長尺であるため、移動にスペースを必要とし、かつハンドリングが難しい。
- 最短距離でポートに挿入できるように先端をポート側にして渡す。手を添えて先端をポートまで誘導してあげるとより親切である。
- コードを有するデバイスを受け渡す際に慌てて回収すると、万が一混線していた場合にほかのデバイスや鉗子が引っ張られ、思わぬ臓器や血管損傷につながりかねない。機械の受け渡しは迅速が旨だが、コードの長さや混線の状況に常に気を配っておく必要がある。

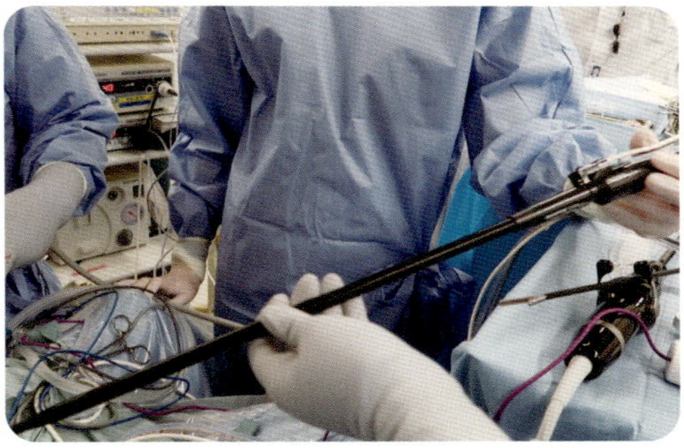

血管シーリングシステム（腹腔鏡下膵体尾部切除）

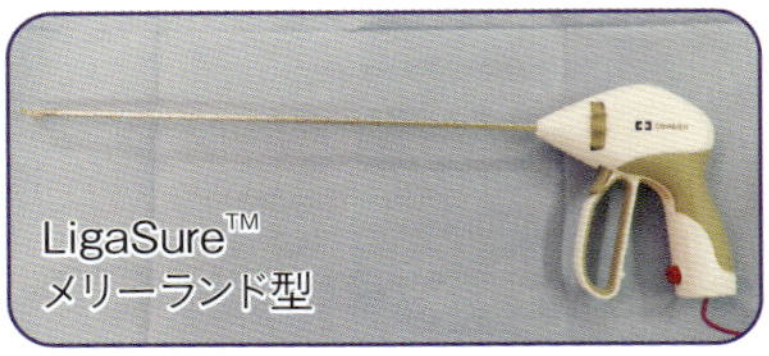
LigaSure™
メリーランド型

- 先端（アゴ部）が緩く弯曲した形状。
- 高周波電気エネルギーによる熱変性により血管を封鎖し、そのまま内蔵のカッターを滑らせることで切離まで終了する。
- 7mm までの血管が止血可能。

こう使う

- 先端形状が緩く弯曲し、かつ適度にシャープなので、剥離鉗子としても使用可能である。
- 止血力も優れているので、剥離後そのまま止血かつ組織切離が行える。操作全般に多用する。

術者が唸る渡し方 動画

- アゴ部の弯曲の向きに注意して渡す。
- 基本的には、アゴ先の方向が術者の体の方（内側）に向くようにする。
- アゴ部に焦げ付きが残っていると、閉鎖効率が下がるので、こまめにきれいにしておくと、より円滑な手術進行が期待できる。

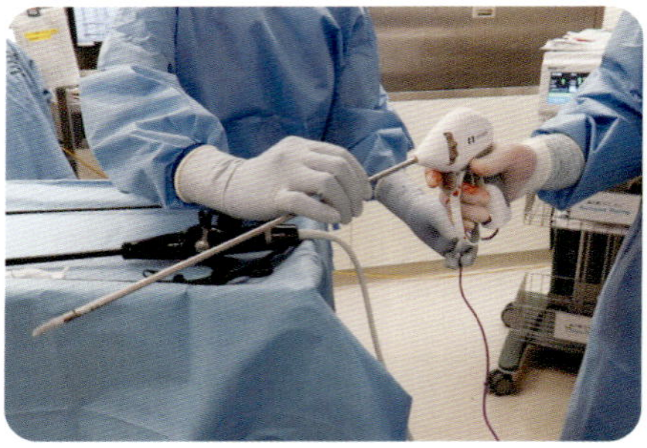

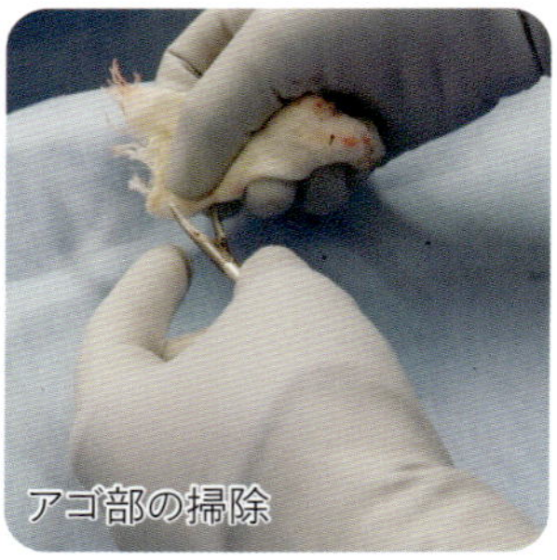
アゴ部の掃除

器械出しにつながる！ 解剖

腹腔鏡下肝切除

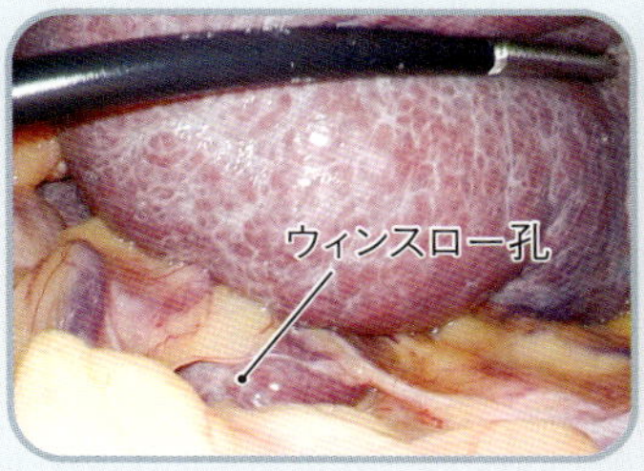

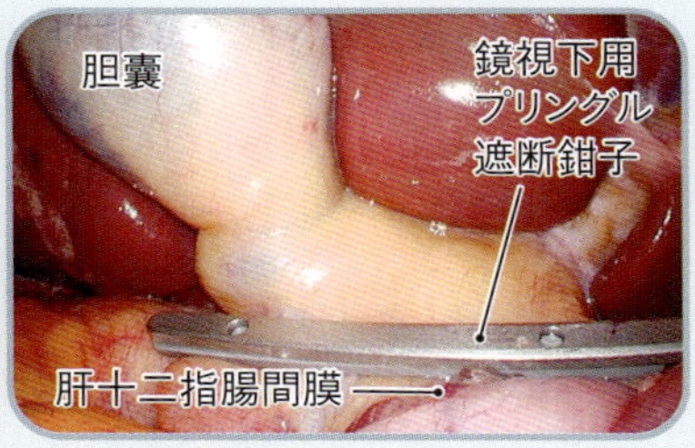

肝十二指腸間膜遮断（プリングル法）

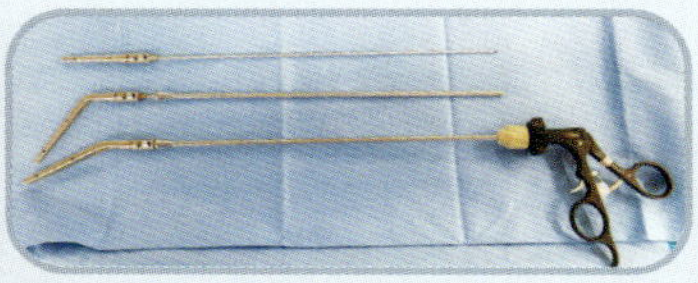

鏡視下用プリングル遮断鉗子

小網を切離すると肝十二指腸間膜の左縁が開放され、通常であれば、いわゆるウィンスロー孔を通じて肝十二指腸間膜のクランプ（プリングル法）が可能となる。肝切離に先立ち、手術の初期段階での必須の操作である。

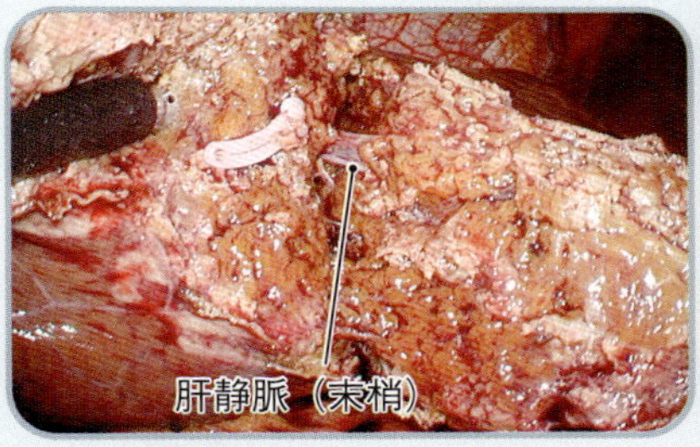

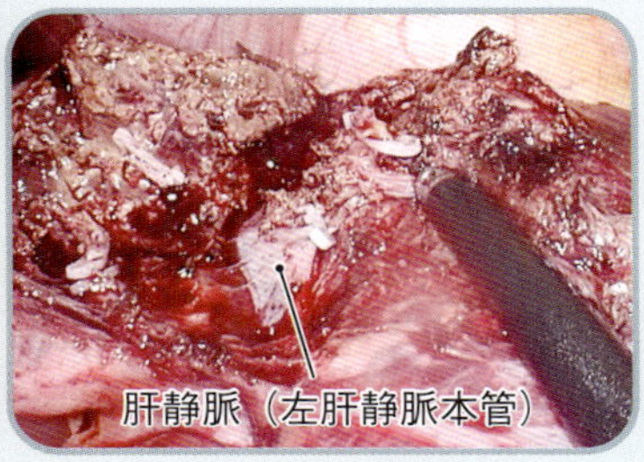

術中肝実質離断面

肝離断中の離断面である。離断面を横走する青白い索状物が肝静脈である。肝静脈は壁が薄く、容易に裂けたり、細い枝が抜けたりするため、この周囲を操作する際はより慎重さが求められる。デバイスの受け渡しや、クリップの準備など、丁寧かつ確実に行いたい。

腹腔鏡下膵体尾部切除

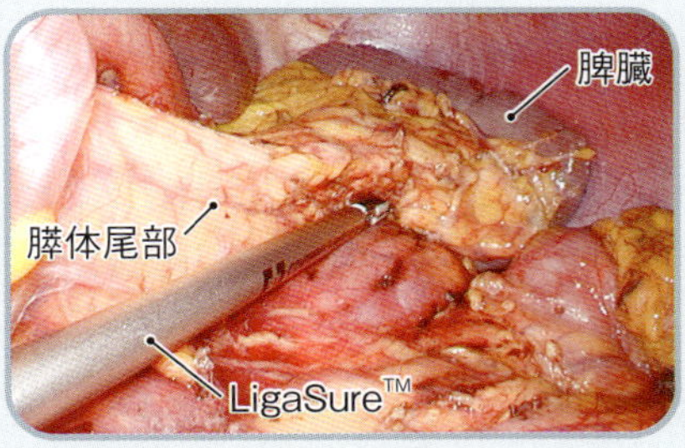

膵体尾部に沿った直線的な操作

網嚢を開放し、胃を頭側に授動して膵前面を観察した際の解剖である。画面奥に脾臓が見えている。膵体尾部はこの脾臓方向に向かって走行しており、術者の右手軸がこの膵臓の走行と並行になるようにポートセッティングや場の牽引・展開を調整している（直線化することで、長い距離を有効に切離できるため）。

2章 中級・上級編 06 腹腔鏡下肝切除・膵切除術

手術の手順と器械出しのキモ（腹腔鏡下肝部分切除術）

0:00 ポート挿入、 気腹開始

通常は５ポートで行う。ポートの位置は病変の部位に応じて非常に流動的である。ポート挿入後に気腹を開始し、体位変換をする場合もある。メイヨー台の高さや、患者の足などに注意を払っておこう。

準備物

- メス
- 有鉤鑷子
- 電気メス
- 各種ポート

0:30 術中超音波、病変の確認、肝授動

超音波で病変の位置を確認しマーキングする。必要に応じて肝の授動を行う。

準備物

- 超音波

1:00 肝十二指腸間膜のテーピング、プリングル法の準備

肝離断に先立ち、左肝下面で小網を切開し、ウインスロー孔を確認する。プリングル用の遮断鉗子などを使用する場合、テーピングは必須ではない。各施設の遮断方法に準じて準備を行う。

準備物

- プリングル用遮断鉗子（施設によって腸管クリップやターニケット）
- テトロンテープ

1:30 肝離断

離断方法も各施設にてさまざまである。当科においては、プリングル法下による肝門遮断後に、腹腔鏡用割りペアンを用いたclamp crushing法で実質破砕を行う。脈管周囲をしっかり露出したいときはCUSA®の方が有用なこともある。

露出した脈管は血管シーリングシステムや超音波凝固切開装置などのエネルギーデバイスで焼灼する。あるいは、太目の脈管（肝静脈およびグリソン）はクリッピングまたは結紮の上、切離していく。

実質からのoozingに対しては、吸引付きのソフト凝固装置による凝固止血が有用である。

準備物

- ラパロ用割りペアン
- LigaSure™
- CUSA®
- ソフト凝固装置など

エキスパートのワザ

離断の角度によっては、術者が立ち位置を変更したり、使用ポートを変更したり、左手リードで離断を行うこともある。

3:30 標本摘出、止血確認、ドレーン留置

標本は回収袋を用いて12mm創を延長して回収する。止血を十分に確認する。止血薬や癒着防止剤などを使用することがあるので、準備をしておく。肝部分切除や外側区域切除などの難度の高くない手術の場合、ドレーン非留置のこともある。

準備物

- 回収用デバイス
- 各種止血薬
- 癒着防止剤
- ドレーン

4:00 閉創

10mm以上の創はポートサイトヘルニア予防のために筋膜縫合を行う。直視下でも可能だが、肥満例などはEndo Close™を用いて鏡視下に筋膜縫合を行う。真皮埋没縫合を行い手術終了。

準備物

- Endo Close™

見て 聴いて 先読みの鬼！

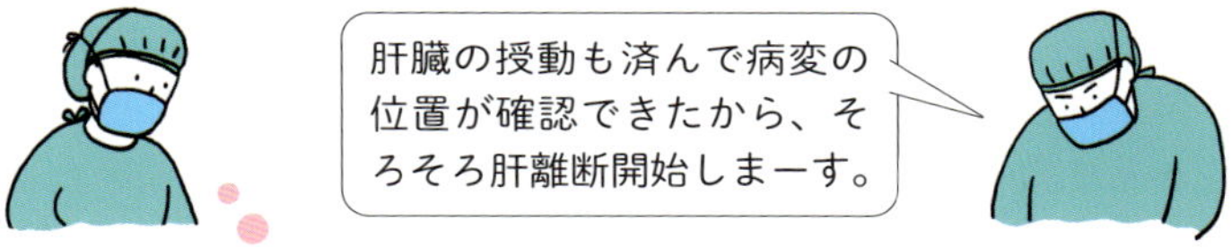

肝臓の授動も済んで病変の位置が確認できたから、そろそろ肝離断開始しまーす。

今日の患者さんは肝臓が硬そう（線維化が強い）だから、出血するかもしれないな。クリップだけではなく、縫合止血用の針糸もちゃんと準備できてるわよね。止血薬も必要になるかもしれない。吸引付きソフト凝固装置は助手の先生がメインで使うだろうけど、状況によっては術者の先生が使うからコードが交差しないように気をつけよう。

こんなときどうする!? 肝静脈から出血した！

出血は肝切除で最も一般的な偶発症である。まず行うべきは圧迫である。静脈系の出血の場合、さらに挙上などを加えると大概はコントロールされる。ある程度出血がコントロールされたら、その程度に応じて電気的凝固、クリッピング、縫合止血などで止血する。さまざまな止血薬なども最近では腹腔鏡下肝切除で使用可能になってきているので、あらかじめ室内に準備しておく。どうしてもコントロールできない出血の場合、開腹移行（小開腹やハンドアシスト含め）まで視野に入れて準備をしておくべきである。

手術の手順と器械出しのキモ（腹腔鏡下膵体尾部切除術）

若年患者や低悪性度、境界病変の場合、脾臓温存の膵体尾部切除を施行することがある。膵体尾部全長にわたり脾動静脈を膵臓から剝離する必要があり、より慎重な操作がある程度の時間にわたり必要である。術者のみならず、助手やカメラ助手、器械出しナースも含め、習熟したチームによる対応が肝要である。

0:00 ポート挿入、気腹開始

通常は５ポートで開始する。ポートの位置は病変の部位や患者の体格に応じて流動的である。

準備物

- メス
- 有鈎鑷子
- 電気メス
- 各種ポート

0:30 網嚢の開放、術中超音波、病変の確認

大網を切離し、網嚢を開放する。脾臓を温存しない場合は、胃脾間膜を脾臓の上極まで切開を進める。膵前面を十分に露出したら、術中超音波で病変の位置を確認する。必要に応じて胃の脱転を行う。

準備物

- LigaSure™
- 超音波

1:00 膵下縁の切離、膵の授動

膵下縁で大網後葉を切開して膵臓背側の層に入り、脾動静脈ごと膵体尾部を広く授動する。

準備物

- LigaSure™

2:30 脾動脈の同定・切離

膵予定切離線の膵上縁で、脾動脈を同定し二重クリッピングの上、切離する。脾温存の場合はテーピングを行う。

準備物

- LigaSure™
- ラパロ用クリップ
- 血管テープ

3:30 膵切離

膵の長軸となるべく直交する位置のポートからステープラーを挿入する。膵の厚みや硬さに応じてステープルの種類を選択する。膵上縁が確実にステープラーの目盛りの内側まで含まれていること、

脾動脈の断端を挟み込んでいないことを十分に確認する。膵皮膜の裂創を避けるためステープラーをゆっくり閉鎖し、ファイア後もしばらく把持を継続する（一定の見解はない）。

準備物

- ステープラー

4:30 標本摘出、止血確認、ドレーン留置

膵尾部から連続して脾臓を授動し標本摘出する。標本は回収袋を用いて12mm創を延長して回収する。膵断端の被膜裂創や膵管露出の有無、止血を十分に確認する。膵断端に縫合を追加する場合もある。膵断端にドレーンを留置する。

準備物

- 回収袋
- ドレーン

5:00 閉創

腹腔鏡下肝切除に準ずる。

見て　聴いて

先読みの鬼！

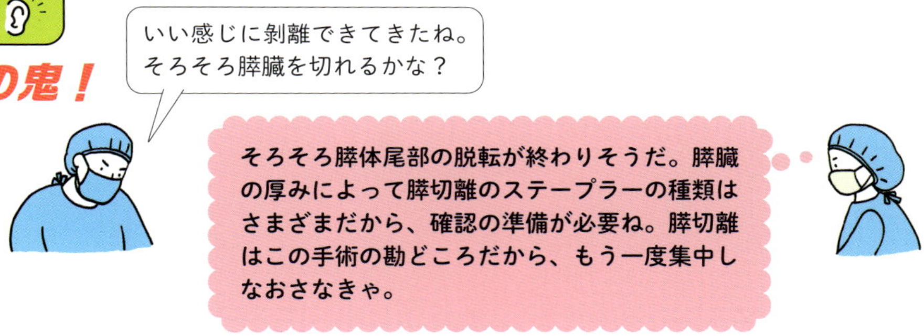

いい感じに剥離できてきたね。
そろそろ膵臓を切れるかな？
そろそろ膵体尾部の脱転が終わりそうだ。膵臓の厚みによって膵切離のステープラーの種類はさまざまだから、確認の準備が必要ね。膵切離はこの手術の勘どころだから、もう一度集中しなおさなきゃ。

こんなときどうする!? 脾動静脈から出血した！

脾温存を試みる際に膵実質に入り込む細かい分枝から出血をきたしやすい。慌てず出血点を確認し、鉗子把持などで一時止血を行う。吸引や助手の牽引などで場を展開し、エネルギーデバイスやクリップ、縫合止血などで止血する。

手術は常に出血との闘いであり、術者側も動揺をきたす状況も少なからず起こりうる。手術チームの一員として、エネルギーデバイスのクリーニングや、クリップの残量の確認、針糸の補充など、迅速な止血に備えた準備を心掛けるようにする。

術後はここに注意する

胆汁瘻

肝切除における、術中操作による胆管損傷または肝切離面からの胆汁漏出により起こる。発生率は3〜10%とされている。時に難治性となり、治療が長期化することがある。グリソン鞘を広く露出しない肝部分切除術ではリスクは少ないと考えられるが、比較的中枢のグリソン周囲を離断する際は注意が必要である。

膵液瘻

膵切除後における膵断端からの膵液の漏出により発生し、適切にドレナージされないと膿瘍形成や、活性化した膵液による周囲血管の仮性動脈瘤形成からの出血、消化管穿孔など重篤な合併症につながりうる。適切な膵断端処理と、的確なドレーン留置による、発生および重症化の予防が肝要である。腹腔鏡下膵体尾部切除における膵液瘻発生率は開腹手術と比較して差がないとする報告が多い[3)]。

引用・参考文献

1） 日本肝臓学会編．肝癌診療ガイドライン 2021 年版．第 5 版．東京，金原出版，2021，320p.
2） 長谷川潔．大腸癌肝転移に対する外科治療 update．日本臨床外科学会雑誌．78（1），2017，1-10.
3） 日本膵臓学会 膵癌診療ガイドライン改訂委員会編．膵癌診療ガイドライン 2022 年版．第 6 版．東京，金原出版，2022，400p.
4） Motoi, F. et al. Randomized phase Ⅱ / Ⅲ trial of neoadjuvant chemotherapy with gemcitabine and S-1 versus upfront surgery for resectable pancreatic cancer (Prep-02/JSAP05). Jpn J Clin Oncol. 49（2）, 2019, 190-4.
5） 日本内視鏡外科学会学術委員会．内視鏡外科手術に関するアンケート調査─第 16 回集計結果報告─．日本内視鏡外科学会，2022，155p.

（三原史規・竹村信行）

中級・上級編

07 膵頭十二指腸切除術・膵体尾部切除術

膵頭十二指腸切除術・膵体尾部切除術、ここをおさえる

代表的な疾患

- 膵がん
- 十二指腸乳頭部がん
- 遠位胆管がん
- 膵嚢胞性腫瘍
- 膵神経内分泌腫瘍 など

病変の部位によって術式が異なる。膵頭部の腫瘍には膵頭十二指腸切除、膵体尾部の腫瘍には膵体尾部切除が選択される（膵体部の腫瘍では、部位によって両術式どちらも選択されうる）。病変の広がりによっては膵全摘術が選択されることもある。膵体部の膵嚢胞性腫瘍、膵神経内分泌腫瘍など膵がん以外の悪性度の低い疾患では中央膵切除（または膵中央切除）という、膵臓の中央部のみを切除する術式もある。

おもな症状

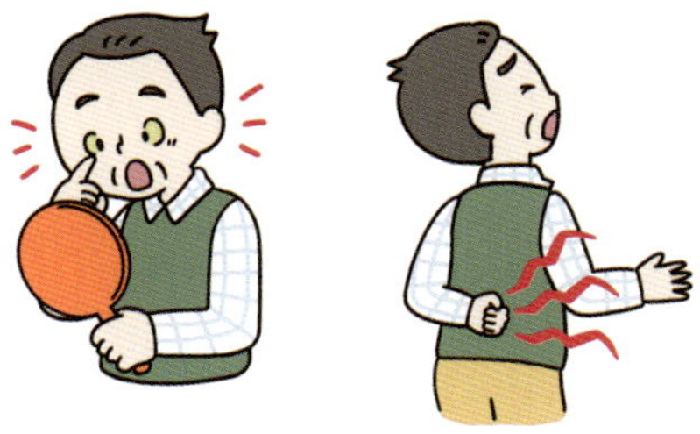

病変の進行度合いによって症状は変わってくる。肝胆膵領域の悪性腫瘍は症状が目立ちにくく、症状が目立つ頃には進行がん（場合によっては手術適応外）となってしまうことも多い。膵頭部がんの場合は胆管閉塞をきたすことで黄疸が出現することがある。進行がんの場合は背部痛を自覚することもある。

こんな手術

- 膵頭十二指腸切除術（pancreaticoduodenectomy；PD）

膵頭部の腫瘍に適応になるが、文字のとおり膵頭部のほかに十二指腸、胃の一部（術式による）、胆管、胆嚢、小腸の一部を合併切除する。切除した後にそれぞれをつなぎ合わせる再建を行う。手術時間は6〜8時間を要する。腹部の手術の中で最も複雑で難易度の高い手術の一つで、術後合併症の頻度が高い。開腹手術のほか、近年では腹腔鏡手術やロボット支援下手術も行われるようになってきている。

● 膵体尾部切除（distal pancreatectomy；DP）

膵体尾部の腫瘍に主に適応となる。脾臓を合併切除する場合としない場合（脾温存）がある。膵頭十二指腸切除と異なり、膵臓の断端はつなぎ合わせないので、再建は必要ない。手術時間は3～5時間程度を要する。開腹手術のほか、近年では腹腔鏡手術やロボット支援下手術も行われるようになってきている。

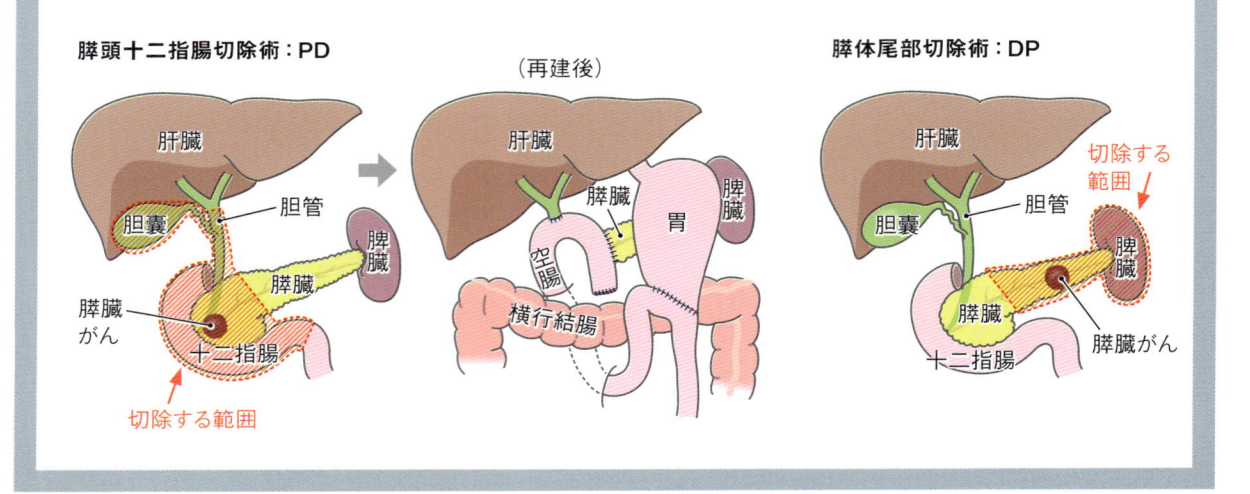

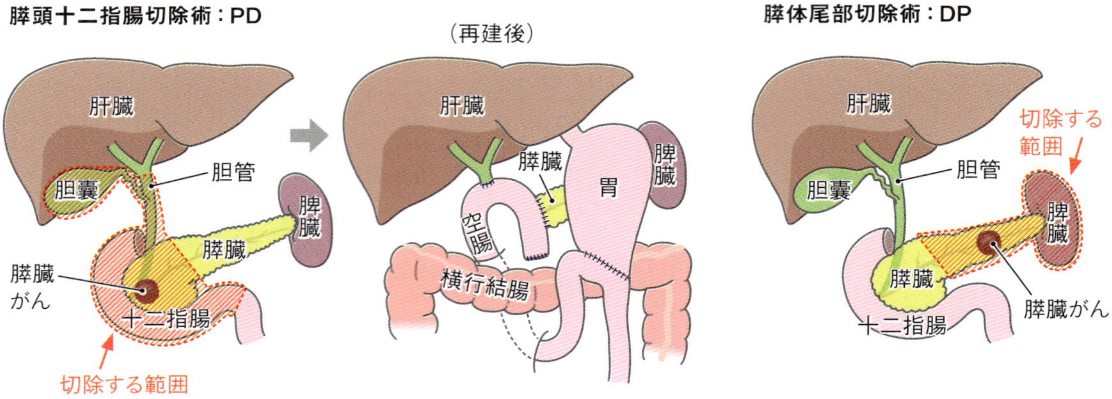

手術の基本データ

▶ **適応**	膵頭十二指腸切除、膵頭部腫瘍（一部の膵体部腫瘍）、膵体尾部切除、膵体尾部腫瘍
▶ **麻酔の方法**	全身麻酔、硬膜外麻酔
▶ **手術体位**	仰臥位
▶ **出血量**	▪ 膵頭十二指腸切除：約500～800mL ▪ 膵体尾部切除：約300～500mL
▶ **傷の大きさ**	（開腹手術の場合） ▪ 膵頭十二指腸切除：上腹部正中切開 ▪ 膵体尾部切除：上腹部正中切開／L字切開
▶ **インプラント**	なし
▶ **組立器械**	自動縫合器

準備する器械

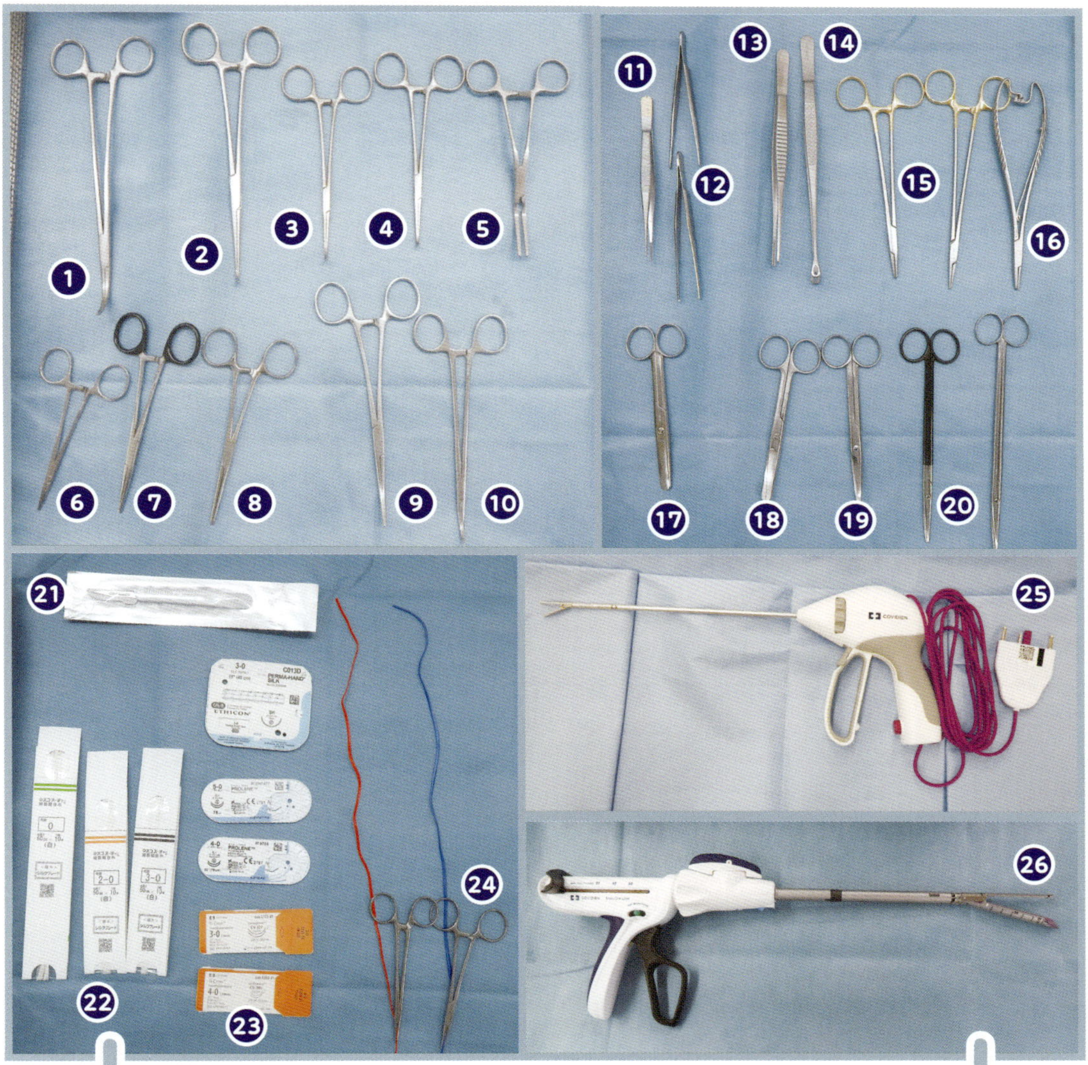

①ライトアングル鉗子　②長谷川式鉗子（大）　③長谷川式鉗子（中）　④長谷川式鉗子（小）
⑤血管鉗子　⑥モスキート鉗子　⑦ペアン鉗子　⑧コッヘル鉗子　⑨剥離鉗子　⑩曲ペアン鉗子
⑪止血ピン　⑫鑷子（鉤あり・なし）　⑬ドゥベーキー鑷子　⑭リンパ節鑷子　⑮ヘガール持針器
⑯マチュー持針器　⑰雑剪　⑱クーパー剪刀　⑲メイヨー剪刀　⑳メッツェンバウム剪刀
㉑メス　㉒縫合糸　㉓針付き縫合糸　㉔ベッセルテープ（鉗子に付けて渡す）
㉕ベッセルシーリングシステム（LigaSure™）※さまざまな形状のタイプがあり、術式によって使い分ける。
㉖自動縫合器（本体+カートリッジ）（endGIA™）

＊呼称は施設によって異なる。

おもに使用する器械

ベッセルシーリングシステム

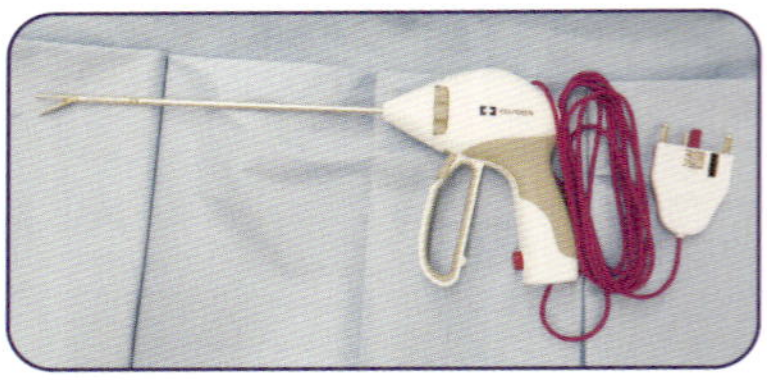

- 生体組織を凝固、癒合（シーリング）し、組織を切断する器械。
- 開腹用、腹腔鏡用、先端の長さなどさまざまなタイプがある。

こう使う

- 比較的細い血管や組織を切断する際や、止血をする際に使用する。
- 先端の向きを術者が手元で変えることができる。

術者が唸る渡し方

- 手のひらに持ち手がしっかりと収まるように渡すと、スムーズに操作に移りやすい。

自動縫合器

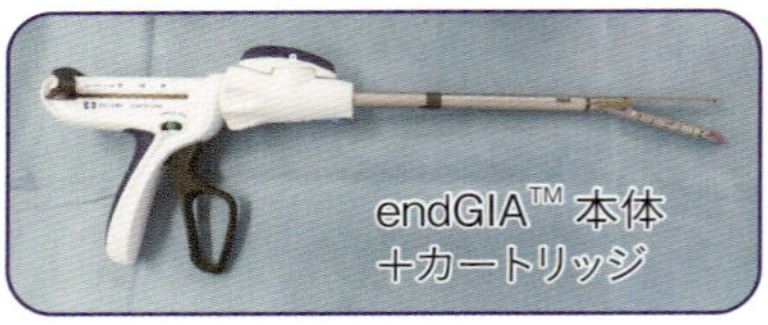

endGIA™ 本体
＋カートリッジ

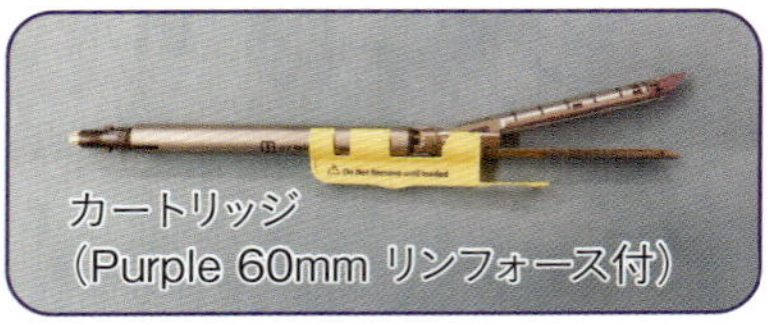

カートリッジ
（Purple 60mm リンフォース付）

- 組織（腸管、血管、膵臓など）を切断しつつ、自動で縫合を行う器械。
- 対象の組織の分厚さによって、さまざまなカートリッジの種類がある。術者から指定されたカートリッジを準備する。
- リンフォースタイプは吸収性縫合補強材がプレアタッチされている。

こう使う

- 腸管や胃の切離や縫合、膵臓の切離に使用する。
- 膵臓の切離には、吸収性縫合補強材がアタッチされたカートリッジを用いることもある。

術者が唸る渡し方 動画

- 手のひらに持ち手がしっかりと収まるように渡すと、スムーズに操作に移りやすい。

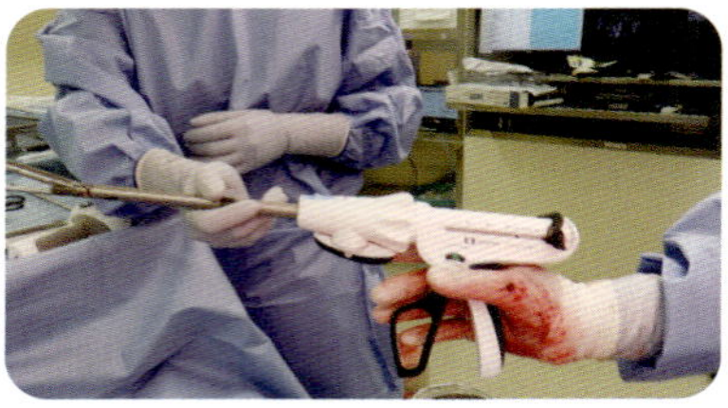

持針器（特にカストロビージョ）

- ヘガール、マチュー、カストロビージョなどさまざまなタイプの持針器があり、用途によって使い分ける。
- 膵頭十二指腸切除では、膵空腸吻合、胆管空腸吻合といった非常に細い針を用いる吻合を工程に含み、カストロビージョを用いることが多い。ここではカストロビージョについて解説する。

こう使う

- 細い脈管の縫合など、細い縫合糸（6-0など）を用いる際に使用する。
- 親指と人差し指で挟み、ペンを持つように持針器を持つ。

術者が唸る渡し方

- 細かい作業をする際には術者は術野から視線を外すことができない。人差し指と親指の間にしっかりと収まるように渡すようにする。

器械出しにつながる！ 解剖

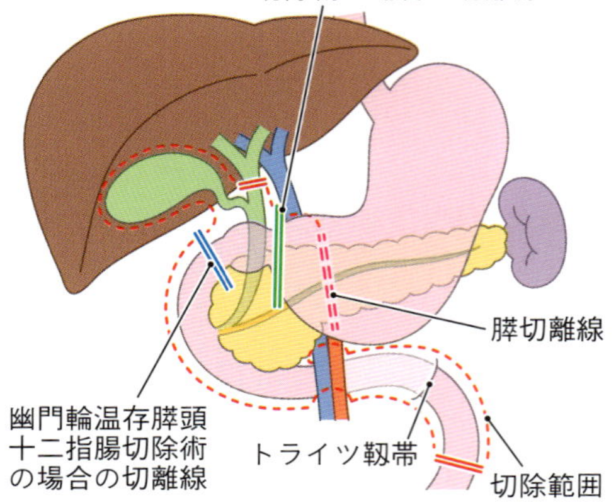

膵頭十二指腸切除術：PD

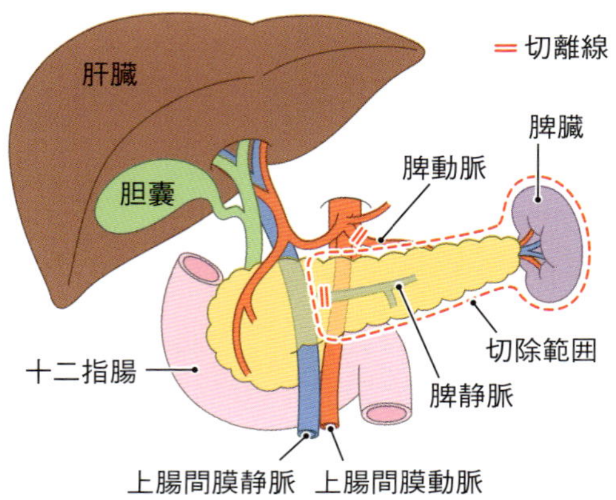

膵体尾部切除術：DP

膵頭十二指腸切除術（PD）と膵体尾部切除術（DP）では、処理する脈管が異なる。

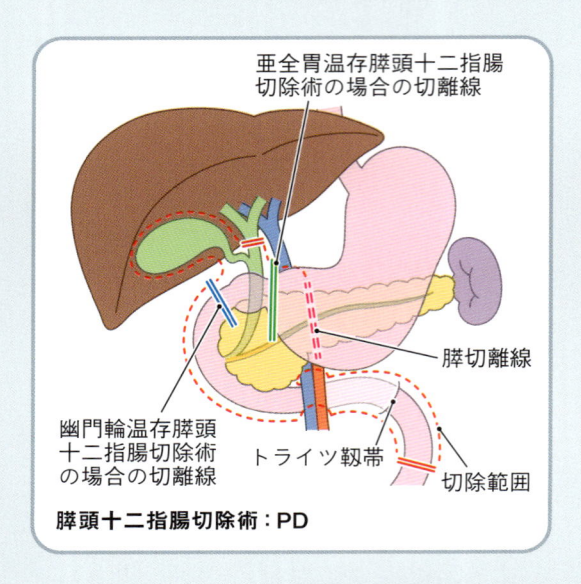

PD では胃十二指腸動脈を切離する。膵頭部と上腸間膜静脈、上腸間膜動脈との間を剝離し摘出するため、摘出後には上腸間膜静脈が露出された状態となる。上腸間膜動脈は郭清の度合いによって露出の程度が異なる。また、胆嚢、胆管、胃の一部、十二指腸、小腸の一部も合併切除する。胃の一部を温存する場合もある（亜全胃温存膵頭十二指腸切除術：SSPPD）。

DP では脾動脈、脾静脈を切離する。進行がんでは腹腔動脈を合併切除する術式もある（DP-CAR）。脾臓は基本的には合併切除することが多いが、脾温存の術式もある。

PD と DP の大きな違いは、再建を伴うかどうかである。再建が必要な DP の方が細かい作業も多くなり、手術時間も長くなる。再建法はさまざまあるが、Child 変法を採用している施設が多い。Child 変法では膵臓と空腸（膵空腸吻合）、胆管と空腸（胆管空腸吻合）、胃と空腸（胃空腸吻合）、空腸と空腸（Braun 吻合）の順に吻合する。

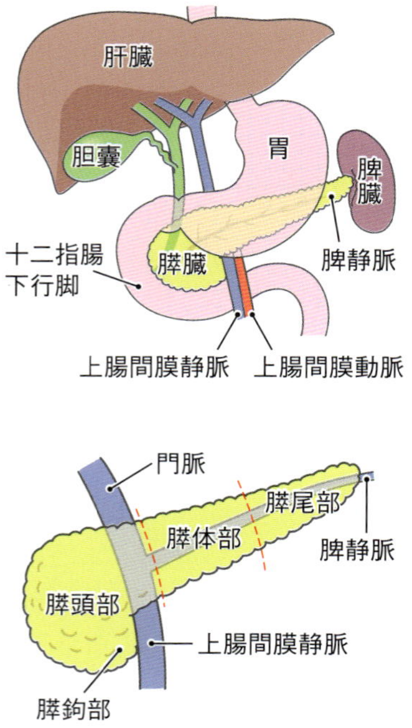

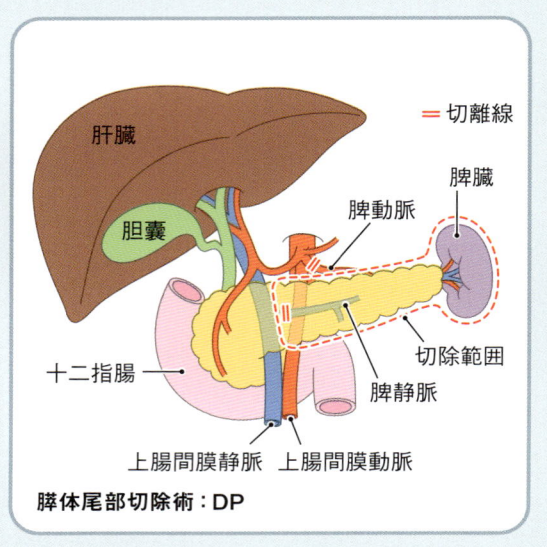

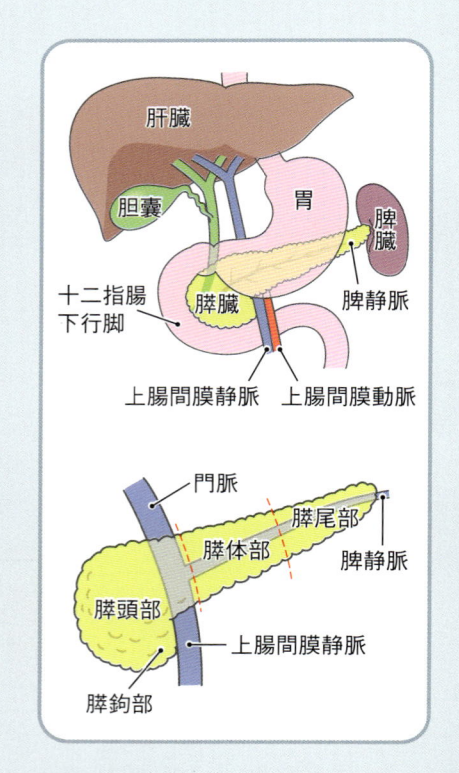

手術の手順と器械出しのキモ（膵頭十二指腸切除術：PD）

＊特に亜全胃温存膵頭十二指腸切除術（SSPPD）

0:00 皮膚切開から検体摘出まで

（3〜5 時間）

準備物

- メス
- 電気メス
- 各種鑷子
- 各種鉗子
- ベッセルテープ
- ベッセルシーリングシステム
- 自動縫合器
- 縫合糸（3-0、4-0 など）
- 針付き縫合糸（4-0、5-0、6-0 など）

上腹部正中切開創を基本とする。膵体尾部切除では横切開を加えたＬ字切開で開腹をする。真皮の切開はメスを用いて行い、以降は電気メスを用いて止血を行いながら皮下脂肪織を切開していく。腹膜に到達したら腹膜を切開し、開腹する。

腹膜切開では、メス、メッツェン、電気メスなど術者により使用する器械が異なることがある。

膵臓に至るまでの剝離操作、血管処理などを行う。鉗子類を用いて剝離を行うこともある。血管処理では血管の太さにより、ベッセルシーリングシステムや結紮切離を使い分ける。温存すべき血管、胆管などはベッセルテープを用いて確保する。動脈は赤色、門脈・静脈系は青色、胆管は黄色を用いることが多い。

途中、幽門輪から数センチ口側で胃を切離する。胃の切離は自動縫合器を用いることが多い。同様に、空腸を切離する際も自動縫合器を用いることが多く、ともにカートリッジの種類は術者から指定する。

膵臓切離では、電気メスで凝固しながら切離する方法、メスで鋭的に切離する方法、ベッセルシーリングシステムを用

見て 聴いて

先読みの鬼！

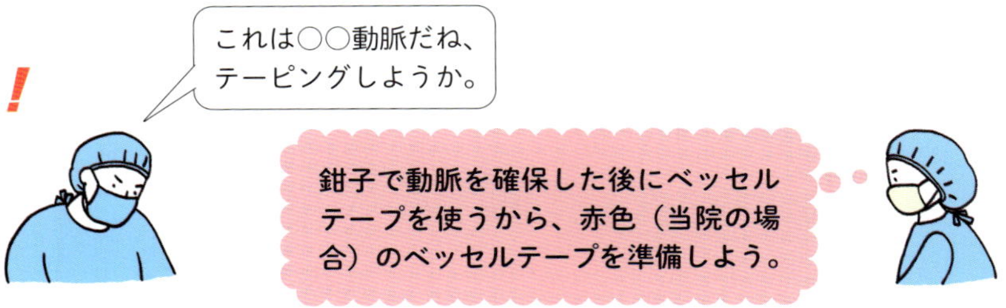

これは○○動脈だね、テーピングしようか。
鉗子で動脈を確保した後にベッセルテープを使うから、赤色（当院の場合）のベッセルテープを準備しよう。

いて切離をする方法など、施設によってさまざまである。

こんなときどうする!?

上腸間膜静脈から出血!

膵臓と門脈、上腸間膜動脈との間の処理の際は出血が多くなることがある。止血には縫合糸を用いることが多く、速やかな止血のためにさまざまな太さの結紮糸、縫合糸をすぐに出せるように準備しておく。術者は出血点から目を離せないので、しっかりと術者の手におさまるように器械を渡すようにする。

3:00 再建（2〜3時間程度）

再建法もさまざまあるが、Child変法について解説する。①膵空腸吻合、②胆管空腸吻合、③胃空腸吻合、④Braun吻合（空腸空腸吻合）の4カ所の吻合を行う。

①膵空腸吻合

当院では膵管チューブを留置し外ろう化している。膵管チューブの種類は膵管の太さに合わせて術者から指定する。膵実質 - 空腸漿膜筋層縫合、膵管 - 空腸粘膜吻合を行う。膵管 - 空腸粘膜吻合では6-0など極めて細い針を多数用いることが多いため、紛失に注意する。

②胆管空腸吻合

膵空腸吻合と同様に5-0など極めて細い針を多数用いる。

③胃空腸吻合

自動縫合器を用いた器械吻合を行う方法と手縫いを行う方法がある。当院では器械吻合を基本としており、胃、空腸切離と同様にカートリッジの種類は術者から指定する。手縫い縫合で吻合を行う施設もある。

④ Braun 吻合

小腸同士を側々吻合する。輸入脚症候群を防止する目的で付加される吻合法である。当院ではAlbert-Lembert縫合を用いて吻合を行っている。

再建方法は施設によって異なるが、使う器械や縫合糸など定型化されていることが多い。各施設の再建方法を習得してから手術に臨むようにする。
手術の進み具合を確認し、必要な器械の準備を前もって行うようにすると、スムーズに手術を進めることができる。術者に確認のため声をかけるときも、手術の状況を考慮して行うようにする。

見て 聴いて

先読みの鬼！

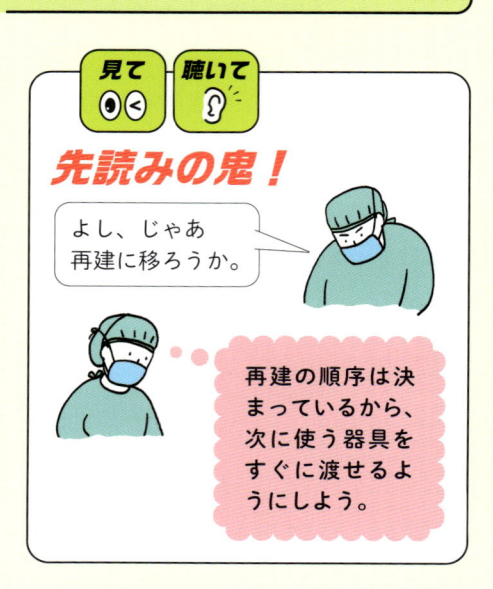

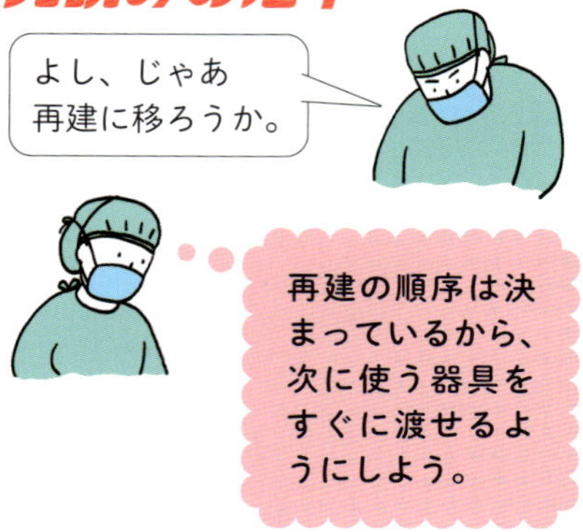

よし、じゃあ再建に移ろうか。
再建の順序は決まっているから、次に使う器具をすぐに渡せるようにしよう。

5:00 腹腔内洗浄、ドレーン留置、閉腹（1 時間程度）

腹腔内を洗浄し、ドレーンを留置する。ドレーンの種類や本数は施設によって異なるが、当院では膵空腸吻合部の上縁、下縁、胆管空腸吻合部背側に留置する。膵空腸吻合部の上縁・下縁には、吻合部への負担軽減も考慮し、ソフトタイプを用いる。

ドレーン留置の深さと位置は非常に重要でドレナージ不良は重大な合併症につながる可能性があるため、慎重にドレーンを留置、固定する。膵管チューブは腹壁に縫合固定する。その後、閉腹・閉創を行う。

手術の手順と器械出しのキモ（膵体尾部切除術：DP）

0:00 皮膚切開から検体摘出まで（2〜4 時間程度）

膵体尾部切除では上腹部正中切開に横切開を加えたＬ字切開で開腹をする。膵臓に至るまでの操作を行い、膵臓をベッセルテープで確保する。処理する脈管（脾動脈、脾静脈）をベッセルテープで確保する。温存すべき脈管のベッセルテープで確保する場合もある。

膵臓の切離法はさまざまあるが、当院では吸収性縫合補強材がプレアタッチされた自動縫合器（例：リンフォース™トライステープル）を用いた膵切離を行っている。

膵臓は厚さを持った臓器のため、時間をかけながら（10 分間）ゆっくりと切離、縫合を行う。

膵臓の厚さ、硬さによってカートリッジの種類を変えることがあり、術者から指定がある。

脾臓や後腹膜脂肪織を含む郭清を行い、検体を摘出する。郭清の際は細かい脈管はベッセルシーリングシステムで処理をし、太い脈管は適宜結紮切離をする。

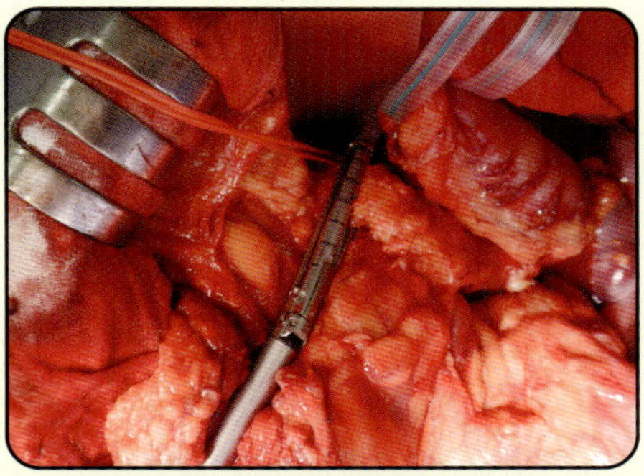

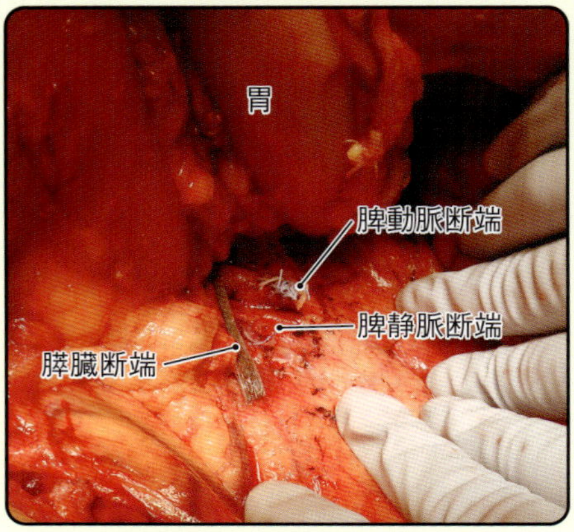

自動縫合器で膵臓を切離する。

2章 中級・上級編 07 膵頭十二指腸切除術・膵体尾部切除術

2:00 腹腔内洗浄、ドレーン留置、閉腹（1 時間程度）

腹腔内を洗浄し、ドレーンを留置する。ドレーンの種類や本数は施設によって異なるが、当院では膵臓の断端と左横隔膜下に留置する。ドレーン留置の深さ、位置は非常に重要である。ドレナージ不良は重大な合併症につながる可能性があるため、慎重にドレーンを留置、固定する。その後閉腹、閉創を行う。

術後はここに注意する

膵液漏

膵頭十二指腸切除、膵体尾部切除に共通する合併症で、膵臓の断端や膵空腸吻合部から膵液が漏れ出る。膵液は非常に強い消化液であり、腹腔内の組織を溶かしてしまうため、膵液のドレナージ不足は大出血など重大な合併症につながる可能性がある。動脈性の出血がみられる場合は、カテーテル治療を用いて止血を行う必要がある。ドレーンが折れ曲がっているなど、ドレナージ不良はないか、ドレーンの性状が変化していないかを観察する必要がある。

膵液を外ろう化している場合は、膵管チューブのドレナージ不良によって膵液漏を助長する可能性があり、膵液の排液量の推移は注意して観察する必要がある。

また、膵液漏が持続する際はドレーン留置が長期間にわたって必要となることがあり、逆行性感染に伴う腹腔内膿瘍の可能性がある。定期的なドレーン交換やドレーン洗浄が必要になることもあり、場合によってはドレーンを持ち帰り退院となることもある。

胆汁漏

胆管空腸吻合部から胆汁が漏れる合併症。胆汁も消化液のため腹腔内の炎症にはつながるが、膵液漏ほど大きな問題になることは少ない。多くの場合はドレナージを継続し自然軽快を待つ。

胃内容排泄遅延

膵頭十二指腸切除に特徴的な合併症の一つで、残胃の運動機能が低下することで一時的に排泄遅延が起こり、食事ができなくなる状態のことを指す。生命予後に直接的な影響はない合併症だが、改善までに数日～数週間かかる場合もあるため、食事開始時期に影響するだけではなく、在院期間の延長や胃管留置の長期化など、術後の患者の QOL の低下に影響する。少量ずつの食事を複数回に分けて摂取することや、食事後に体を動かすことが予防につながる。

胆管炎

胆管と空腸を吻合するために起こりうる合併症で、腸内細菌が胆管に逆流して入り込むことで、胆管で炎症が起こる。術後早期～退院した後も発症することがあり、突発的な発熱や腹痛を伴うことがある。抗菌薬での治療が必要となる。

ほかに、創部感染症、縫合不全、吻合部狭窄、吻合部潰瘍などにも注意が必要である。

引用・参考文献

1） 中村真衣. “膵臓の解剖・主な疾患と治療”. NEW はじめての消化器外科看護. 大阪, メディカ出版, 2023, 132-7.

（吉崎雄飛・竹村信行）

WEB動画の視聴方法

本書の動画マークのついている項目は、WEB ページにて動画を視聴できます。以下の手順でアクセスしてください。

■メディカ ID（旧メディカパスポート）未登録の場合

メディカ出版コンテンツサービスサイト「ログイン」ページにアクセスし、「初めての方」から会員登録（無料）を行った後、下記の手順にお進みください。

https://database.medica.co.jp/login/

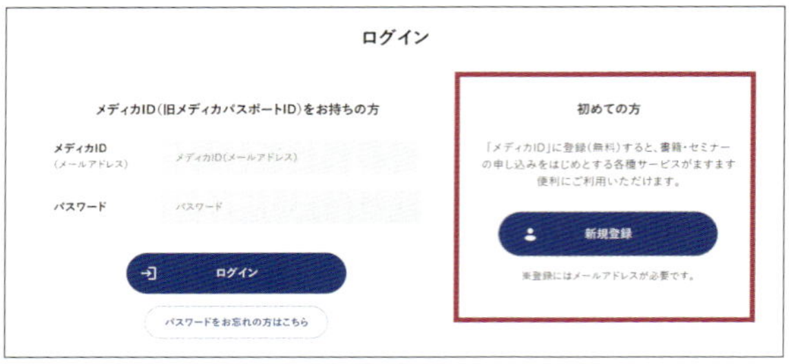

■メディカ ID（旧メディカパスポート）ご登録済の場合

①メディカ出版コンテンツサービスサイト「マイページ」にアクセスし、メディカ ID でログイン後、下記のロック解除キーを入力し「送信」ボタンを押してください。

https://database.medica.co.jp/mypage/

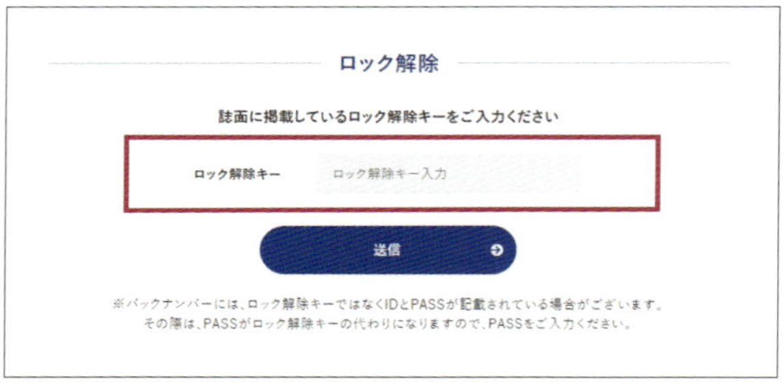

②送信すると、「ロックが解除されました」と表示が出ます。「動画」ボタンを押して、一覧表示へ移動してください。

③視聴したい動画のサムネイルを押して動画を再生してください。

ロック解除キー　tktsyo302160480

＊ WEB ページのロック解除キーは本書発行日（最新のもの）より３年間有効です。有効期間終了後、本サービスは読者に通知なく休止もしくは終了する場合があります。

＊ロック解除キーおよびメディカ ID・パスワードの、第三者への譲渡、売買、承継、貸与、開示、漏洩にはご注意ください。

＊図書館での貸し出しの場合、閲覧に要するメディカ ID 登録は、利用者個人が行ってください（貸し出し者による取得・配布は不可）。

＊ PC（Windows / Macintosh）、スマートフォン・タブレット端末（iOS / Android）で閲覧いただけます。推奨環境の詳細につきましては、メディカ出版コンテンツサービスサイト「よくあるご質問」ページをご参照ください。

INDEX

た行

な行

は行

ま行・や行

ら行・わ行

オペナーシング 別冊
とことん詳しい消化器外科の器械出し
ー術中動画と器械の渡し方動画 59 本！これ 1 冊であしたの手術がイメージできる！

2024年10月 1 日発行　第 1 版第 1 刷

編　著　山田 和彦
発行者　長谷川 翔
発行所　株式会社メディカ出版
〒532-8588
大阪市淀川区宮原 3－4－30
ニッセイ新大阪ビル16F
https://www.medica.co.jp/
編集担当　末重美貴／森田清香
装　幀　HON DESIGN 小守いつみ
イラスト　福井典子／しゅんぶん／佐々木晶代
組　版　株式会社明昌堂
印刷・製本　株式会社シナノ パブリッシング プレス

ISBN978-4-8404-8504-3　Printed and bound in Japan

当社出版物に関する各種お問い合わせ先（受付時間：平日 9：00 ～ 17：00）
●編集内容については、編集局 06-6398-5048
●ご注文・不良品（乱丁・落丁）については、お客様センター 0120-276-115